《通俗伤寒论》名方讲用

沈元良 编著

中国中医药出版社

·北京·

图书在版编目（CIP）数据

《通俗伤寒论》名方讲用 / 沈元良编著 .—北京：
中国中医药出版社，2018.1
（谈方论药小丛书）
ISBN 978 - 7 - 5132 - 4725 - 2

Ⅰ.①通… Ⅱ.①沈… Ⅲ.①伤寒（中医）—方剂—临床应用 Ⅳ.①Q5

中国版本图书馆 CIP 数据核字（2017）第 312303 号

中国中医药出版社出版
北京市朝阳区北三环东路 28 号易亨大厦 16 层
邮政编码　100013
传真　010-64405750
山东百润本色印刷有限公司印刷
各地新华书店经销

开本 880×1230　1/32　印张 9.5　字数 231 千字
2018 年 1 月第 1 版　2018 年 1 月第 1 次印刷
书号　ISBN 978 - 7 - 5132– 4725– 2

定价　39.00 元
网址　www.cptcm.com

社 长 热 线　010-64405720
购 书 热 线　010-89535836
侵 权 打 假　010-64405753

微信服务号　zgzyycbs
微商城网址　https://kdt.im/LIdUGr
官 方 微 博　http://e.weibo.com/cptcm
天猫旗舰店网址　https://zgzyycbs.tmall.com

如有印装质量问题请与本社出版部联系（010-64405510）

前　言

　　《通俗伤寒论》是清代名著，原著为浙江名医俞根初。后经何秀山撰按，何廉臣校勘；再经近人曹炳章增补，徐荣斋重订；今有连建伟三订。"六经方药"为《通俗伤寒论》中一章，分汗、和、下、温、清、补六法，以应六经治之，载方 101 首。其组方严谨，疗效确切。所制汤方，每出新意。正如越中翘楚何廉臣所说："六经正治六法，统计一百〇一方，方方有法，法法不同，真可谓门门透澈，息息通灵者矣。先祖谓伤寒专科，必先通杂证，而后能善治感证；今观俞氏方法，益信而有征。但必列一百一方者，推其意，大抵仿陶氏肘后百一方例耳。""六经方药"中有不少方剂，如葱豉桔梗汤、柴胡枳桔汤、柴胡达原饮、柴胡陷胸汤、加减葳蕤汤、羚角钩藤汤、蒿芩清胆汤、阿胶鸡子黄汤、调胃承气汤等被全国高等中医药院校规划教材《方剂学》所收载。

　　本书为名方讲用，着重对俞根初 101 方进行了解读，释方、应用、验案、随症加减，尤其是新用部分的内容，为本书增色不少。为尊重原著，药名、用法等保持原貌。为更有利于读者了解掌握"六经方药"的内涵，对原方剂中药量的旧制（钱、厘、分）换算成新制（g），也可从一个侧面反映出处方用药之轻、灵、稳、验。所谓轻则以量小、多轻芳香宣发上浮之品，拨动气机；灵则以用药灵活机圆，随症加减；稳则处方用药参合时令，综观病机，切中病因；验则是方药切证。正如何廉臣所说："余素心谨慎，制方选药，大皆以轻、灵、稳为主。"用药轻灵而朴实，能拨动气机，轻则几分，重亦不过二至三钱；制方精切稳健，能中病应验，小方能起大证，于平淡之剂中见奇效，治伤寒时病是这样，治内科杂病亦是这样，是绍派伤寒的一大特色。"六经方药"中喜用鲜药，如鲜芦根、鲜茅根、鲜生地、鲜菖蒲、鲜紫苏、鲜茵陈、鲜藕芦、鲜荷叶、鲜西瓜皮、鲜冬瓜皮等，取其质淳味厚，药专力宏，直捣病所。尤其在治疗久晴无雨、秋阳以曝的秋燥伤寒，用药几乎全部是鲜品，目的一是以药品鲜汁润燥，二可除用滋腻之品，以防湿滞之虑，多为后世学习借鉴，而更多方剂有待传承研究。书中所附方歌，为民初绍兴医学会周越铭所撰。

在本书编写过程中，参阅并引用了有关文献资料，特向原作者表示感谢。由于本人知识有限，有不当之处，敬请同道、读者教正，以是为幸。

第一批全国中医学术流派传承工作室
绍派伤寒传承工作室
沈元良
2017 年 10 月

目　　录

第一章　俞根初与《通俗伤寒论》 ……………………… 1

第一节　俞根初生平传略 ………………………………… 1

第二节　《通俗伤寒论》概要 …………………………… 3

第三节　《通俗伤寒论》的沿革 ………………………… 5

第四节　《通俗伤寒论》的影响 ………………………… 7

一、对绍派伤寒发展的影响 …………………………… 7

二、对伤寒医家的影响 ………………………………… 8

三、对寒温统一的影响 ………………………………… 8

第二章　俞根初治学与学术思想 ………………………… 9

第一节　治学严谨，博采众长 …………………………… 9

一、治学书宜活读，方宜活用 ………………………… 9

二、学术渊源宗《内》《难》，有发挥 ……………… 9

第二节　对外感热病学说的贡献 ………………………… 13

一、创六经气化辨证体系 ……………………………… 13

二、拓宽六经的内涵 …………………………………… 13

三、发展六经气化学说 ………………………………… 15

第三节　创立"三化"学说 ……………………………… 18

一、寒热为纲合化三端 ………………………………… 18

二、三化与阳明胃的关系 ……………………………… 19

第四节　三化诊治之特色 ………………………………… 22

　　一、寒化证 ………………………………………… 22

　　二、火化证 ………………………………………… 23

　　三、疑似证 ………………………………………… 27

　　四、外感证 ………………………………………… 27

第五节　创立伤寒分型方法 ……………………………… 31

第六节　完善伤寒的诊断方法 …………………………… 31

　　一、舌脉诊 ………………………………………… 32

　　二、观目法 ………………………………………… 33

　　三、按胸腹 ………………………………………… 33

第七节　论伤寒立法创新方 ……………………………… 35

第八节　治伤寒注重阳明 ………………………………… 37

　　一、治外感以阳明为首务 ………………………… 37

　　二、他经之治借以阳明 …………………………… 39

第九节　用药经验 ………………………………………… 41

第十节　重调护，瘥后重脾胃 …………………………… 42

第十一节　对杂病论治的贡献 …………………………… 43

第三章　名方讲用 …………………………………………… 45

第一节　发汗剂 …………………………………………… 45

　　苏羌达表汤 ………………………………………… 47

　　葱豉桔梗汤 ………………………………………… 51

　　九味仓廪汤 ………………………………………… 53

　　七味葱白汤 ………………………………………… 54

　　加减葳蕤汤 ………………………………………… 55

　　参附再造汤 ………………………………………… 61

　　香苏葱豉汤 ………………………………………… 62

葱豉荷米汤 …………………………………………… 65

新加三拗汤 …………………………………………… 67

麻附五皮饮 …………………………………………… 68

小青龙汤 ……………………………………………… 69

越婢加半夏汤 ………………………………………… 70

第二节　和解剂 ……………………………………… 74

柴胡枳桔汤 …………………………………………… 76

柴芩双解汤 …………………………………………… 83

柴胡达原饮 …………………………………………… 84

蒿芩清胆汤 …………………………………………… 91

柴胡桂姜汤 …………………………………………… 105

柴平汤 ………………………………………………… 111

新加木贼煎 …………………………………………… 120

柴胡白虎汤 …………………………………………… 121

柴胡陷胸汤 …………………………………………… 123

大柴胡汤 ……………………………………………… 129

小柴胡汤 ……………………………………………… 133

柴胡四物汤 …………………………………………… 135

加减小柴胡汤 ………………………………………… 136

柴胡羚角汤 …………………………………………… 138

第三节　攻下剂 ……………………………………… 141

调胃承气汤 …………………………………………… 142

小承气汤 ……………………………………………… 145

大承气汤 ……………………………………………… 147

三仁承气汤 …………………………………………… 150

陷胸承气汤 …………………………………………… 151

犀连承气汤 …………………………………………… 152

白虎承气汤 ……………………………………… 153

桃仁承气汤 ……………………………………… 154

解毒承气汤 ……………………………………… 155

养荣承气汤 ……………………………………… 156

厚朴七物汤 ……………………………………… 157

柴芩清膈煎 ……………………………………… 158

六磨饮子 ………………………………………… 160

枳实导滞汤 ……………………………………… 161

加味凉膈煎 ……………………………………… 167

陶氏黄龙汤 ……………………………………… 171

五仁橘皮汤 ……………………………………… 174

雪羹合更衣丸 …………………………………… 179

蠲饮万灵汤 ……………………………………… 180

张氏济川煎 ……………………………………… 181

第四节　温热剂 ………………………………… 187

藿香正气汤 ……………………………………… 188

仁香汤 …………………………………………… 202

神术汤 …………………………………………… 203

术苓二陈煎 ……………………………………… 204

大橘皮汤 ………………………………………… 205

桂枝橘皮汤 ……………………………………… 207

香砂理中丸 ……………………………………… 208

理阴煎 …………………………………………… 210

香砂熟二陈汤 …………………………………… 211

胃苓汤 …………………………………………… 212

白术和中汤 ……………………………………… 222

加味小建中汤 …………………………………… 223

神香圣术煎 ······························· 225

附子理中丸 ······························· 226

第五节　滋补剂 ····························· 228

清燥养营汤 ······························· 229

阿胶黄连汤 ······························· 230

阿胶鸡子黄汤 ····························· 232

坎气潜龙汤 ······························· 236

当归四逆汤 ······························· 237

复脉汤 ································· 239

四物绛覆汤 ······························· 242

新加酒沥汤 ······························· 243

补阴益气煎 ······························· 244

加味金匮肾气汤 ··························· 245

救阳四逆汤 ······························· 248

桂枝加附子汤 ····························· 250

真武汤 ································· 252

通脉四逆汤 ······························· 255

回阳救急汤 ······························· 257

附姜白通汤 ······························· 259

附姜归桂汤 ······························· 260

附姜归桂参甘汤 ··························· 261

正阳四逆汤 ······························· 262

新加八味地黄汤 ··························· 263

第六节　清凉剂 ····························· 264

玳瑁郁金汤 ······························· 266

犀地清络饮 ······························· 267

犀羚三汁饮 ······························· 268

连翘栀豉汤 …… 269

五汁一枝煎 …… 270

增减黄连泻心汤 …… 271

导赤清心汤 …… 271

清肝达郁汤 …… 272

增减旋覆代赭汤 …… 275

连茹绛覆汤 …… 276

龙胆泻肝汤 …… 277

羚角钩藤汤 …… 278

连梅安蛔汤 …… 285

芩连二陈汤 …… 285

加味白头翁汤 …… 286

香连治中汤厥阴 …… 287

龟柏地黄汤 …… 288

桑丹泻白汤 …… 290

新加玉女煎 …… 292

滋任益阴煎 …… 293

新加白虎汤 …… 293

第一章　俞根初与《通俗伤寒论》

"绍派伤寒"在中华医药史上有着重要地位。其集仲景学说与吴门温病学说之长，融于一炉，自成一体，而成"绍派伤寒"，并有完整的理论根据。以俞根初的《通俗伤寒论》而得名，享誉杏林，故《通俗伤寒论》序说："吾绍伤寒有专科，名曰'绍派'。""绍派伤寒"上溯明清，下逮民国，三百多年来不断发展，绍兴以治伤寒著名者不乏其人，以擅治热病、辨证重湿、施治主化、立法稳健多变之特色，著称于医林。其与吴门之温病学派虽同治热病，但辨证纲领及论治内容却迥然不同，又与一般仲景学派相异，故自成一派。

第一节　俞根初生平传略

俞根初（1734—1799），山阴人，名肇源，根初为其字，以字行，排行第三，人称俞三先生。俞氏世居山阴陶里村（今浙江省柯桥区齐贤镇陶里村）。其先世祖俞享宗为宋隆兴进士。据《绍兴府志》载："仕至秘阁修撰，后为刑部尚书。"至明洪武年间，享宗后裔俞日新迁居陶里，操轩岐业，早在明朝洪武间即有医名，遂世代沿袭，迄俞根初已历十代有余。俞氏行医近半个世纪，擅伤寒时症，日诊百数人，大名鼎鼎，妇孺皆知。他凭着勤奋、务实、谦逊的精神治学，持之以恒，撰成《通俗伤寒论》，"绍派伤寒"因此而发端。

俞根初博采众长但并不泥古，同时更看重临证实务经验。何秀山在《通俗伤寒论·前序》中说："吾绍伤寒有专科，名曰绍派。先任沨波而负盛名者，曰俞根初。"何秀山评俞根初谓："其学术手法，皆从患者实地练习、熟验而得，不拘于方书也，一在于其经验耳。"俞根初自己也说："熟读王叔和，不如临证多，非谓临证多者不必读书也，亦谓临证多者乃为读书耳。"从"绍派伤寒"形成的过程中看，除了萌芽期外可分奠基和发展两个阶段。绍派伤寒之成长壮大并见于记载的，为清乾嘉年间之俞根初。《通俗伤寒论》中何秀山先生前序说："俞根初……其学术折衷仲景，参证朱南阳、方中行、陶节庵、吴又可、张景岳诸家；其立方，出入于辛散、透发、和解、凉泻、温补等五法；其断病，若者七日愈，若者十四日愈，若者二十一日愈，十有九验，就诊者奉之如神明。"说明"绍派伤寒"理论体系临床实践已基本成熟。

《通俗伤寒论》的成书，从何秀山前序时为乾隆四十一年（1775年）乙未三月可以看出，大概在乾隆四十年（1774年）前已成稿。据何秀山在《通俗伤寒论》前序中说：内子胡患伤寒，延请者三，次诊病即有转机，三诊热退神清，能饮稀粥，自用调养法而痊。从此成为知己。赴安镇诊病毕，即来晤谈，余对曰：勘伤寒证，全凭胆识。望形察色，辨舌诊脉，在乎识；选药制方，定量减味，在乎胆。必先有定识于平时，乃能有定见于俄顷。然临证断病，必须眼到手到心到，三者俱到，活泼泼地而治病始能无误。熟能生巧，非笨伯所能模仿也。余啧啧赞叹之不已。一日，出《通俗伤寒论》示余。一一浏览，其学术手法皆从患者实地练习，熟验而得，不拘于方书也，一在于其经验耳。"

《通俗伤寒论》初稿分列勘伤寒要诀、伤寒本证、伤寒兼证、伤寒夹证、伤寒坏证、伤寒复证、瘥后调理法七章，都是诊疗伤寒的临床经验，简明切要，完全，系当时传道授业之口诀，浮泛语少，实用价值高。其六经方药，共一百〇一方，每方都有立法，每法又各有涵义，都是俞氏随证制定的经验方。俞根初为"绍派伤寒"萌芽与奠基阶段发挥了重要作用，《通俗伤寒论》乃"绍派伤寒"之不朽的著作。

第二节 《通俗伤寒论》概要

《通俗伤寒论》全书十二章。第一章为"伤寒要义"，是一个纲领，贯穿后面十一章，分述六经形层、六经病理、六经病证、六经脉象、六经舌苔、六经治法，并设六经、三焦用药法，六淫病用药法，用药配制法，最后为六经总诀，论述六经治则。第二章为"六经方药"，按经审证，对证立方，设发汗剂、和解剂、攻下剂、温热剂、清凉剂、滋补剂，共附方101首。第三章为"表里寒热"，分述了表寒、里寒、表里皆寒、表热、里热、表里皆热、表寒里热、表热里寒、里真热表假寒、里真寒表假热诸证。第四章为"气血虚实"，分述了气虚证、气实证、血虚证、血实证、气血皆虚证、气血皆实证、气虚血实证、气实血虚证、气真虚而血假实证、血真实而气假虚证诸证。第五章为"伤寒诊法"，分述观两目法，看口齿法、看舌苔法、按胸腹、问渴否、询二便、查旧方、察新久。其中观目法及按胸腹，更为俞根初所发明。俞氏认为："凡诊伤寒时病须先观患者两目，次看口舌，已后以两手按其胸脘至小腹……""五脏六腑之精皆注于目，目系则上入于脑，脑为髓海，髓之精为瞳子。凡病至危，必察两目，视其目色以知病之存亡也。"故列观目为诊法之首要。对腹诊，俞氏认为"胸腹为五脏六腑之宫城，阴阳气血之发源。若欲知脏腑何知，则莫如按胸腹，名曰腹诊。"故将腹诊（按胸腹）推为诊法之第四要诀。第六章为"伤寒脉舌"，详述伤寒脉舌之诊法，以补总论中"六经脉舌"之未备，对望、切二诊中的舌诊、按脉也有其特色，首创了六经之下，每经有其主脉、主舌（苔）统领以为纲，以下细分相兼脉夹杂苔（舌）为其目，以纲统目，纲举目张，便利分证识证，对临床诊断有很高的实用价值。第七章为"伤寒本证"。所谓本证者，谓受病而致病者也。分小伤寒、大伤寒、两感伤寒、伏气伤寒、阴证伤寒加以论述。第八章为"伤寒兼证"。所谓兼证者，或寒邪兼宅邪，或宅邪兼寒邪，二邪兼发者也。分述了伤寒兼风、伤寒兼湿、伤寒兼瘀、伤寒兼疟、伤寒兼疫、风温伤寒、风湿伤寒、湿温伤寒、春温伤寒、热证伤寒、暑湿伤寒、伏暑伤寒、秋燥伤寒、冬温伤寒、大头伤寒、黄耳伤寒、赤膈伤寒、发斑伤寒、发狂伤寒、漏底伤寒、脱脚伤寒二十一证。第九章为"伤寒夹证"，分述了夹食伤寒、夹痰伤寒、夹饮伤寒、夹血伤寒、夹阴伤寒、夹哮伤寒、夹痞伤寒、夹痛伤寒、夹胀伤寒、夹泻伤寒、夹痢伤寒、夹疝伤寒、夹痨伤寒、临经伤寒、妊娠伤寒、产后伤寒十六证。俞根初认为，伤寒最多夹证，其病因外夹发，较兼证尤为难治。第十章为"伤寒坏证"，论述了伤寒转痉、转厥、转闭、转脱四大重证的证治。第十一章为"伤寒复证"，论述了伤寒劳复、食复、房复、感复、怒复五大难症的证治。第十二章为"调理诸法"。俞根初原书中列"瘥后调理法"，但尚不完臻，经徐荣斋先生重订后，补充了病中调护法、食物调理法、起居调理法、瘥后药物调理法、气候调法五个方面，特别对病中、瘥后的饮食"忌口"（忌宜）论述更为详细。其言语精炼，举纲执领，完臻备至，颇有新意。

第三节　《通俗伤寒论》的沿革

《通俗伤寒论》原系俞根初手稿，凡 3 卷。俞氏行医四十余年，诊余之暇，将其临证心得所悟，记录成篇，名曰《通俗伤寒论》。俞氏认为中风自是中风，伤寒自是伤寒，温湿自是温湿，温热自是温热，然皆列入伤寒门中，因张仲景著《伤寒杂病论》，当时不传于世，晋王叔和以断简残编，补方造论，混名曰"伤寒论"，而不名曰"四时感证论"，从此一切感证通称伤寒，从古亦从俗。俞氏亦从俗，故是书取名曰《通俗伤寒论》。

《通俗伤寒论》约成稿于乾隆四十年（1774 年），由俞氏赠予绍兴长乐乡何秀山，何氏阅读后颇受启发，其在俞氏《通俗伤寒论》的 3 卷抄本上，每条每段各加按语，或作阐发，或作补正，于乾隆四十一年（1775 年）付梓。嗣后，由何秀山之孙何廉臣再予勘订、补充、增订，综合了张仲景以后直至近代各家的伤寒、温热学说，1911 年首次在裘吉生主编的《绍兴医药月报》上陆续刊出，并在该社出版的《医药丛书》中以单行本出版。然而刊行未到 2/3 时，至国民十八年（1929 年）8 月因何廉臣先生谢世，全书未竟。越三年，何廉臣之子幼廉、筱廉力请曹炳章先生助其整理，并由曹氏执笔，于民国二十一年（1932 年）冬补苴续成。曹氏将前印之稿分编分章分节，重新编定，卷册匀分为 12 卷。其原文不删一字，原书之中下未成二册，如是照何廉臣预定目录编次，整理残稿，依次编述，其原稿有未就缺失者，曹氏根据平时与何氏朝夕讨论的经验学识，为其撰补，之间有实验心得，另列"廉勘"之后，附入发明，历时二载，名为《增订通俗伤寒论》，于 1934 年由上海六也堂书局出版。全书增为四编十二卷十二章。如此，斯书得以完璧，并于 1948 年以《校勘通俗伤寒论》本由重庆中西医药图书社重版发行。但是由于时间仓促，书中章节有所重复，若干文字存在谬误，曹氏拟重新整理，因年事已高，力不从心，遂由徐荣斋先生继续整理。

徐荣斋先生于 1944 年起，历时 11 年，潜心研究，系统整理，每节根据自己的体会进行补充加注，对原书亦作了一定的删减和修订。如对原书第二章六经方药中周越铭附入的方歌及第六章增附的"六经舌苔歌"、第十二章第四节"情欲调理法"予以删除，六经部分补入陈逊斋的"六经病理"，脉象部分补入姜白鸥的"脉理新解"，其他节目有重复的，均予适当合并。另斟酌若干条应修订之处，去芜存菁，益臻完善，复予重订，改名为《重订通俗伤寒论》，于 1955 年 1 月由杭州新医书局出版，1956 年上海科技卫生出版社再版，得以广泛流传。经重订后，全书共十二章，条理清晰，内容更为精湛详明，是此书之佳本。此后，徐氏又采纳了全国各地读者的反馈意见，对全书再予修订，个别文字加以修润，内容更为精湛详明，是此书之佳本，于 1959 年 2 月由上海卫生出版社出版，一时风靡全国中医学界。1981 年徐氏与浙江中医学院连建伟教授谈及《重订通俗伤寒论》，打算再次修订，无奈因次年重病谢世，未能完成心愿。世纪之交，连建伟教授以 1959 年 2 月由上海卫生出版社出版的《重订通俗伤寒论》新一版为底本，以 1934 年 5 月上海六也堂书局铅印《通俗伤寒论》12 卷本为主校本，1916 年《绍兴医药学报》铅印"大增刊"《通俗伤寒论》为旁校本，1956 年杭州新医书局《重订通俗伤寒论》为参校本，对全书进行校勘。底本中错字直接改正，文字重复加以删除，明显脱字增补并出校，某些重要的名词术语力求前后统一，旧式句读改为标点，文中的谬误或费解之处加撰简要按语。2002 年 5 月，《三订通俗伤寒论》由中医古籍出版社出版。经过重新修订的《三订通俗伤寒论》版本更臻完善。2006 年 1 月，连智华以 1934 年上海六也堂书局铅印《通俗伤寒论》12 卷本为底进行点校，由福建科学技术出版社出版，名为《增订通俗伤寒论》。2011 年 1 月范永升序，徐荣斋医学丛书之《重订通俗伤寒论》由中国中医药出版社出版。上述书的出版，基本保持原书的内容，使我们今天得以见到原书的内容风貌。

该书首崇仲景，旁参朱南阳、方中行、陶节庵、张景岳、吴又可诸家，融会贯通，别出新意而自成一家，为医界很有影响的著作之一。书中强调以六经辨伤寒（包括寒、温两类感证）。又鉴于江南滨海，地处温湿，其感症自与中原之感寒燥者迥异。因此，拟定了不少清灵稳定的方剂，诸如玳瑁郁金汤、羚羊钩藤汤、蒿芩清胆汤之类。全书共载 101 方（后何、曹、徐等同乡前辈增补为 114 首），多为俞氏经验良方，以精切实用、疗效确切为临床医家所喜用。其中如羚角钩藤汤、蒿芩清胆汤、葱豉桔梗汤、柴胡达原饮、加减葳蕤汤、柴胡陷胸汤、阿胶鸡子黄汤等俞氏经验方，被收载于现行全国高等中医药院校规划教材《方剂学》中。俞根初结合个人经验提出了临证验齿、察舌、切脉、按腹的一些新见解，尤其腹诊之法，正如徐荣斋先生所说，"俞氏之腹诊法，能补中医诊法之未逮，可法可传。"全书理论透彻，辨证明晰，用药见寒投热，见热投寒（凉），绝无偏主一格之弊，被后世医家誉为"方方切用，法法灵通"的"四时感证之诊疗全书"。

第四节　《通俗伤寒论》的影响

一、对绍派伤寒发展的影响

何秀山说："吾绍伤寒有专科，名曰绍派。"其萌芽于明代张介宾，成形于俞根初，何廉臣称俞氏为"绍派医学的领袖"，可见俞根初对绍派医学的形成和发展具有重大的影响。绍派医学上溯明清，下逮民国，历时三百多年，源远流长。俞根初作为绍派伤寒的奠基人，其影响可概括为五方面：一是确立了六经气化辨证体系；二是以六经钤百病，倡寒温统一；三是论治主清化淡渗；四是制方用药喜鲜品；五是创立绍派医学特有的诊断方法。

二、对伤寒医家的影响

张山雷说："《通俗伤寒论》取之不尽，用之不竭。老医宿学，得此而扩充见闻；即后生小子，又何往而不一览了然，心领神悟。"俞根初发展了气化学说，其"三化"对后世医家研究伤寒有很大影响，如周禹锡等在《伤寒论研究纲要》中提出六经证治有正病、兼病、化病、坏病等，后徐荣斋又作了进一步整理，这都受到俞根初思想的影响。

三、对寒温统一的影响

《通俗伤寒论》以月刊的形式刊出 20 年后，以万友生《寒温统一论》为起点的寒温统一的呼声便响起来了，其后这种呼声更是连绵不断，至今不衰，从 20 世纪 50 年代末到 80 年代，万友生、裘沛然、方药中、张伯讷、张学文、沈凤阁、肖德馨、杨素青、梅林等，均著书立说，力主寒温统一。俞根初作为寒温统一论者之先驱，其影响是显而易见的。

第二章 俞根初治学与学术思想

俞根初治学严谨，结四十余年之经验，正如何秀山在《通俗伤寒论·前序》中称："其学识折中仲景，参用朱氏南阳、方氏中行、陶氏节庵、吴氏又可、张氏景岳。"可见其读书之广，学习之勤。

第一节 治学严谨，博采众长

一、主张书宜活读，方宜活用

俞根初治病注重临证，何秀山云："其学术手法，皆从患者实地练习、熟验而得，不拘于方书也，一在于其经验耳。"俞氏对读书与临证的关系，有其自己的观点，认为"谚云熟读王叔和，不如临证多，非谓临证多者不必读书也，亦谓临证多者乃为读书耳。"把临证比作读书，颇有深意。俞氏赞赏喻嘉言"读书无限，患者无命"的说法，主张书宜活读，方宜活用，故每能悟前人之奥旨，发前人之未发，非皓首穷经、死而不化者可比。

二、学术渊源宗《内》《难》，有发挥

（一）源出于《内》《难》

《素问·热论》说："今夫热病者，皆伤寒之类耳。"该篇还

采用六经传变来概括伤寒热由表入里的传变次序，概述了外感热病逐日循经传变的规律、证候表现和治疗原则。《素问·六微旨大论》等七篇大论，是探求五运六气及气化学说的。俞根初所倡六经气化辨治体系之六经的内涵虽非局限于《内经》所言之六经，其气化学说亦较《内经》有所发展，但其源却正在于《内经》。俞氏的诊疗思想亦多源于《内经》，如《内经》说脾恶湿，俞氏立淡渗法，以"二苓、薏、滑"主药治之。再如在诊断方面，俞氏根据《灵枢·大惑论》"五脏六腑之精皆上注于目"之论断而相当重视目诊，认为"凡病至危，必察两目，视其目色以知病之存亡也，故观目为诊法之首要"。《难经》说："伤寒有五，一曰中风，二曰伤寒，三曰湿温，四曰热病，五曰温病。"俞氏宗此，以伤寒概外感。由此可见，俞氏之学实源于《内经》《难经》。

（二）学宗仲景

俞根初崇尚仲景之学，其著作篇篇以六经展开，法法与仲景相合。其在《六经总诀》中，开首即言"以六经钤百病，为确定之总诀"，其描述六经病证，虽与《伤寒论》六经病证有异，但也是对其展开补充而已。在论述伤寒本证、夹证、杂证、复证时，均不离六经。不过，俞氏论伤寒之六经，与《伤寒论》之六经比较，已有所发展。他说："太阳主皮毛，阳明主肌肉，少阳主腠理，太阴主肢末，少阴主血脉，厥阴主筋膜。"又说："太阳内部主胸中，少阳内部主膈中，阳明内部主脘中，太阴内部主大腹，少阴内部主小腹，厥阴内部主少腹。"这种认识拓宽了六经的内涵，其主旨是把六经从经络线扩大为面，扩大为与脏腑经络紧密相联系的皮肤、腠理、肌肉、四肢、血脉、筋膜，进而密切了六经与脏腑生理病理之联系。俞氏立汗、下、和、温、清、补六法，亦不出仲景治法范围，不过俞氏悟仲景之意而结合临床，因地制宜，灵活运用而已。如汗法，其用羌活达表汤而不用麻桂二汤，乃虑"浙绍卑湿，凡伤寒多挟湿"，故立羌活达表汤一方，辛温发汗虽与麻桂同，而佐使之法则异。由此可见，俞氏之学宗仲景，但又紧密结合临床而有所发展。

（三）旁参寒温诸家

朱肱、方中行、陶节庵等均为伤寒大家，他们从各方面对《伤寒论》有所阐发，其中朱氏认为伤寒为四时外感之统称，同时强调"因名识病，因病识证"，详列伤寒、伤风、热病、中暑、温病、温症、温疫、中湿、湿温、痉病、温毒等病之鉴别和治法。俞根初则受此启发，将四时感证分为五大基本类型：伤寒本证、兼证、夹证、坏证、复证，将朱氏所列诸病归于伤寒兼证，并各列病名以示区别，将寒温都统一进去，又免去混同。陶节庵著《伤寒六书》，言"夫伤寒二字，盖冬时天气严寒，以水冰地冻而成杀厉之气，人触犯之，即时病者，为正伤寒……其余春夏秋之时，虽有恶寒身热、头痛，亦微，即为感冒非时暴寒之轻，非比冬时气正伤寒为重也。如冬感寒不即病，伏藏于肌肤，至春夏时，其伏寒各随时气改变为温为热者，因温暑将发，又受暴寒，故春变为温病。"俞氏将伤寒分为小伤寒、正伤寒，实与此论有关，而其所论伤寒兼证，即寒兼他邪或他邪兼寒，也受其启发。在伤寒诊法中，陶氏主张"先观两目，次看口舌，后以手按其心胸至小腹有无痛处，再后问其大小便通利若何，有何痛处，及服过何药"。其论述虽简，但对俞氏观目按腹诊病法的形成具有深刻的影响。方有执则认为《伤寒论》六经辨证应以六经为纲，六经则以太阳为纲。他说"经为纲，变为目"，即认为六经以太阳为纲，其余五经为之变，这对俞氏不无启发。俞氏首列太阳诸病证，然后再述其余五经"或火化，或水化，或水火合化"之变，说明其亦是以太阳为纲。方氏对伤寒六经的认识，颇有见地。"六经之经，与经络之经不同。"他将六经称为"六部"。这对俞氏六经形层概念的形成不无影响。

吴又可、喻昌、叶天士等皆为温热大师，其学各有专长。吴又可立"杂气论"，创"邪伏膜原说"，制达原饮、三消饮等方，认为温疫之邪居于半表半里之膜原，"邪不在经，汗之徒伤表气，热亦不减。又不可下，下之徒伤胃气，其渴愈甚"，宜"使邪气溃败，速离膜原，是以为达原也。"喻昌认为："温疫之邪则直行中道，流布三焦，上焦为清阳，故清邪从上入，下焦为浊阴，故浊邪从下入，中焦为阴阳交界，凡清浊之邪必从此区分，甚则三焦相溷。"俞氏则从二贤之论中吸取精华，认为疫症传变迅速，难拘于一经，感则传变三焦，言"以三焦赅疫症"，仿吴氏创融宣上、疏中、达下于一炉之柴胡达原饮。叶天士为温热病大师，创立卫气营血辨证体系。俞氏吸取了叶氏之部分精华，如用药主张用量轻，善用芳香淡渗，喜用枳、橘、杏、蔻宣畅气机；在治疗方面，对邪陷心包、热入营血之症，俞氏将其归于厥阴经病症，且发展其治法为八法，较叶氏详细而更有针对性。

张景岳的《伤寒·典》，主张将伤寒称为外感百病之总名，并将温病、暑病隶于伤寒总名之下，又对伤寒热病发斑、发黄、发狂、风湿、下利、温疫等症，从六经的角度加以发挥。俞氏则将上述各症直接定名为"发斑伤寒""发黄伤寒""发狂伤寒""漏底伤寒"等。再如，张氏反对"伤寒无补法"之说，俞氏宗此并结合自己的临床实践，创加减葳蕤汤、九味仓廪汤等多个滋补祛邪之方。张、俞同主张伤寒既传手亦传足，可谓一脉相承。综上所述，俞氏之学源于《内》《难》，崇尚仲景，旁参寒温诸家，既宗经旨，又善拾散金碎玉，熔铸己身且勇于推陈出新而有所建树。正由于《通俗伤寒论》兼寒温两派之精髓，创寒温统一之六经气化辨证体系，故被称为"四时感证之诊疗全书"。

第二节　对外感热病学说的贡献

一、创六经气化辨证体系

俞氏之学，渊源广博，能推陈出新，在继承前人成果的基础上，创立了六经气化辨治体系。他拓宽了六经的内涵，将经络与脏腑气血肢体紧密地结合在一起，视其为一个有机的整体，并将传统的气化学说与六经辨证、脏腑辨证、气血辨证结合起来，根据疾病的演变规律，创造性地提出"三化"学说，形成了其辨治外感的六经气化辨证体系。在该辨证体系里，俞氏提倡寒温统一之学，熔寒温两大辨证体系于一炉，创立外感病分型方法，补充了治伤寒方剂，建立了伤寒诊断程式，对外感病学作出不可低估的贡献。

二、拓宽六经的内涵

《素问·热论》云："伤寒一日，巨阳受之，故头项痛，腰脊强；二日阳明受之，阳明主肌，其脉挟鼻络于目，故身热目痛而鼻干，不得卧也；三日少阳受之……其脉循胁络于耳，故胸胁痛而耳聋……四日太阴受之，太阴脉布胃中而络于嗌，故腹满而嗌干；五日少阴受之，少阴脉贯肾络于肺，系舌本，故口燥舌干而渴；六日厥阴受之，厥阴脉循阴器而络于肝，故烦满而囊缩。"可见《内经》所说的六经，是指经脉而言。宋代名医朱肱在此论的基础上，明确提出《伤寒论》之六经就是指经络，因此他以经络论三阴三阳，指出："治伤寒先须识经络，不识经络，触途冥行，不知邪气之所在，往往病在太阳，反攻少阴，证是厥阴，仍和少阳，寒邪未除，真气受毙。"明代医家方有执反对此说，认为"六经之经，与经络之经不同"。他将六经看作六部。其后，柯琴对"六部"有所发挥，创"六经地面说"，认为："仲景之六经，是经界之经，而非经络之经。"指出"腰以上为三阳地面，三阳主外而本乎里……腰以下为三阴地面，三阴主里而不及外。"由此可见，柯氏将六经认作全身的六个分部，分别把有关的脏腑、肌表、经络、组织、苗窍有机地联系在一起，而不局限于经络，经络仅是六经的脉络通道。基于上述诸家对六经的认识，俞根初扩大了六经之范围，提出"六经形层"的概念。

对于"六经形层"的概念，俞根初云："太阳经主皮毛，阳明经主肌肉，少阳经主腠理，太阴经主肢末，少阴经主血脉，厥阴经主筋膜。""太阳内部主胸中，少阳内部主膈中，阳明内部主脘中，太阴内部主大腹，少阴内部主小腹，厥阴内部主少腹。"他认为六经是四时外感病传变的六个层次，称之为"六经形层"。这种认识扩大了六经之内涵，包含了六经经脉、脏腑及皮毛、腠理、肌肉、四肢、血脉、筋膜。从纵向来说，它加强了经络、脏腑、四肢百骸之联系；从横向来说，它加强了六经之间的联系。这样，整个人体，无论内外上下，均包含在六经形层之中，有利于密切脏腑、经络、四肢百骸之生理病理联系，有利于充分阐述四时外感对人体的病理损害部位。何秀山在本条后按曰："此即六经分主三焦之部分也。"何廉臣也勘曰："张长沙治伤寒法，虽分六经，亦不外三焦。"由此我们可以看出，正是俞氏扩大了六经之内涵，密切了六经与内脏之联系，六经气化辨治体系才能赅括一切外感热病而无遁其形，正如何秀山所说："病变无常，不出六经之外。"

总之，俞氏拓宽了六经的内涵，使它包含了脏腑经络、四肢百骸，从而使四时外感所致之病均囊括在六经之内而无遗，同时将气化学说与脏腑经络的生理病理有机地结合起来，有了物质基础。可以说，"六经形层"这一概念是俞根初六经气化辨证体系之理论前提。

三、发展六经气化学说

气化学说发源于《内经》，其具体内容见于《素问·六微旨大论》等七篇大论，但《内经》之气化学说是讲五运六气的，将气化学说应用于临床实践的当首推张仲景，而首先用气化学说来阐释《伤寒论》之病症者，首推刘河间，他说："大凡治病，必先明标……六气为本，三阴三阳为标，故病气为本，受病经络脏腑谓之标也。"其后，明代张景岳根据天人相应理论，认为人身经络脏腑与天之六气本、标、中气相应，但他未将气化学说与伤寒联系起来。张仲景六经气化为病说，从生理方面阐述人身六气的产生和分布、运行等情况，并对伤寒三阴、三阳的病理机制作了探讨，认为"天有此六气，人亦有此六气"。人身六气，内生于脏腑，外布于体表，如："君相二火，发源于肾；太阳之气，生于膀胱；风气本于肝木；湿气本于脾土；燥气本于胃金。"而后各循其经，分主有关皮部。而三阳之气与三阴之气的分布虽有内外之异，但彼此又有上下相贯、表里相通、相互转化的关系，基于以上认识，张氏从三阴三阳六经气化来认识伤寒。他强调三阴三阳之病是六经气化为病，并非经络本身为病。但他过分强调阴阳气化，甚至反对以脏腑经络论六经，使其观点因没有物质基础而显得有点"机械套用《内经》气化学说"之味，且其"人身之六气，内生于脏腑"的观点也没有切实结合于临床实践。恰在张氏的欠缺处，俞根初进行了着力发挥。

俞氏首先拓宽六经之内涵，重视脏腑经络气血之生理病理，使气化学说在医学中的应用有了物质基础，然后他将气化学说与六经辨证、脏腑辨证、气血辨证、三焦辨证紧密结合起来，将六经证各分为标证、本证、中见证及兼证。从俞氏所述各经证之各证分析，其所指的标证，是该经经络受邪的表现，如太阳标证见头痛身热、恶寒怕风，项强腰痛、骨节烦痛等，足太阳膀胱为寒水之经，与足少阴肾经相表里，少阴之热气蒸化太阳之寒水而为阳气，邪袭太阳，其阳气奋起与邪争，又由于外有寒束而不得外达，故恶寒怕风，即俞氏所谓"伤风恶风、伤寒恶寒"。阳郁而不伸，故发热；寒邪凝滞太阳经脉，经气不舒，故头身疼痛、项背强直。其所言之本证，是指该经所属脏腑病变之表现，如太阳本证见渴欲饮水、水入则吐、小便不利等，系太阳表邪内传膀胱，使膀胱气化不利，故小便不利；气不化津，水津不布，水蓄下焦，故渴欲饮水；饮入之水不得输布，故水入即吐。其所言之中见证，是指兼有与该经相表里之经脉及其脏腑病变之表现，即张景岳所谓"兼见于标本之间者，是阴阳表里之六合，而互为中见之气也"。如太阳中见证系太阳标证而兼有大便不实、小便清白，甚则男子遗精、女子带多、腰脊坠痛、痛如被杖，甚或气促而喘等，此为寒邪外侵，又因肾气先虚，肾中阳气不足以抵御阴寒，太阳之邪直入少阴肾经，使肾失固摄，故小便清白，甚则男子遗精、女子带多；肾不纳气，故气促而喘；肾阳不能温煦脾阳，故大便不实；肾阳不能温养下焦，故腰脊坠痛、痛如被杖。其所言之兼证，指与该经经络相通之经的所属脏腑，或与该经所属脏腑之功能密切相关之脏腑病变的表现，如太阳兼肺经证见鼻塞流涕、鼻鸣喷嚏、咳嗽痰白、甚则喘而胸满；兼脾经证见肢懈嗜卧、口腻腹泻；兼胃经证见饱闷恶食、嗳腐吞酸等。《内经》云"太阳者毫毛其应，上与肺相关，形寒则伤肺"，即言太阳经、太阴肺同主表。

俞根初认为："正伤寒（寒重于风）先伤足太阳经，冷伤风（风多于寒）多先伤手太阴肺经。"太阳风寒之邪袭肺，使肺失宣降，故有上述兼肺系证。太阳表邪失于汗解，或汗出不彻，每易停湿为患，故俞氏制治太阳表证之羌活达表汤，用茯苓、生姜辛淡发散以防湿停，若其人素体脾虚，运化水湿的功能低下，又外感风寒，则更易生湿，故有上述内外皆湿而兼脾经之证。胃为五脏六腑之海，"邪在太阳，须藉胃汁以汗之"，若外邪内侵，致阳明里气郁滞，胃汁不仅不能作汗以驱邪，反致胃之通降功能受损，食停胃脘，故有饱闷恶食、嗳腐吞酸等兼胃经之证。由此可见，俞氏所谓之标、本、中见、兼证是以脏腑经络的生理病理为其物质基础的。同时，俞氏将气分证归属于阳明证和阳明兼证，他说："胃为十二经之海，邪热传入胃经，外而肌腠，内而肝胆，上则心肺，下则小肠膀胱，无不受其蒸灼。"他又将血分证归属于厥阴经病证，他说："手厥阴为心包，内含胆火，主行血通脉；足厥阴为肝脏，下含肾水，主藏血活络。"认为血与厥阴经所属脏腑关系密切，故将血分证归属于厥阴。因此，气血辨证也溶于六经气化辨证之中，气血也是六经气化辨证体系的物质基础。

俞根初拓宽六经之内涵，其所论之气化是以脏腑经络气血为物质基础的，六经证是脏腑经络气血病变之表现，并与脏腑经络气血等客观物质完全结合起来。正因为这样，俞氏对六经证的内容有新的发现，对其发生的机理有新的见解：将气血辨证分属于阳明和厥阴；阐发《内经》"中阳留经，中阴留腑"之精义，悟出"三阴实而邪不能容，邪正互争，进而归并于胃腑而成下证"；创造性地提出"三阴阳明"之概念，补仲景之不逮。太阴阳明有二，一为肺胃合病，其人素有痰火，感受外邪转属阳明而成；一为脾胃合病，即既有脾湿又有胃热，湿热合而为病。少阴阳明即心火亢盛而兼阳明腑实。厥阴阳明为肝气郁结或肝血不能外达，而兼阳明腑实。俞氏运用气化学说和脏腑经络气血辨证理论将六经证分为标证、本证、中见证、兼证，既有利于准确识证，又有利于判断疾病的发展趋势而采取相应的治疗措施。可以说，将气化学说与六经辨证、脏腑辨证、气血辨证结合起来，是俞氏六经气化辨证体系的核心内容。

第三节　创立"三化"学说

俞根初将气化学说与脏腑经络气血完整地结合一起，在数十年临床实践中，悟出了"三化"学说，以阐明四时外感病证的演变规律。

一、寒热为纲合化三端

俞根初以寒热为纲，认为伤寒一证，传变颇多，但其证情发展变化"不越火化、水化、水火合化三端"，指出"从火化者，多少阳相火证、阳明燥金证、厥阴风热证；从水化者，多太阴湿证、少阴虚寒证；水火合化者，多太阴湿热证、少阴厥阴寒热错杂证。"他认为："从火化者为热证，从水化者为寒证，从水火合化者为寒热错杂之证。"俞氏认为病情演变之原因，主要是与脏腑之寒热属性有关。阳明为多气多血之所，属燥金之经，故邪传阳明多为燥实证；少阳内含相火，故邪传少阳多为少阳相火证；厥阴中藏相火，属风木之脏，故邪传厥阴多为厥阴风热证；脾主运化，喜燥而恶湿，邪传太阴，影响脾的运化功能，多致水湿内生，而成太阴湿证；肾为先天之本，内寓肾阳，对脏腑经络的功能具有推动促进作用，故邪陷少阴多现虚寒证；脾经与胃经互为表里，同主运化功能，脾喜燥而恶湿，胃喜湿而恶燥，邪传太阴，往往脾湿与胃燥互见，为太阴湿热证；手少阴心主热气，中含君火，足少阴肾主生阳，中藏寒水，二经互为表里，故邪陷手足少阴多成寒热错杂之证；手厥阴为包络，内含胆火，主行血通脉，足厥阴为肝脏，下含肾水，主藏血活络，火为热，水为寒，故邪入手足厥阴二经，也多为寒热错杂之证。

"三化"与感邪之属性类别及体质阴阳有关，俞根初谓："凡太阳伤寒，其邪有但传少阳阳明而止者，有不传少阳阳明越传三阴者，各随其人之体质阴阳，脏腑寒热。"如邪从水化之寒证，同为太阳寒邪传里，若"其入胃中虚冷"，则"顺传阳明"，"其人脾阳素虚"，则"内陷太阴"，而"阳经表邪，传入太阴，脾湿与胃热相兼者"，又可形成水火合化之太阴湿热证，可见伤寒之传变与体质有关。他说："风寒风湿治在太阳，风温风火治在少阳，暑热燥火治在阳明，寒湿湿温治在太阴，中寒治在少阴，风热治在厥阴。"这就是说，感受不同的病邪，因同气相合而侵犯机体的不同部位，其治也在不同的部位，阳邪入"脏热"之经，阴邪入"脏寒"之经，即认为伤寒之传变与感邪之性质有关。

二、三化与阳明胃的关系

"三化"学说为治伤寒重阳明的重要理论依据。俞根初谓："凡伤寒证，恶寒自罢，汗出而热不解，即转属阳明，无论风寒暑湿所感不同，而同归火化。"此说明胃为多气多血之所，若胃经实则邪传胃经，易从火化。但若其入胃气不强，则邪传阳明，而成"太阳表邪未罢顺传阳明"或"太阳表邪虽解而阳明中有水气"之寒化证。他又说："邪传阳明胃腑，其症甚多，以水谷之海，各经皆禀气于胃也，故病有太阳阳明、少阳阳明、少阴阳明、太阴阳明、厥阴阳明。""胃为十二经之海，邪热传入胃经，外而肌腠，内而肝胆，上则心肺，下则小肠膀胱，无不受其蒸灼。"这就是说，若胃家实，邪传胃经从火化，胃经之火易传入他经，而易致他经亦从火化。同时，胃为后天之本，其他脏腑经脉有赖胃气之濡养、护卫，如胃经不实，则它经之症易从寒化。何秀山深得俞氏此中趣意，他在"太阴兼证"后按曰："其眼目全在阳明，必以趺阳不负为顺。若胃家实者，既吐泻则湿郁已发，而风木自熄，若胃家不实而阳虚，则风木必挟寒水以凌脾，吐利不止而厥逆。"即言太阴证的形成与胃家不实有关。在"少阴本证"后按曰："盖少阴虽属君火，以藏为用，其体常虚，惟赖太阳卫之于外，而表寒不侵，阳明镇之于中，而里寒不起……惟胃阳失守，寒水无制，鼓厥阴之风而厥逆，挟太阴之湿而下利。"即言少阴证的形成与胃阳失守有关。在"厥阴中见证"后按曰："阳明气实，则肝火自从少阳而散，苟胃阳不支，则木郁乘土，必撤阳明之阖，而为太阴之开，以致吐利交作。"即厥阴证的形成与胃阳不支有关。

胃气之强弱对"三化"的影响，俞根初指出"从火化者为寒证，从水化者为热证，从水火合化者为寒热错杂证"，也就是说，热证为火化证，寒证为水化证，寒热错杂证为水火合化证。说："邪传阳明胃腑，其证甚多……有热结、痰结、水结、气结、发黄、蓄血、津枯、正虚之各异。""所伏之邪，在膜原则水与火互结，病多湿温；在营分则血与热互结，病多温热；邪气内伏，往往屡夺屡发，因而殒命，总由邪热炽盛，郁火熏蒸，血液胶凝，脉络窒塞，营卫不通，内闭外脱而死。"火化证即热证是脏腑功能亢进的结果，而热邪又多灼津为痰、炼血为瘀，而导致气血津液气化失常，产生内生之邪，此内生之邪又进一步导致脏腑、气血津液功能失调；水化证即寒证是脏腑功能低下的结果，多伴有水液内停、瘀血内阻等气血津液气化失常之证；水火合化之证则兼有两者的特点而使病情更为复杂。可见水化、火化、水火合化具有丰富的内含，它紧扣外感病的病机，为治疗外感病症提供理论依据。

从俞根初的"三化"学说，可以看出六经气化辨证体系的本质。"气化"一词，经过几千年的演变，已从运气学的概念转化为中医学的概念，全国统编教材《中医基础理论》将其解释为"通过气的运动而产生的各种变化，具体地说是指精、气、血、津液各自的新陈代谢及其相互转化。"实际上，此乃从生理的角度阐释"气化"的含义，俞氏在"三化"学说中，实寓含着病理角度上的"气化"的含义。人体在各种致病因子的作用下，或激起机体各种正气奋起抵抗，导致脏腑经络功能亢进，脏腑经络之气产热过多，则变生热证，即所谓的"火化证"，而热量来源于人体之气血津液等物质，热化即意味着气血津液的消耗。同时，气血津液必需在阴阳平衡的状态下，才能发挥其正常的温润濡养作用，在阳热偏亢的状态下，其运行、化生失常，就会产生滞气、瘀血、痰浊等内生之邪气。这些内生的邪气反过来又影响脏腑的功能。如痰浊使肺的宣肃功能失常；水饮可影响膀胱的气化等，且影响气血津液等正常物质的正常运行、转化；瘀血不去，新血不生，或使脏腑经络功能处于低下状态，致脏腑经络之气产热不足，变生寒证，即水化证。机体处于阴寒偏盛的状态下，气血津液也不能发挥其正常的温润濡养作用，其运行、化生也会失常而产生滞气、瘀血、痰浊、水饮等内生之邪气。这些内生的邪气也反过来影响脏腑的功能，影响气血津液等正常物质的正常运行、转化，如湿浊内阻，则影响脾胃的运化功能，水谷精微不仅不能化生气血津液，反变成湿浊之邪气。可见俞根初从错综复杂的疾病演变过程中，悟出能提纲挈领之"三化"论，使临证者能执简驭繁。可以说，"三化论"是俞氏六经气化辨证体系之精髓。

第四节　三化诊治之特色

俞根初论治"三化"证，均以其"三化"学说为理论依据，均有根据脏腑特性而治、凭借阳明而治、注重祛除内生之邪等特色。但由于水化、火化、水火合化相关脏腑不同、脏腑之虚实状态不同、内生之邪不同，而有其各自不同的特点。

一、寒化证

寒化证主要与阳明胃、太阴脾、少阴肾相关，以脏腑功能低下、水湿内停为特点，故其论治寒化证，亦根据脏腑的特性而治。阳明宜温散、温化，太阴宜温健，少阴宜峻补。如其治太阳表寒虽解而阳明中有水气证，呕多者以吴茱萸汤（重用生姜）温散胃中水气，利多者以胃苓汤温中化气；邪传太阴脏证，表现为"口淡胃钝、呕吐清水、大腹痞满、满而时痛、自利不渴、渴不喜饮、小便短少色白，甚则肢厥自汗、神倦气怯、舌苔黑滑、脉沉濡无力"，用香砂理中汤（木香、砂仁合理中汤）温健脾阳。太阳寒邪内陷少阴脏证，若"上吐下泻、恶寒踡卧、但欲寐、或微烦、身重痛、口中和、手足冷、小便白、苔白滑舌胖嫩、脉沉微欲绝"等下焦虚寒、不能治水之证，以附子理中汤加肉桂、云苓壮肾阳以化水气。若服药后，下利虽止，反自汗大出，筋惕肉𥆧，目眩心悸，振振欲擗地者，孤阳从外而亡"，急予真武汤回阳摄阴。若"下利既止，而头目晕眩，时时自冒，痰涌喘息，两足冰冷者，下多阴竭，孤阳从上而脱"，急予新加八味地黄汤镇元纳阳。俞根初治寒化之特色是：一则分清水化火化之主次而治。如"阳经表邪传入太阴，往往脾湿胃热相兼。"俞氏辨其水化、火化之主次，以湿重于热、热重于湿、湿热并重、湿热俱轻四型分别治之。二则根据脏腑特性，明确水火之间的关系，抓住根结而治。如邪传入少阴脏证，俞氏根据"手少阴心主热气，中藏君火，足少阴肾主生阳，中藏寒水"的特点，明确水火之间的关系，抓住病证之根结而分为"水为火灼""火为水遏""水火互结"三型，分别治以壮水制火（阿胶黄连汤）、达郁通阳（加味四逆散：柴胡、枳实、白芍、炙甘草、干姜拌捣北五味、桂枝、浙茯苓、烧酒干薤白、淡附片）、滋水泻火（猪苓汤加辰砂染灯心、童便、枇杷叶）之法。

二、火化证

俞根初认为凡伤寒转属阳明之后，"无论风寒暑湿，所感不同，同归火化。""伤寒一证，传变颇多，不越火化、水化、水火合化三端。从火化者，多少阳相火证、阳明燥热证、厥阴风热证。"并认为浙江一带患伤寒者，"火化多于水化"。其所谓之火化证，主要为胆、胃、肝或心包之实火证。俞氏宗仲景、取丹溪、法天士，其论治颇有独到之处。

1. 善用轻清透络之品

俞根初谓："凡勘伤寒，先明六气，风寒在下，燥热在上，湿气居中，火游行其间。"所谓"火游行其间"，是指火热之邪弥漫身体内外，尚未与大便、痰浊、水饮、瘀血结聚。正如其述胃火："胃为十二经之海，邪热传入胃经，外而肌腠，内而肝胆，上则心肺，下则小肠膀胱，无不受其蒸灼。"正是因为俞氏深知火的这一特性，其治疗火证，善用轻清透络之法以透泄浮游之火。如其治疗阳明经证之新加白虎汤（清肝胃辛凉心肺法），除用白虎汤外清肌热，内清脏腑，益元散导热从小便而出外，还用葛根、薄荷、桑枝、竹叶等辛凉以轻清宣透浮游之火；又如其治邪入少阳，寒轻热重证之新加木贼煎，除以栀子、桑叶、丹皮凉解少阳之里热，以木贼、葱豉透表邪等外，加一味荷梗，既能行气，合"肝欲散，急食辛以散之"之意，又能透邪，轻清透泄浮游之火；再如其治少阳阳明证之柴胡白虎汤，用荷叶既能升清，亦能透达浮游之火。若火与大便、痰浊、水饮、瘀血相互结聚，则成为结聚之火，俞氏亦用轻清透络之品。未完全结聚者，能使之散；已胶结难解者，能使之分，从而易于各个击破。如火与痰瘀相结之邪陷心包证，采用清宣包络瘀热法，创玳瑁郁金汤，用野菰根、竹叶、灯心轻清透泄以治浮游之火，防其变为结聚之火，用连翘辛凉透泄心包痰火互结之热。再如犀地清络饮（清宣包络痰火法）之连翘、白茅根、灯心等，羚角三汁饮之连翘、芦笋、茅根、灯心等，均是此意。

2. 注重祛除化生之邪

俞根初认为"邪在募原，则水与火互结……在营分，则血与热互结，邪气内伏，往往屡夺屡发，因而殒命，总由邪热炽盛，郁火内熏，血液胶凝，脉络窒塞，营卫不通，内闭外脱而死。"此说明火热之邪易与内生之痰浊、水饮、瘀血互结，胶着不解，使邪热难去，故俞氏治疗火证，注重治其内生之邪，去其依附，既可使热无依附而成孤邪，以利速解，也可使热随依附而去。如其治疗胸痞作呕、寒热如疟之肝胃不和之证，用蒿芩清胆汤，方中除用青蒿、黄芩清胆中之火外，尚用竹茹、二陈化痰，使痰火分离，又用赤苓、碧玉利尿除湿，使湿与热分离，同时亦可导热从小便而去。又如其治疗热入心包，夹痰瘀互结清窍，而致痉厥并发，终日昏睡不醒，或错语呻吟之危候，用犀羚三汁饮，方中除用凉血息风开窍之品外，竺黄、皂刺、竹沥、菖蒲使痰火分离而痰消火除，复其横通四布之常。再如其治下焦瘀热，热结血室，瘀热不去，上蒸心脑，谵语如狂、小腹窜痛、带下如注、腰痛如折者，用仲景桃核承气汤去桂枝，合犀角地黄丸加失笑散，可谓祛瘀力猛，使邪热无所依附而速解。尤其值得注意的是，俞氏治疗火热灼液而成之痰，善用辛润流痰之鲜药汁，如姜汁、竹沥、菖蒲汁等，而不用法夏、陈皮之类，既除痰又不伤阴，确是他善师古而又活用到实践之宝贵经验。

3. 根据脏腑特性论治

俞根初提出六经形层的概念，认为"太阳经主皮毛，阳明经主肌肉，少阳经主腠理，太阴经主肢末，少阴经主血脉，厥阴经主筋膜"，提出"太阳内部主胸中，少阳内部主膈中，阳明内部主脘中，太阴内部主大腹，阴内部主小腹，厥阴内部主少腹"，可见俞氏将躯壳与内脏统一起来，将六经辨证和脏腑辨证紧密结合在一起，并对脏腑的生理功能多有发挥，临床治疗多有独到之处。其治疗阳明胃火、厥阴肝火、厥阴心包之火证尤具特色。其治阳明胃火，根据胃为十二经之海，五脏六腑禀气于胃的理论，认为阳明胃火为浮游之火，治宜轻清透泄，已如前述。

在治厥阴肝火方面，俞根初根据肝主疏泄，中藏相火的理论，对于"一身筋挛，寒热如疟，手足乍寒乍热，胸满而痛"之厥阴标证，治以清肝达郁汤，或用四逆散加香附、川连、桑枝、郁金，前者以丹皮、栀子、桑叶清泄相火，柴胡、薄荷、青皮、青橘叶等疏肝达郁，后者则除用川连泻相火，桑枝透热之外，均为疏肝之品。又如其治厥阴阳明证，分轻重危三证，"轻则其人素来肝气郁结，病伤寒六七日，热陷在里，气上冲胸，心中疼热，呕吐黄绿苦水，胸膈烦闷，气逆而喘，四肢微厥，腹满便闭，此厥阴气结合阳明热结而成之，法当下，以六磨饮子去木香加郁金治之；重者热陷尤深，四肢虽厥，指甲紫赤，胸胁烦满，神昏谵语，消渴恶热，大汗心烦，大便燥结，溲赤涩痛，此厥阴火亢合阳明热结而成之，法亦当下，用白虎承气汤加郁金。"均体现了俞氏治厥阴火化证根据肝主疏泄的特性而治。至于"危者热深厥深，胸腹灼热，手足独冷，剧则如惊痫，时瘛疭，神迷发厥，终日昏睡不醒，或谵语呻吟，面色青紫色惨，摇头鼓颔，忽坐忽起，吐泻不得，腹中绞痛，攒眉咬牙，疼剧难忍，二便俱闭，此厥阴郁火深伏肝脏血络之中，而不发露于大经大络，直透胃肠而外发，往往气闭而毙，顷刻云亡，治宜先刺要穴出血，以开泄其血毒，再灌以紫雪，饮以飞龙夺命饮，以开清窍而透伏邪。"此根据肝藏血，通过刺血以使肝血外达而泄血毒。

在治厥阴心包火证方面，由于"手厥阴为包络，内含胆火，主行血通脉"，心脉易被痰瘀阻闭，而火热之邪最易灼液为痰，炼血为瘀，迷漫心孔，碍其横通四布之功能，堵其神明出入之窍，故俞氏对于热入心包之证，除用凉血清热之品外，善用介类通灵、幽香通气以及化痰行瘀之品。如其治痰蒙心窍，致妄言妄见，疑神疑鬼，咯痰不爽之证，用玳瑁郁金汤清宣包络痰火，方中玳瑁为介类通灵，郁金幽香通气，栀子导热下行，生姜汁、竹沥、石菖蒲汁辛润滑痰，紫金锭开窍，野菰根、竹叶、灯心轻清透热。又如其治心包热盛，灼血为瘀，瘀塞心孔之神昏，用犀地清络饮清宣包络瘀热，方中用犀角地黄丸凉血活血，加连翘辛凉清心开窍，桃仁活血，姜汁、竹沥、菖蒲汁辛润以涤痰涎，白茅根、灯心轻清透热。再如其治邪陷心包，挟痰瘀互结清窍，致痉厥并发之证，以犀羚三汁饮清宣包络痰瘀，方中犀、羚凉血息风，至宝丹芳香开窍，连翘宣包络之气郁，郁金通包络之血郁，白薇治血厥，竺黄、姜汁、菖蒲汁辛润滑痰，芦根、灯心等透达浮火。

总之，俞根初治疗伤寒火化证善用轻清透络之品，重视祛除兼夹之邪，根据脏腑特性而治，确是其独到的、切合临床实践的宝贵经验，这些经验是其对"三化"学说应用之心得，对外感病临床实践有一定的指导意义，值得借鉴。

三、疑似证

俞根初谓"治伤寒何难，治伤寒兼证稍难，治伤寒夹证较难，治伤寒复证更难，治伤寒坏证最难。盖其间寒热杂感，湿燥互见，虚实混淆，阴阳疑似，非富于经验而手敏心灵，随机应变者，绝不足当此重任。"非富于实践者，绝道不出此言。俞根初诊断疑难病之经验主要有两点：一是重舌脉。俞氏谓："切脉辨舌，为临证断病，医生行道之必要，证有疑似凭诸脉，脉有疑似凭诸舌"，可见俞氏辨疑似证非常重视舌脉。二是察独见。俞氏谓："虽通体皆现虚象，一二处独见实证，则实证反为吃紧。""虽通体皆现实证，一二外独见虚证，则虚证反为吃紧。"可见其辨疑似证，常以"独见"之症为关键。

四、外感证

俞根初在数十年的临床实践中，形成了丰富的外感治疗经验。这些经验是其用六经气化辨证体系辨治外感的心得，是理论与实践相结合的产物。

1. 审因论治

俞根初认为六淫之邪各有其特性，四时外感之"三化"与所感受之病邪有密切联系。他说："风寒风湿，治在太阳；风温风火，治在少阳；暑热燥火，治在阳明；寒湿湿温，治在太阴；中寒治在少阴；风热治在厥阴。"此说明六淫之邪侵袭人体之部位有异，传化亦不同，治因而也不同。他在《六淫病用药法》里详列各种外邪致病之用药法，如在《风病药》篇说："风为百病之长，善行数变，自外而入，先郁肺气，肺主卫，故治风多宣气泄卫，轻则薄荷、荆芥，重则羌活、防风，而杏、蔻、橘、桔，尤为宣气之通用。"他在伤寒本证、伤寒兼证、伤寒夹证里，均详列各病病因，如"四时偶感寒气，或贪凉冒风"引起者为小伤寒，其治只须辛散轻扬以治其皮毛；"若立冬后，严寒为重，春夏秋暴寒为轻，触冒之者，或露体用力而着寒，或穿脱衣而着寒，或睡卧傍风而着寒。"此为大伤寒之病因，其治按六经传变辨证论治；若"身受阴寒之气，口食生冷之物，表里俱寒者"为两感伤寒，其治当先温其里，再散表邪；同为伤寒兼疟，若感受风寒而引发者为风寒疟，若感暑湿而引发者为暑湿疟，其治各不相同。可见俞氏强调审因论治。

2. 辨证论治

俞根初在《六经病证》里，详列六经证的标证、本证、兼证、中见证，在《大伤寒》里，又详列各证之治。如厥阴标证，"一身痉挛，寒热类疟，热重寒轻，头疼胁痛，耳聋目赤，轻则但指头冷，重则手足乍温乍冷，胸满而痛，舌紫苔黄，脉左弦滑，此阳经邪热传入厥阴经标证，法当清泄肝火，清肝达郁汤主之。"又如太阳中见证，"发热身痛，而头不痛，唯腰背坠痛，痛如被杖，大便不实，小便清白，恶风怕冷，神静倦卧，四肢微急，舌苔淡红而润，或白而胖嫩，脉沉而微。此太阳未解少阴先溃。"治以桂枝附子汤。此体现了俞氏"有是证用是药"的辨证用药思想。虽然古有"有是证用是药"之明训，俞氏在临床实践中深感同一病症而症有轻重，其治也当同中有异。如少阳证当用和解法，但随病邪之深浅、所化病证之轻重不同而治疗有异：外感之邪初传少阳，逆于胸胁致痞满不通，或痛或哕者，用柴胡枳桔汤，轻剂和解少阳；若少阳证表里证俱重，症见恶寒重，身无汗，发热亦甚，口渴恶热者，以和解表里重剂柴芩双解汤治之；若少阳证，热重寒轻者，则用新加木贼煎，和解偏重清泄。同一病症，症有轻重，是因为患者的体质不同、正气强弱不一样，感邪之轻重有异，致所化有轻重之别。

对每一种病症，俞根初根据病邪对人体损害之具体部位及损害之程度，或相兼病症、内生之邪之不同，分清所化之轻重而分别治之。如少阴阳明证，"有轻重危之证，轻者阳明病外证未解，不先辛凉开达而下之，则胃中空虚，客热之气乘虚而内陷心包胃络之间，轻则虚烦不眠，重即心中懊憹，反复颠倒，心窝苦闷，甚或心下结痛，卧起不安，或心惶惶怵惕烦躁，间有谵语，饥不能食，但头汗出，舌苔白滑微黄，或淡黄光滑……此外邪初陷于心胃之间，乃包络热郁之闷证也。法当微苦微辛，轻清开透，连翘栀豉汤主之。开透后，包络血液被邪热劫伤，往往血虚生燥，心中不舒，惶惶无奈，间吐黏涎、呻吟错语，舌底绛……急急濡液涤涎，宣畅络气，五汁一枝煎清润之；重者少阴病，口燥咽干，心下痛，腹胀不大便，或自利清水，色纯青而气臭恶，舌深红，苔黑燥而厚……此少阴邪从火化，合阳明燥化而成下证也，法当急下存阴，大承气汤加犀角（一钱）、鲜生地（一两）峻泻之；危者少阴病，热陷神昏，似寐如醉，谵语妄笑，甚至不语如尸，六七日至十余日大便不通，腹热灼手，小便赤涩涓滴……此少阴少火悉成壮火，合并阳明燥热而成下证也，急急开泄下夺，泻燎原之邪火，以救垂竭之真阴，犀连承气汤加西黄（五分）、麝香（五厘）急救之。"同为少阴阳明合病，俞氏则再分为"外邪初陷于心胃之间""少阴邪从火化合阳明燥化"及"少阴少火悉成壮火合并阳明燥热"轻重危三等，以详"知所犯何逆"，进而"随证治之"。由此可见，俞根初临证施治，注重依据其"三化"学说，紧扣外感病的病机，进行辨证论治。

3. 辨病论治

证，是疾病过程中处于一定阶段的病位、病因、病性、病势的概括，反映疾病当前的本质，辨证有利于抓住当前的主要矛盾；病是对疾病全过程的特点和规律所作的概括和抽象，每一疾病有其自身的发生发展规律，辨病有利于抓住疾病的基本矛盾。

因此，辨病辨证不可偏废。《通俗伤寒论》深刻体现这一思想，在"六经病证"一章，详列六经各证之标证、本证、中见证、兼证，可谓对《伤寒论》辨证施治精神的发展，而在"伤寒本证""伤寒兼证""伤寒夹证""伤寒复证""伤寒坏证"这几章里，详列各具体证型之因、证、脉、治，其"证"包括病程，初期为外邪袭表之证，中期为外邪入里所化之证，末期为余邪未尽、正气已衰之证，其治亦分初、中、末，为其气化学说在临床中的具体应用。可见，俞氏的叙述都是以经统病，按病析证，随证出方，体现了既注重辨证论治，又提倡辨病论治的精神。

对每种病症，俞根初均分三期而治。初期治太阳，中期治所化，后期除余邪兼以扶正。如对黄耳伤寒之治，初期外邪袭表，以"荆防败毒散加减，辛散风毒以解表"。表解疼止，化为少阳相火，"耳中肿痛者，继与新加木贼煎去葱白，加连翘、牛蒡（各二钱），大青叶（三钱），生绿豆（一两），杜赤豆（四钱，二味煎汤代水），辛凉解毒以清火"；"火清毒解，尚觉耳鸣时闭者，以聪耳达郁汤（冬桑叶、夏枯草、鲜竹茹、焦山栀、碧玉散、鲜生地各二钱，女贞子三钱，生甘草四分，鲜石菖蒲汁四匙冲）肃清余热以善后。"可见俞氏三期分治之法，实有叶天士"孤邪"法之意味。初治表邪，以"孤里邪"，表邪去而直捣里邪，这样便于方药精专而取效快捷。俟里邪去而未尽，正已伤，则以肃清余邪，兼以扶正，可见俞氏治病点到即止，有进有退，难怪何秀山说，俞氏之方"方方切用，法法通灵"。值得注意的是，外邪袭人，往往表未解而里已化，表里皆病，里为表束而不显，表邪一去则里热彰，此时宜于直捣里邪而病易愈，切不可因解表后里热逾盛而认为解表为误治。古有言："有一分恶寒，就有一分表证"，《伤寒论》也明确提出，表邪未除，切切攻里，俞氏对此理解确实很深刻。

第五节　创立伤寒分型方法

以六经气化辨证体系辨治四时外感，其内容庞杂，易造成概念上的混乱甚至治疗上的失误，为免于此，也为了阐明伤寒之中不同类型疾病的特点和治法，俞根初在其著述中将伤寒分成五个基本类型，即伤寒本证、伤寒兼证、伤寒夹证、伤寒复证、伤寒坏证。其划分之依据是所感受病邪的性质和病情的变化。如将单纯感寒邪者归为伤寒本证，将寒邪兼他邪或他邪兼寒邪，二者兼发者列入伤寒兼证，将伤寒夹有其他杂证者称为伤寒夹证，把病情恶化者归为伤寒坏证，愈后复发者称伤寒复证。同时，这五个基本证型中，又包括若干具体证型，如伤寒本证包括小伤寒、大伤寒、两感伤寒、伏气伤寒、阴证伤寒。每一具体证型均有脉、证、因、治之陈列，旨在阐明不同病邪作用于人体，或这些病邪作用于不同体质不同病理状态的人体而产生的不同的气化反应及相应的治疗方药，均为六证气化辨证理论的具体应用。在临床实践中，若常规治疗不应，则应考虑这些兼夹情况，如俞氏在伤寒夹证中说："凡伤寒用正治法，而其病不愈，或反加重，必有所夹所致。"可见俞根初创立之伤寒分型法，有理有据，有序不乱，既可使临证者有章可循，又可拓宽思路，使临证者遇到疑难症时有方可想。

第六节　完善伤寒的诊断方法

"三化"学说是六经气化辨证体系理论之精髓。俞根初在继承前人的基础上、在丰富的临床实践过程中，摸索出如何诊察这些复杂病理变化的经验，他说："凡诊伤寒时病，须先观患者两目，次看口舌，以后用两手按其胸脘至小腹，有无痛处，再问其口渴与不渴，大小便通与不通，服过何药，或久或新，察其病之端的，然后切脉辨证，以症证脉，必要问得其由，切得其象，以问证切，以切证问，查明其病源，审定其现象，预料其变证，心中了了，毫无疑似，始可断其吉凶生死，庶得用药无差，问心无愧。毋相对斯须，便处方药。此种诊法，最关紧要，此余数十年临证之心法也。"此实对《伤寒六书》诊伤寒法的发展，陶氏述之简略，而俞氏多有发挥。所发挥之处，体现了其"三化"学说在伤寒诊断上的应用。由此可见，俞氏诊四时外感，有其独特的方法，形成了一个固定的程式。其舌脉诊、观目法及按胸腹法集前贤之大成又有所创见，颇具绍派伤寒之特色。

一、舌脉诊

俞根初首创六经之下，每经有其主脉、主舌（苔）统领以为纲，以下细分相兼脉、夹杂苔（舌）为其目，以纲统目，纲举目张，便于分证识证，对临床诊断有很好的实用价值。兹以太阳为例，加以说明。对于舌诊，俞氏谓："太阳表证初起，舌多无苔而润，即有亦微白而薄，甚或苔色淡白，惟素有痰湿者，苔白滑，舌色淡红，素禀血热者，苔虽微白，舌色反红，若传入本腑，膀胱蓄溺，苔色纯白而厚，却不干燥，膀胱蓄热，苔多白兼微黄，薄而润滑。"此段文字说明太阳证之苔多白，但随患者之体质、病理层次之不同，其舌质、苔的厚薄又有变化。对于脉诊，俞氏谓："太阳脉浮，浮为在表，浮紧浮迟皆主表寒，浮数浮洪皆主表热。浮而细涩，浮而软散，凡证皆虚；浮而紧数，浮而洪滑，凡病皆实。"此段文字说明脉浮为太阳主脉，而其兼脉迟紧洪数、细涩散软等，有助于辨其寒热虚实。俞氏如此诊脉辨舌，便于以脉证舌、以舌证脉，使临床诊断更为准确深刻，同时有助于于细微处诊察到复杂的兼夹情况、传化之不同，以便采取相应的治疗措施。

二、观目法

《内经》云："五脏六腑之精，皆上注于目，目系上入脑，脑为髓海，髓之精为瞳子。"俞氏据此认为："凡病至危，必察两目，视其目色，以知病之存亡也，故观目为诊法之首要。"观目察色，俞根初的经验是：开目欲见人者阳证，闭目不欲见人者阴证；目瞑者鼻将衄，目暗者肾将枯；目白发赤者血热，目白发黄者湿热；目多昏蒙者湿病，湿甚则目珠黄而眦烂；眼胞肿如卧蚕者水气，眼胞上下黑色者痰气；怒目而视者肝气盛，横目斜视肝风动；目不了了尚为可治之候，两目直视则为不治之疾；热结胃腑，目中妄有所见；热入血室，至夜目中如见鬼状；瞳神散大，元神虚散；瞳神缩小，脑系枯结；目现赤缕，面红娇艳者，阴虚火旺；目睛不轮，舌强不语者，元神将脱；凡目有眵有泪，精采内含者，为有神气；无眵无泪，白珠色蓝，乌珠色滞，精彩内夺，及浮光外露，皆为无神气，凡病多凶；目睛正圆及目斜视上视，目睑内陷，皆为神气已去，病必不治；惟目睛微定，暂时即转动者痰；即目直视、斜视、上视，移时即如常者亦多因痰闭使然，又不可竟作不治论。由此可见，俞氏目诊首重了解精气之存亡，判断疾病之预后，次可诊察疾病的水火传化情况，三可诊察到内生之邪及其对脏腑功能的影响。

三、按胸腹

俞根初重视腹诊，并推之为诊法上第四要诀。他认为"胸腹为五脏六腑之宫城，阴阳气血之发源，若欲知脏腑何如，则莫如按胸腹"。胸腹切诊，按部而论，大致分为三停。"上停名胸，在膈上，心肺包络居之，即上焦也。膈下为胃，横曲如袋，胃下为小肠，为大肠，两旁一为肝胆，一为脾，是为中停，即中焦也。脐以下为下停，有膀胱，有冲任，有直肠，男有外肾，女有子宫，即下焦也。"由于俞氏熟知当时胸腹解剖知识，因而其诊法也可验可法。胸腹部切诊方法分轻、中、重按法：如轻手循抚胸上而脐下，知皮肤之润燥，以辨寒热；中手寻扪有无压痛，以察邪气之有无；重手推按，察其痞硬、疼痛，以辨脏腑之虚实沉积。此为腹诊基本方法。以后即按部而论，先按胸膈胁肋，以胸痞测湿阻或肝气上逆，以胸痛测水结气分或肺气上壅，以气塞测胆火横窜包络或伏邪盘踞募原。按胁肋胀痛者，非痰热与气互结，即蓄饮与气相搏；胸前高起，按之气喘者，则为肺胀。按两胁，两胁下痛引小腹者肝郁，男子积在左胁下者属疝气，女子块在右胁下者属瘀血。两胁胀痛，手不可按者为肝痈。夏病霍乱痧胀，辨水、食、血与邪互结于胸胁，须用按诊鉴别：水结胸者，按之疼痛，推之沥沥；食结胸者，按之满痛，摩之嗳腐；血结胸者痛不可按，时或昏厥。三者俱有结痛拒按，不可不辨。按满腹，凡满腹痛，喜按者属虚，拒按者属实，喜暖手按抚者属寒，喜冷物按放者属热。按腹而其热灼手，愈按愈甚者伏热。按腹而其热烙手，痛不可忍者内痈。痛在心下脐上，硬痛拒按，按之则痛益甚者食积。痛在脐旁小腹，按之则有块应手者血瘀。其他如按腹辨"胃家实""虫病""燥屎"等诊法，皆能指导临床。

俞根初的按胸腹诊，不仅能诊察到疾病的水火传化情况、脏腑之虚实，而且可以诊察到内生之病邪，为治疗提供最直接的证据。无怪已故徐荣斋先生称："俞氏腹诊法，能补中医诊断法之不逮，可法可传。"中医腹诊能如俞氏之系统者，确前无古人。

可以说，俞氏是中医腹诊之集大成而又有所创建者。总之，俞根初的伤寒诊断方法，紧扣其气化学说，为其六经气化辨证体系的临床应用打下了坚实的基础。

第七节　论伤寒立法创新方

俞根初在伤寒治法方面，宗仲景立汗、和、下、清、温、补六经正治六法，每一大法下针对具体病情立若干细法，如补法中有滋阴润燥法、滋阴清热法、滋阴息风法、滋阴潜阳法、滋阴濡络法等。其所选所创之方，方方有法。他拓宽诸法之范围，谓："发表不但一汗法，凡发疹、发斑、发痘，使邪从表而出者，皆谓之汗法；攻里亦不仅一下法，凡导痰、蠲饮、消食、去积、通瘀、杀虫、利小便、逐败精，使邪从而出者，皆谓之攻里。"这种精辟的论述，大大扩展了发表攻里等祛邪手法。俞氏犹感不足，又博采众长，提出"（六经正治）六法为君，十法为佐"，治伤寒方无余蕴。俞氏之十法并无实指，而是提示医者应既能守其常，又能通其变，博采众贤之治法。俞氏师古而不泥古，师其意而不用其方，面对外感病证型复杂多变、地域和气候各地不同以及"古方不能尽中后人之病"的现实，创制了68首新方。其中有的方是以古方加减而成，如新加白虎汤、犀连承气汤、加味凉膈散等；有的是以两张古方为基础重新组合而成，如麻桂五皮饮、白虎承气汤等；有的则完全根据自己的实践经验所创制，如蒿芩清胆汤、羚角钩藤汤、犀地清络饮、阿胶鸡子黄汤等。其中不少方剂成为传世名方。《通俗伤寒论》所载101方，是俞氏气化学说的具体应用。

综观俞根初所创所选之101方，其一补仲景之未备。俞氏所创所选之方呈纵横二线。所谓横线，即囊括伤寒之各种不同的具体情况之治，如同一发汗法，俞氏立羌活达表汤（辛温发汗法）、葱豉桔梗汤（辛凉发汗法）以分治风寒、风热外感，又立香苏葱豉汤（理气发汗法）、葱豉荷米汤分别治小儿、妇人外感，还立加减葳蕤汤（滋阴发汗法）、参附再造汤（温阳发汗法）、七味葱白饮（养血发汗法），分别治疗阴虚表寒、阳虚表寒、血虚表寒，可见俞氏宗经旨表证宜汗，但又知常达变，针对具体情况灵活用方。所谓纵线，即根据病情之轻重而分别用方，如同为少阳证，其表里证皆轻者用柴胡枳桔汤，表里证俱重者用柴芩双解汤，少阳胆火炽盛者用蒿芩清胆汤，可见俞氏选方，根据病情的发展、传化的轻重，层层推进，病轻药轻，病重药重，方症相配，总以能祛邪愈病为度。他还根据伤寒兼证多这一实际情况，以两方合为一方，或稍事加减而成新方以治之，如其治少阳阳明合病之柴胡白虎汤即以白虎汤合小柴胡汤加减而成。其二发吴、喻、叶之未尽。吴又可治邪伏膜原，立达原饮，以槟榔、厚朴、草果开达膜原以破结逐邪，芍药、知母、黄芩清泄里热。俞氏则将此方加柴胡、枳壳、桔梗、青皮，去芍药、知母而成柴胡达原饮。方中以柴胡疏达膜原之气机，黄芩苦泄膜原之郁火，枳、桔开上，朴、果疏中，青、槟达下，荷梗透邪，甘草和中，合而使膜原之邪从三焦而外达于肌腠。何秀山于方后按曰："（该方）虽云达原，实为和解三焦之良方，较之吴氏原方，奏功尤捷。"喻昌治疫证力主从三焦论治，俞氏则深感疫邪传变迅速，难拘一经，创峻下三焦毒火法，制解毒承气汤。方中银花、连翘、黄芩、栀子轻清宣上，黄连、枳实疏理中焦，黄柏、大黄、瓜硝、金汁达下，雪水、绿豆解火毒，集喻昌所言之"治上焦升而逐之，中焦疏而逐之，下焦决而逐之"之理于一方。

俞根初制方，君臣佐使配伍严谨。如蒿芩清胆汤（和解胆经法），何秀山注曰："足少阳胆，与手少阳三焦合为一经。其气化一寄于胆中以化水谷，一发于三焦以行腠理，若受湿遏热郁，则三焦之气机不畅，胆中之相火乃炽，故以蒿、芩、竹茹为君，以清胆火；胆火炽，必犯胃而液郁为痰，故臣以枳壳、二陈和胃化痰；然必下焦之气机通畅，斯胆之相火清和，故又佐以碧玉，导相火下行，使以赤苓，俾湿热下出，均从膀胱而出，此为和解胆经之良方。"由此可见，俞氏所创方剂，环环扣紧病机病症，君臣佐使配伍严谨，成有制之师，而效高力宏。

第八节　治伤寒注重阳明

俞根初的"三化"学说阐明了外感病的演变趋势。阳明胃对外感病的演变趋势有直接的影响，《六经总诀》中说："凡勘外感，必先能治伤寒，凡勘伤寒，必先能治阳明。"俞氏将阳明摆在外感证治之首位。

一、治外感以阳明为首务

《六经总诀》中说："凡伤寒证，恶寒自罢，汗出而热不解，即转属阳明之候，当此之时，无论风寒暑湿所感不同，而同归火化。"此即言风寒暑湿外感均可从火化，而见阳明证，因此阳明证在外感病中出现最多。《大伤寒》中说："邪传阳明胃腑，其证甚多，以水谷之海，各经皆禀气于胃也，故病有太阳阳明，有正阳阳明，有少阳阳明，有太阴阳明，有少阴阳明，有厥阴阳明，其证有热结、痰结、水结、发黄、蓄血、液枯、正虚之各异。"此即言：由于胃为水谷之海，气血生化之源，各经均禀气于胃，他经之病变易传入胃，胃经之病变也易传入他经，因此阳明最多兼证。俞氏精思《内经》"中阳留经，中阴留腑"之深义，悟出"三阴实而邪不能容，还而归并于腑"而成三阴阳明证，阐发《内经》微旨，补仲景之不逮。《大伤寒》中又说："邪热传入胃经，外而肌腠，内而肝胆，上则心肺，下则小肠膀胱，无不受其蒸灼。"燎原之火最易耗损肾阴，终致真阴枯竭。《内经》云："胃为五脏六腑之海，其清气上注于目，其悍气上冲于头，循咽喉，上走空窍，循眼系入络脑。"因此，阳明最多蒸脑一证，出现神昏发痉之危症。可以说阳明证危害大、重证多。正是因为阳明证多见、兼证多、危害大、重症多，所以俞根初治外感首重阳明。其治阳明证，既宗仲景辛凉甘润、急下存阴，又巧取后贤，而多有发明，颇具特色。治阳明标证虽宗仲景用辛凉甘润，但强调胃火为浮游之火，宣轻清透络，用加味白虎汤治之。治阳明兼证多方并用，紧扣病机。俞氏治阳明兼证，根据相兼经脉的特点，常两方甚至多方合用，或稍事加减而成方，以切中病机。如其治太阳阳明属肺胃合病者，其人素有痰火，外感寒邪，一转属阳明，肺气上逆，咯痰黄厚或白而黏，胸膈满痛，神昏谵语，腹满胀痛，用陷胸承气汤，为小陷胸汤与小承之合方，肺与大肠并治，既泻肺中痰火，又去阳明腑实，二者齐头并进而切中病机。治阳明危重症参用寒温两大辨证体系。仲景治阳明腑实以急下存阴，叶天士治热入营血用清营凉血，俞氏根据阳明腑实，邪热易上升蒸脑这一特点，用二贤之法合而为方。如其治少阴阳明重证，症见口燥咽干，心下疼，腹胀不大便或自利清水，而气臭恶色深红，苔黑燥而厚，脉右沉数而实，左细数者，以大承气汤加犀角、鲜生地急下存阴，凉血滋阴，以防热入厥阴心包经；其治少阴阳明危证，症见热陷神昏，似寐如醉，谵语妄笑，甚则不语如尸，六七日至十多日大便不通，腹热灼手，小便赤涩涓滴，脉沉而牢者，用犀连承气汤加西黄、麝香通腑泻热，凉血解毒开窍。

二、他经之治借以阳明

俞根初认为阳明胃经对外感的演变有至关重要的影响，它的强弱往往决定其余五经病变的转归。他说："伤寒证治，全借阳明。邪在太阳，须借胃汁以汗之；邪结阳明，须借胃汁以下之；邪郁少阳，须借胃汁以和之；太阴以温为主，救胃阳也；厥阴以清为主，救胃阴也；由太阴湿盛而伤及肾阳者，救胃阳以护肾阳；由厥阴风热而伤及肾阴者，救胃阴以滋肾阴，皆不离阳明也。"由此可见，俞氏治他经之病，必假阳明。

1. 太阳证重养胃液扶胃气

风寒外袭，首犯太阳，必汗之以祛邪，而汗来源于胃之津液，故俞根初认为："邪在太阳，须借胃汁以汗之。"若胃阴不亏，直须发汗以祛邪；若胃阴不足，必养胃阴以助作汗祛邪。如其治阴虚感冒外邪而出现恶寒发热、咳嗽、咽干痰结之症，治以加减葳蕤汤，方中玉竹滋胃阴为君，薄荷、桔梗、豆豉、葱白发汗解表为臣，甘草、大枣既助玉竹滋胃阴，又助胃阳升发清阳之气，作汗外达；其治虚人感冒风温、伏气温病、产后感冒，用七味葱白饮，方中葱白、豆豉、生姜发汗解表，生地、麦冬养血滋阴，葛根升发脾胃之清气以助作汗。何秀山在本方后勘曰："凡夺血液枯者，用纯表药全然无汗，得此阴气外溢则汗出。"

2. 少阳证重复胃汁之正化

仲景制小柴胡汤治少阳证，以半夏、人参、甘草和胃阳以壮里气，助胃化汗以和解少阳。此所谓上焦得通，精液得下，胃气因和，不强发其汗，而自能微汗以解。然此为里气先虚者设，若里气不虚，则参、草、枣反温补助邪。俞氏深悟此中精义，认为"邪郁少阳，必借胃汁以和之"。若里气虚者，宗仲景法治之；若里气不虚者，则重视恢复胃汁之正化以助汗出。《内经》云："中焦受气取汁，变化而赤，是谓血。""脾为胃行津液也"。此即言胃中津液为气血生化之源。而少阳胆经中含胆火，邪传少阳，最易灼胃中津液，使其不归正化而为痰为湿，阻碍气机，使少阳之邪留居膜原而不去。因此，清除胆中邪火，祛除胃中痰湿，宣通上焦之气机，使胃中之津液归于正化而不与邪结，为治少阳正不虚者之良法。俞氏制蒿芩清胆汤，以治少阳证胆胃不和者，其中蒿、芩、竹茹清胆火，枳壳、陈皮、法夏和胃化痰，茯苓、碧玉导湿热下行。该方即体现了俞根初此一学术思想。

3. 太阴证重化湿以扶胃阳

太阴肺为储痰之器，太阴脾为生痰之源。太阴最多湿化之证，其湿来源于胃中不归正化之津液。因此，治太阴证必扶助胃阳以温化胃中湿浊之邪，使胃中之津液归于正化，以营养五脏六腑、四肢百骸。如其治邪传太阴经证，症见体痛肢懈、手足微厥、肌肉烦痛、午后寒热、头胀身重、胸脘痞满、嗌干口腻、舌苔白腻浮滑、脉濡者，治以藿香正气汤，方中厚朴、半夏、陈皮即为温中化湿之品；其治湿温初起、湿重热轻或湿遏热伏之证，治以辛淡温化之大橘皮汤，方中陈皮、苍术为温中燥湿扶胃阳之品。少阴证救胃阳以护肾阳。脾胃为后天之本，气血生化之源，肾为先天之本，先天有赖后天之充养，因此，邪传少阴，致肾阳亏虚，必假后天以治先天，先后天并治。如其治太阳寒邪内陷少阴脏证，症见吐利恶寒、但欲寐、脉沉细等候，用附子理中汤温壮脾肾之阳，方中"以附子、干姜温阳为君，人参、白术培中为臣，佐以甘草和药，使以姜汁去阴浊而通胃阳。妙在干姜温太阴之阴，即以生姜温阳明之阳，使参、术、姜、附收功愈速成。"此方较仲景原方仅多生姜汁一味，但其护肾阳重救胃阳之意已显然。

4. 厥阴证养胃阴以滋肾阴

肝藏相火，肝肾同源，相火妄动，最易灼伤肝肾之阴，而肝肾之阴有赖后天胃阴之濡养。若胃阴实，则能制肝中相火，而使邪热外达，从少阳而散；若胃阴虚，则肝中相火灼肾阴而竭肾水，故俞根初治厥阴，强调养胃阴以滋肾阴。其养胃阴不过用滋腻，以免滞脾碍胃，常用白芍、甘草、生地等酸甘化阴之品。如其治热极动风之羚角钩藤汤，用白芍、甘草、生地；其治热病后期阴虚风动之阿胶鸡子黄汤，用白芍、甘草等，均体现了这一思想。

第九节　用药经验

俞根初用药经验，概括起来有三点：一是善用宣化理气之品，二是善用芳香淡渗之品，三是喜用鲜品及其药汁。俞氏治病喜用宣化理气之品，认为"凡伤寒病，均以开郁为先，如表郁而汗，里郁而下，寒湿而温，火燥而清，皆所以通其气之郁也，病变不同，一气之通塞耳。"如其治疗风邪致病，多用宣气泄卫药，轻则薄荷、荆芥，重则羌活、防风，而杏仁、蔻仁、陈皮、桔梗尤为宣气之通用；治寒邪为犯，除外寒宜汗、里寒宜温外，视其病变部位之不同，上焦佐生姜、蔻仁，中焦佐厚朴、草果或丁香、花椒，下焦佐小茴香、沉香或吴茱萸、乌药以辛香开郁。又如其治心包气郁之证，主以连翘栀豉汤，该方既有清芳宣透气分之连翘，又有辛夷、郁金、枳壳疏畅气机。再如以香苏葱豉汤疏郁达表，以柴胡达原饮开达三焦之气机等，都体现了疏通气滞、开郁达邪的思想。外邪内侵多导致脏腑经络气机郁滞，故俞氏治伤寒，以开郁为先。

俞根初治病，因地制宜，结合浙绍地区江南沿海、天暖地湿，人多嗜食酒茶，而致该地伤寒恒多挟湿的特点，多佐以芳香淡渗之品，防其停湿聚痰。《通俗伤寒论》所载 101 方，大多佐以渗利之品，或芳香宣化之药铒，甚或化痰之品。如辛温发汗之苏羌达表汤，以生姜、茯苓之辛淡为佐，防发汗之不彻，停水为患；和解胆经之蒿芩清胆汤，用碧玉散、赤苓之淡渗，使湿热从膀胱而去；温中理气之仁香汤，用白蔻仁、杜藿香、砂仁等以芳香化湿等，均体现了这一特色。

俞根初还善用鲜药或鲜药汁，如鲜芦根、鲜茅根、鲜生地、鲜菖蒲、鲜紫苏、鲜藕节、鲜荷叶、鲜西瓜皮、鲜冬瓜皮、鲜竹沥汁等，取其质淳味厚、药专力宏、直入病所。俞氏认为："吾绍患伤寒者，火化证多于水化，水火合化者亦不少"，火伤阴液而变燥，一方面鲜品鲜汁可以润燥，另一方面，江南湿多，鲜品鲜汁可避免滋腻生湿之患，如五汁一枝煎。

第十节　重调护，瘥后重脾胃

俞根初治伤寒尤重阳明，指出"伤寒证治，全借阳明"，"凡勘伤寒病，必先能治阳明"。"邪在太阳，须借胃汁以汗之；邪结阳明，须借胃汁以下之；邪郁少阳，须借胃汁以和之；太阴以温为主，救胃阳也；厥阴以清为主，救胃阴也；由太阴湿胜而伤及肾阳者，救胃阳以护肾阳；由厥阴风胜而伤及肾阴者，救胃阴以滋肾阳，皆不离阳明治也。""伤寒多伤阳，故末路以扶阳为急务；温热多伤阴，故末路以滋阴为要法。扶阳滋阴，均宜侧重阳明。设九味仓廪汤以益气发汗，此方妙在人参、茯苓、仓米益气和胃，协济羌活、防风、薄荷、前胡、桔梗、甘草，各走其经以散寒，又能鼓舞胃中津液，上输于肺以化汗，即取"借胃汁以汗之"之意。如设调胃承气汤缓下胃府结热，方中较仲景调胃承气汤多姜、枣二味，以助胃中升发之气，秉"借胃汁以下之"之意，别有新意。俞氏认为，治法虽千变万化，但健脾应放在首位，脾胃若不健，药又岂能收功？如治阴虚火旺，心阴虚者，以阿胶黄连汤出入；肝阴虚者，丹地四物汤为主方；脾阴虚者，黑归脾丸主之；肺阴虚者，清燥救肺汤；肾阴虚者，知柏地黄丸；冲任阴虚者，滋任益阴丸。对脾胃未健者，先作一番修正。俞氏临证顾及阳明，如在清燥养营汤中，以陈皮运气疏中，防碍胃滞气，梨汁醒胃以增汁。

疗疾重调护，饮食讲宜忌。俞根初指出"伤寒温热，大邪退后，余热未尽，元气已虚，胃虚少纳，脾弱不运"，应当清余邪，调脾胃，并告诫曰："吾绍之病家，一病之安危，多有责之于医，不知侍者对于患者，往往居处不合理，身体不清洁，寒温不适宜，卧起不定时，不但无助医家治疗之能力，实则助长病菌之孳生。"俞氏认为瘥后之调理要注重脾胃，调理不慎，常易致复发而前功尽弃，并因此设瘥后调理一节。瘥后的药物调理，当分补虚、清热两项。补虚有两法，一补脾，一补肾，如六君子汤、黄芪建中汤、叶氏养胃汤；清热亦有两法，初病时之热为实热，宜苦寒药清之，大病后之热为虚热，宜用甘寒药清之，二者有霄壤之殊。凡人身天真之气，全在胃口，津液不足即是虚，生津液即是补虚，故以生津之药合甘寒清热之品以治外感后之虚热，如麦冬、生地、丹皮、北沙参、西洋参、鲜石斛、鲜茅根、竹沥、梨汁、蔗浆之类，皆为合法，丝毫无苦寒之弊，顾护胃气又注重阳明。

第十一节　对杂病论治的贡献

俞根初对杂病的贡献主要表在两个主面：一是善用六经气化辨证体系辨治内伤杂病；一是《通俗伤寒论》中包含着丰富的治

疗杂病的经验，以六经气化辨证体系辨治杂病。巢元方、许叔微、王好古等，均曾以六经治杂病，柯琴也说："仲景之六经，为百病立法，不专为伤寒一科。"用六经辨证辨治杂病已有开端。外感病日久，损伤脏腑经络气血功能，则演变为杂病。俞氏将六经辨证、脏腑辨证、气血辨证溶于六经气化辨证体系，将五脏六腑、经络、气血津液、四肢百骸视为一个有机的整体，用"三化"学说来概括千变万化的疾病演变规律，阐明外感病的病机，用六经病证来描述错综复杂的疾病临床表现，因此说："百病不外六经。"其用六经气化辨证体系辨治杂病，做了有益的探索。

第三章　名方讲用

第一节　发 汗 剂

发汗，亦称解表法，是通过宣发肺气，调畅营卫，开泄腠理，以促进发汗，使外感六淫之邪气随汗而解的一种治法。属于"八法"中的汗法。凡用解表药为主组成的，具有发汗、解肌、透疹等作用，主治表证的方剂，称为发汗剂，亦称解表剂。汗法的主要作用是解表，就是通过发散，以达祛除外感六淫之邪之目的，是祛除表邪的最佳治疗方法。张从正在《儒门事亲》中强调："风寒暑湿之气入于皮肤之间而未深，欲速去之，莫如发汗。"

解表剂（汗发）的应用，当上溯岐黄，下逮百世。如早在《素问·阴阳应象大论》中就已明确提出了汗法的使用原则，说"因其轻而扬之"，其有邪者，渍形以为汗，其在皮者，汗而发之"。《素问·至真要大论》中的"汗者不以奇"，以及《素问·六元正纪大论》中"发表不远热"等论述，成为汗法（解表方剂）的理论依据。发汗解表剂当首推东汉末年张仲景著的《伤寒杂病论》，该书载有近 30 首解表方剂，如常用的麻黄汤、桂枝汤、大青龙汤、小青龙汤、麻杏石甘汤、麻黄附子细辛汤等。其主要体现解表宣肺、调和营卫、解表清里、解表化饮、辛凉疏表、助阳解表、扶正解表等法，所载方剂因组方精炼，配伍严密，疗效卓著，为历代医家之正绳，而沿用至今。

解表剂是为治疗表证而设。表证是六淫外邪侵袭人体肌表肺卫所致的病证。卫气能"温分肉，充皮肤，肥腠理，司开合"，其主要功能表现在防御外邪、排泄汗液、调节体温等方面。解表以发汗，不是以使人汗出为目的，汗出主要标志着腠理开，营卫和，肺气畅，血脉通，从而能祛邪外出。六淫病邪或从皮毛而入，或从口鼻而入，必然侵袭肺卫，使表卫调节机制失常，肺气宣发之机受阻，产生恶寒发热、头身疼痛、无汗或有汗、苔薄白、脉浮等症状而形成表证。凡是腠理闭塞，营卫不通而寒热无汗，或腠理疏松，虽汗出而寒热不解的病证，皆可用解表法治疗。因六淫病邪有风、寒、暑、湿、燥、火之不同，且麻疹初起，疹点隐而不透、水肿腰以上甚，疮疡初起而有恶寒发热，痢疾、疟疾而有寒热表证等，或者病邪由里还表，需要透邪外达，通畅血脉，或需先除表证时，均可应用汗法解表治疗。可见表证涉及面广，解表药应用的范围大。此外，由于病情有寒热之分，邪气有兼夹，体质有强弱之别，如表证病性属寒者当辛温解表，病性属热者当辛凉解表，若兼气、血、阴、阳诸不足者，应结合其他的药物，因而解表的方剂分为辛温解表、辛凉解表、扶正解表三类。俞根初在发汗剂中除了辛温解表、辛凉解表、扶正解表之类外更加细化，如益气发汗、养血发汗、滋阴发汗、助阳发汗、理气发汗、和中发汗、宣上发汗、温下发汗、化饮发汗、蠲痰发汗。

辛温解表剂，适用于风寒表证。风寒表证系风寒外袭，引起肺气宣肃失调，津液不敷布，营卫运行受阻。临床多表现为恶寒发热，头身疼痛，无汗或有汗，鼻塞流涕，苔薄白，脉浮紧或脉浮缓等。俞氏代表方为苏羌达表汤，具有发散风寒之功效。其立法周到，组方周密，解伤寒之邪，散筋骨肌肉之风寒，发汗、渗湿而不伤阴，故列为发汗之首剂。

辛凉解表剂，适用于风热表证。风热表证系温热病邪自口鼻或皮毛而入，侵袭肺卫，导致表卫功能失调，肺气宣降失常，津液微微受伤。临床多表现为发热，微恶风寒，头痛，咽痛，咳嗽，口渴，舌尖红，苔薄黄，脉浮数等。俞氏以《肘后方》中通阳发汗之葱豉汤（葱白、淡豆豉、麻黄）与清上焦之桔梗散合为一方，减去黄芩，名葱豉桔梗汤，为辛凉解表之代表方剂。

扶正解表剂，适用于表证而兼正气虚弱者。正虚是指气、血、阴、阳不足。气虚或阳虚外感风寒，其症状除身热恶寒、头痛无汗等表证外，还有倦怠嗜卧、面色苍白，甚至出现恶寒甚剧、肢冷、脉沉微等阳气衰弱的证候。由于自身阳气虚弱，若单纯发汗解表，不仅使已虚的阳气随汗泄而更虚，且因正虚不能抗邪外出而致邪恋不解。此类治法一般为扶正祛邪，使正旺邪祛。俞根初代表方有益气发汗的九味仓廪汤，养血发汗的七味葱白汤，滋阴发汗的加减葳蕤汤，助阳发汗的参附再造汤等。

苏羌达表汤（辛温发汗法）

【来源】《通俗伤寒论》，俞氏经验方。

【组成】苏叶钱半至三钱（4.5～9g），防风一钱至二钱（3～6g），光杏仁二钱至三钱（6～9g），羌活一钱至二钱（3～6g），白芷一钱至二钱（3～6g），广橘红一钱至三钱（3～9g），鲜生姜八分至一钱（2.4～3g），浙茯苓皮二钱至三钱（6～9g）。

【功效】疏散风寒，祛湿解表。

【主治】伤寒夹湿。头痛身痛，恶寒发热，脉紧无汗，或兼鼻塞咳嗽。

【解读】风寒之邪，四时皆有。苏羌达表汤为辛温发汗之法，专为风寒四时感冒而设。治头痛身痛，恶寒发热，脉紧无汗，或

兼鼻塞的咳嗽。由于体质虚弱，腠理疏松，起居不慎，外感之邪
侵入而致病。江南又地处湿温之域，凡伤寒恒多夹湿，在立法处
方上，应防止其湿停滞。俞根初认为，张仲景处于湖南高燥之
地，而伤寒最易化燥，故辛温中佐以甘润之药，慎防化燥伤阳。
二者辛温发汗法虽然相同，但佐使药中用法有所不同。何秀山认
为，人有皮肉筋骨以成躯壳，皆谓之表；其中有脏腑以实之，则
谓之里；而其能入里出表，全在经络，故谓之传经。方取苏羌达
表汤，以疏散风寒，祛湿解表。

【释方】苏羌达表汤方中以苏叶为君药。苏叶辛温，入肺、
脾经，具有发表散汗，辛散通经活络，行气宽中，开宣肺气之功
效。羌活辛、苦，温，入膀胱、肾经，解表散寒，祛风胜湿，止
痛；防风辛、甘，微温，入膀胱、肝、脾经，有祛风解表、胜湿
止痛、解痉之功；白芷辛，温，入肺、胃经，有解表止痛、祛风
燥湿、消肿排脓之功。羌活、防风均有较强的发汗作用，又善于
胜湿；白芷宣通鼻窍，长于止痛。防风、白芷两药又能辛散肌肉
之痛，三药相合，具有发散风寒、祛风胜湿之功，故为臣药。光
杏仁苦，微温，入肺、大肠经，苦能泄降气，有止咳平喘、润肠
通便之功；广橘红辛、苦，温，理气宽中，燥湿化痰。两药为佐
药，引领筋骨肌肉之风寒，使其从皮毛而出。绍域湿温之地，俞
根初深恐其发汗不彻，及有水湿停滞之嫌，配以辛微温、入肺脾
经的鲜生姜，发汗解表，温中止呕，温肺止咳。虽发汗力弱，协
助杏仁、橘红增强温中化痰湿，用于风寒感冒轻证及风寒感冒见
痰多咳嗽者尤为适宜；配甘淡、平，入心、脾、肾经的浙茯苓皮
利水渗湿，健脾安神。两药辛淡发散为阳，为使药。综观苏羌达
表汤，具有发散风寒之功效。其立法周到，组方周密，解伤寒之
邪，散筋骨肌肉之风寒，发汗、渗湿而不伤阴，故列为发汗之
首剂。

【应用】俞根初对风重于寒的病者，通称为伤风。发热恶寒，头项强痛，骨节烦痛，无汗，咳嗽多痰，胸脘胀满，恶心呕吐，腹痛吐泻的风寒感冒；无表症而兼有胸闷呕恶，气滞不畅之症状者；凡头痛身热，恶寒怕风，项强腰痛，骨节烦疼的表寒证，皆宜汗解。《内经》所谓"体若燔炭，汗出而散"者是也。但要辨无汗者，寒甚于风，为正伤寒，必须使周身大汗淋漓而解。苏羌达表汤为主。

【加减】①风重于寒，咳嗽痰多，去羌活、生姜，加半夏、前胡、苦桔梗。②本方味辛微温，入脾、胃、肺经，能宣通、解表和中、化湿、解暑、止呕的藿香，用于暑月外感风寒，内伤生冷而致恶寒发热，头痛脘痞，呕吐泄泻者。③本方加砂仁，用于妊娠恶阻兼有外感风寒之症。④自汗者风重于寒，为冷伤风，必兼鼻寒声重，咳嗽喷嚏，但须微汗而解，苏羌达表汤去羌活、生姜，加荆芥、前胡、桔梗为主。⑤发热恶寒如疟状，一日二三发，其人不呕，仍是太阳表证，苏羌达表汤主之。⑥伤寒兼疫：初起头疼身痛，憎寒壮热，无寒不渴，胸痞恶心，或气逆作呕，或肢懈腹痛，舌苔白薄，甚或淡灰薄腻。若传里后，亦有口渴便闭，耳聋神昏，舌苔由白而黄，由黄而黑，脉左略紧，右弦缓，春分后夹厉风而发，头疼形寒独甚者，治以苏羌达表汤加鲜葱白、淡香豉辛温发表。⑦风湿伤寒：（寒燥湿）痛痹，散寒为君，佐以祛风渗湿，苏羌达表汤加酒炒延胡、全当归（各钱半），此为三痹分治之法。有时独用苏羌达表汤，加川桂枝、光桃仁各钱半、小活络丹（制川乌、制草乌、制南星各六两，明乳香、净没药、干地龙各二两二钱）。⑧夹饮伤寒：头痛身热，恶寒无汗，胸痞干呕，咳吐稀涎，甚则胸胁串通，喘不得卧，舌苔白滑，甚或黑滑，或半边夹一二条白色，或中间夹一段白色，脉浮弦而缓，甚则迟弦，仲景所谓伤寒脉浮缓，身但重，无少阴证是也。

治当先辛温发散，轻则苏羌达表汤加半夏、茯苓，重则小青龙汤加减。⑨伤寒兼湿：先伤于湿，后伤于寒，或骤伤雾露雨水，或汗出当风，水停其间。多发于夏令初秋，湿由寒热合化而成。故兼湿者，本有寒热二证，有寒闭于外，湿郁于内者，亦有湿遏于上，热郁于下者，不得以伤寒兼湿，概目为阴邪也。证兼寒湿者一身尽痛，关节尤疼，凛凛恶寒，甚则足冷，头重胀痛，如裹如蒙，身重肢懈，胸膈痞满，口淡不渴，小便不利，大便反快，甚或发热，身色如熏黄，神沉嗜睡，舌苔白滑而厚，或白苔带灰而滑，甚或白苔满布，厚如积粉而浮滑，或兼黑点黑纹而黏腻。兼湿热者，四肢倦怠，肌肉烦疼，头胀昏痛，面色黄赤，如熏油腻，口气秽浊，胸满而烦，口燥而渴，渴不能饮，一身无汗，但头汗出，鼻塞背强，欲得覆被向火，午后寒热，状如疟疾，腹满便溏，溲短黄热，甚或呕吐不纳，身黄如橘皮色，或皮肤隐隐见疹，舌苔底白罩黄，或舌苔黄腻，边自尖红，或白苔渐黄，兼有灰腻，或黄中带黑，浮滑黏腻。脉沉而缓，甚或沉细似伏，模糊不清，此寒闭于外，湿痹于内，足太阳经与足太阴经同病也。若沉而弦，甚或沉数，数滞不调，此胸上有寒，丹田有热，足太阳经与足少阴经同病也。治先与苏羌达表汤加苍术、川朴，使其微汗以解表。⑩风寒疟（伤寒变疟）：浅者先受风寒，继而变疟，随感随发。深者夏伤于暑，久伏阴分，至深秋重感冷风，新邪引动伏邪而发疟。疟证因风寒转变者，初起恶寒无汗，头疼身痛，继即邪传少阳，寒已而热，热已而汗，寒长热短，确有定候，胸胁痞满，呕吐黄涎，舌苔白多黄少，或两边白滑，中心灰腻。若伏暑重感冷风而发者，初起寒多热少，肢冷胁痛，渴喜热饮，饮即吐涎，继则寒热并重，或寒轻热重，舌苔白滑，略兼黄色，或灰腻色。脉右浮滑，左弦紧者，《内经》所谓先伤于寒，后伤于风，病以时作，名曰寒疟是也。若右浮缓而滑，左沉弦而迟，

《金匮》所谓寒多者，名曰牝疟。《外台》改为牝疟是也。治以寒疟，宜先与苏羌达表汤，继与柴胡枳桔汤轻剂以和解之。服一二剂后，疟发寒热并重者，则以柴芩双解汤重剂以和解之。

【新用】病毒性感冒、流行性感冒，风寒夹有湿邪之证。

【方歌】苏羌达表汤芷防，苓皮杏朴与生姜，辛温略佐淡渗法，伤寒夹湿治称良。

加减法：风重于寒咳嗽多，方中羌活生姜去，加半前胡与桔梗，痰消风减病斯愈。

葱豉桔梗汤（辛凉发汗法）

【来源】《通俗伤寒论》，俞氏经验方。

【组成】鲜葱白三至五枚，苦桔梗一钱至钱半（3～4.5g），焦山栀二钱至三钱（(6～9g），淡豆三钱至五钱（9～15g），薄荷一钱至钱半（3～4.5g），青连翘钱半至二钱（4.5～6g），生甘草六分至八分（1.8～2.4g），鲜淡竹叶三十片。

【功效】辛凉解表，疏风清热。

【主治】风温初起，头痛身热，微恶风寒，咳嗽，咽痛，口渴，舌尖红，苔薄白，脉浮数。

【解读】葱豉桔梗汤乃辛凉发汗之法，为风温初起外感表证而设。风温多发于春月与冬初气候晴暖之时。病起之初，邪多犯肺，可见头痛身热、微恶风寒、咳嗽咽痛、口渴、舌苔薄白、脉浮数之症。临床上一般常用辛凉解表法治之，使邪从肌表而解，而诸症自除。俞根初别具一格，以《肘后方》通阳发汗之葱豉汤（葱白、豆豉、麻黄）与清上焦之桔梗散合为一方，减去黄芩而成，为辛凉解表之剂。何秀山论俞根初的葱豉桔梗汤方，认为原《肘后》葱豉汤本为发汗之通剂，配合刘河间桔梗汤，君以辛凉之荷、翘、桔、竹，佐以苦甘之栀、草，合成轻扬清散之良方，善治风温、风热等初起证候，历验不爽。惟刘氏原方尚有黄芩一味，而此不用者，畏其苦寒化燥，涸其汗源也。若风火证初起，亦可酌加。由此作了很好的注释，可见俞根初遣药组方之灵活。

【释方】葱豉桔梗汤方中葱白辛温，入肺、胃经。辛温散寒以通阳，合辛甘、微苦寒、入胃经的豆豉，则发汗解表，除烦，更配以辛平、入肺、胃、心经的薄荷清散风热，苦辛平、入肺经的桔梗开宣肺气、解肌，则肺气宣通，肌表疏利，外邪得散。然而咽痛、口渴为肺中邪热上熏，故用苦、微寒、入肺、心、胆经的连翘除膈上之热，苦寒，入心、肺、胃、三焦经的山栀泻火除烦，清心肺之热，又以甘平，入心、肺、脾、胃经的生甘草合桔梗以利咽喉，以甘淡寒，入心、胃、小肠经的淡竹叶合山栀清泄胸中之热，使之从小便而出。综观本方配伍，使肺中风温之邪既得辛散从外而解，又得清泄从下而出，诸证自消。

【应用】本方用于：外感风温，初袭卫分，头痛身热，微恶风寒，咳嗽，咽痛，口渴，舌尖红苔薄白，脉浮数；葱白辛温，能通阳气而散阴寒，与干姜等同用，适用于阴寒里盛、阳气不振的兼有下利，脉微证；妇女经期，或产后感冒发热头痛者，可以疏风解表；因膀胱气化失司引起的小便不利者；解除外感表实证。《汤液本草》卷上："轻可以去实，麻黄、葛根之属是也。"如头痛身热，微恶风寒，无汗，咳嗽，苔白，脉浮数之表实风热，可用葱豉桔梗汤以疏风清热。

【注意事项】如风温初起，身热有汗者，不宜用葱豉通阳发汗之药。

【加减】鉴于风温初起外感表证病邪的轻重，见证有多少，俞根初于方后提出了加减运用：①葱豉桔梗汤证咽阻喉痛者，为温热之邪甚所致，可加紫金锭两粒磨冲、大青叶，以收清热解毒之效。②咳嗽明显而痰多者，加苦杏仁、广橘红祛痰止咳。③对伴有胸痞者，原方去甘草，加生枳壳、白豆蔻末冲，以行气散痞。④发疹者，加蝉衣、皂角刺、牛蒡子。⑤伴有鼻衄者，加生侧柏叶、鲜茅根。⑥热盛化火者，加黄芩、绿豆。⑦火旺就燥者，加生石膏、知母。⑧春温以尿黄赤、舌红等为特征，兼恶寒头痛者，治宜表里两解，用葱豉桔梗汤加黄芩。

【新用】葱豉桔梗汤用于感冒、流行性感冒属风温初起者，急性支气管炎等上呼吸道感染属风温初起而符合上述方证或病机者。

【方歌】葱豉桔梗汤薄翘，栀子生甘竹叶标，风热风温及风火，辛凉发汗此为昭。

加减法：喉痛大青与紫金，胸痞去甘枳蔻入，发疹蝉农皂角蒡，咯痰杏桔加之吉，鼻衄茅根柏叶襄，化火条芩绿豆汁，燥甚石膏知母添，俞氏加减妙无极。

九味仓廪汤（益气发汗法）

【来源】《通俗伤寒论》，俞氏经验方。

【组成】潞党参一钱至钱半（3～4.5g），羌活八分至一钱（2.4～3g），薄荷一钱至钱半（3～4.5g），茯苓二钱至三钱（6～9g），防风一钱至钱半（3～4.5g），前胡一钱至钱半（3～4.5g），苦桔梗一钱至钱半（3～4.5g），清炙草六分至八分（1.8～2.4），陈仓米三钱至四钱（9～12g）。

【功效】益气发汗。

【主治】气虚，脾胃虚弱感非时之寒邪，混厕经中者。

【解读】九味仓廪汤之仓廪，是指贮藏谷米的仓库。蔡邕曰："谷藏曰仓，米藏曰廪。"《六书略》亦曰："方曰仓，园曰廪。"《素问·灵兰秘典论》说："脾胃者，仓廪之官，五味出焉。"王冰注："包容五谷，是谓仓廪之官。"一说仓廪单指胃。《素问·

遗篇·刺法论》云："胃为仓廪之官，五味出焉。"认为真正接触水谷并参与水谷的消化与吸收者，当是肠和胃。然"大肠小肠，皆属于胃，是足阳明经也。"（《灵枢·本输》）

【释方】九味仓廪汤之方妙在党参、茯苓、陈仓米益气和胃，协济羌活、防风、薄荷、前胡、桔梗、炙甘草各走其经以散寒，又能鼓舞胃中津液上输于肺以化汗，正如俞根初所谓"借胃汁以汗之"。何秀山认为，凡气虚者，适感非时之寒邪，混厕经中，屡行疏表不应，邪伏幽隐不出，非借参、苓、米辅佐之力，不能载之外泄也。独怪近世医流，偏谓参、苓助长邪气，弃而不用，专行群队升发，鼓激壮火飞腾，必至烁竭津液不已，良可慨焉。可见参、苓之品，只要辨证得当，收效良多。

【应用】体虚外感，散表不伤津，发汗妙在兼益气。用于气虚，适感非时之寒邪，或大便不实者，或体虚感冒者。

【方歌】九味仓廪仗参苓，薄前甘桔羌防米，体虚散表不伤津，发汗妙在兼益气。

七味葱白汤（养血发汗法）

【来源】俞氏经验方，方载王氏《外台》。

【组成】鲜葱白三枚至四枚，生葛根一钱至二钱（3～6g），细生地钱半至三钱（4.5～9g），淡豆豉二钱至三钱（6～9g），原麦冬一钱至二钱（6g），鲜生姜一片，百劳水四碗（以长流水盛桶中，以竹竿扬之数百，名百劳水）煎药。

【功效】养血解表，祛风通络。

【主治】风湿证。头痛发热，微汗恶寒，骨节烦疼，体重微肿，小便欠利，脉来浮缓，属风胜者。

【解读】七味葱白汤为养血发汗之法，主治素体阴虚血少，外感风热之证。方系补血药与辛温解表药并用，故为治血虚外受风寒的代表方。临床应用以头痛身热，恶寒无汗兼见血虚或失血病史为主要依据。何秀山说：葱白香豉汤，药味虽轻，治伤寒寒疫，三日以内，头痛如破，及温病初起烦热，其功最著。配以地、麦、葛根，养血解肌。百劳水轻宣流利，治虚人风热，伏气发温，及产后感冒，靡不随手获效，真血虚发汗之良剂。

【释方】血虚外感，治当养血解表。方中葱白辛温，入肺、胃经，发汗解表，散寒通阳。生地甘苦寒，入心、肝、肾经，滋阴养血。二者共为主药。配甘辛凉，入脾、胃经的葛根，辛甘、微苦寒，入胃经的豆豉，辛温入肺、脾经的生姜，助葱白以解表祛邪，为辅药。佐以甘、微苦寒，入肺、心、胃经的麦门冬，助生地养血益阴，以滋其汗源；使以百劳水，助主药以滋阴。诸药合用，邪正兼顾，表邪解而正不伤，具有滋阴养血、疏散风热之功效，为养血解表的著名方剂。

【应用】用于素体阴虚血少者及病后阴血亏虚，调摄不慎，感受外邪者；虚人风热，伏气发温及产后感冒者。

【注意事项】"凡夺血液枯者，用纯表药全然无汗，得此阴气外溢则汗出"，故只适宜养阴血药与解表药同用。如单纯发汗，不仅表邪不为汗解，反有劫阴之弊。

【新用】①感冒、流行性感冒等属素体阴虚血少，外感风热者。②失血（吐血、便血、咳血、衄血）之后的感冒风寒，身热，微恶寒，头痛，无汗，舌红，口干。

【方歌】七味葱白葛根裹，地冬淡豉及生姜，煎药须用百劳水，养血发汗此方长。

加减葳蕤汤（滋阴发汗法）

【来源】《通俗伤寒论》，俞氏经验方。

【组成】生葳蕤二钱至三钱（6～9g），生葱白二枚至三枚，

桔梗一钱至钱半（3～4.5g），白薇五分至一钱（1.5～3g），淡豆
豉三钱至四钱（9～12g），苏薄荷一钱至钱半（3～4.5g），炙甘
草五分（1.5g），红枣两枚。

【功效】滋阴解表。

【主治】阴虚外感风热表证。头痛身热，微恶风寒，无汗或
有汗不多，咳嗽，心烦，口渴，舌红，脉数。

【解读】加减葳蕤汤同名方剂有两首，常用为本方。外感风
热之邪侵袭肌表，故见头痛身热、微恶风寒、无汗或有汗不畅、
咳嗽、口渴等症。阴虚之体感受外邪，易于热化，且阴虚者亦多
生内热，除上述邪袭肺卫之症状外，尚有咽干、心烦、舌赤、脉
数之症。阴虚液损，热灼津液，故其口渴比单纯温病初起者为
甚。阴虚者，易生内热，今感风热外邪，头痛身热而微恶风寒，
咳嗽咽干而痰稠难出，以及心烦口渴，是正常见症，但舌赤脉数
是素体虚而有内热之症。《温病条辨》说："汗之为物，以阳气为
运用，以阴精为材料……其有阳气有余，阴精不足，又为温热升
发之气所烁，而汗自出，或不出者，必用辛凉以止其自汗出之
汗，用甘凉甘润培养其阴精为材料，以为正汗之地。"

加减葳蕤汤原由唐代孙思邈师仲景之法而又不守仲景方所
别，葳蕤汤治风温，开滋阴解表剂之先河。而《千金》葳蕤汤是
在麻黄汤（麻黄、桂枝、杏仁、甘草）的基础上，加独活、川
芎、青木香、葳蕤、白薇组成，是发表清里剂。然方中辛温之药
颇多，于温热病证毕竟不够恰当，故张璐在《千金方衍义》中
说："多有热伤津液，无大热而渴者，不妨裁去麻、杏，易入葱、
豉以通阳郁，栝蒌以滋津液。喘息气上，芎、独亦勿轻试。虚不
胜寒，石膏难以概施，或以竹清心，茯苓守中，则补救备至，于
以补《千金》之未逮。"后世医家俞根初受张璐之论的启发，保
留《千金》之葳蕤、白薇、甘草，另配入葱白、豆豉、薄荷、桔

梗、大枣，创加减葳蕤汤，以发表清里易为解表滋阴之剂，既补《千金》葳蕤汤之未备，又开创阴虚外感风热之治法，是对《千金》葳蕤汤制方运用的丰富和发展。

【释方】《本草便读》曰："葳蕤，气平质润之品，培养脾肺之阴是其所长，而搜风散热诸治，似非质润味甘之物可取效也。如风热风温之属虚者，可用之……以风温风热之证，最易伤阴。而养阴之药又易碍邪，唯玉竹甘平滋润，虽补而不碍邪，故古人立方有取乎此也。"薄荷辛凉，《医学衷中参西录》中册说"为温病宜汗解者之要药"，用之以疏散风热。二药共为君药。葱白、淡豆豉解表散邪，助薄荷以解表邪，为臣药。白薇味苦性寒，其性降泄，善于清热而不伤阴，于阴虚有热者甚宜，若用苦寒的芩、连等清热泻火之品，则恐其化燥伤阴，且对解表不利；桔梗宣肺止咳；大枣甘润养血，协玉竹以滋阴液，均为佐药。使以甘草调和药性。诸药配伍，共奏滋阴解表之功。加减葳蕤汤"养阴而不留邪，发汗并不伤阴"，为阴虚感冒风温及冬温咳嗽、咽干痰结之良剂。

朱良春等在《汤头歌诀详解》说："本是俞根初根据《千金》葳蕤汤加减而制订的一张'滋阴发汗'的经验方，对于阴虚体质，阴液亏乏，伏热内遏，风寒外束的'阴虚感冒'，最是对症良药。方中葳蕤（即玉竹）质润柔滑，功能养阴生津，为补虚清热之品；葱、豉、桔、薄功能开发肌腠，宣散外邪，同时佐用白薇清泄伏热，草、枣甘润，增强玉竹养阴之力。这样便面面俱到，达到所谓'养阴而不留邪，发汗并不伤阴'了。"《中医方剂学》尚坦之也谓："本为治阴虚之体复感外邪之主方。阴虚之体汗源不充，故用甘平之葳蕤滋阴生津，以充汗源为主；葱白、豆豉疏散风热以解表邪，为辅。阴虚感受外邪，易于热化，故用白薇、薄荷以助葱、豉而退虚热为监制。炙甘草、大枣辅葳蕤益气和营，以扶正祛邪；桔梗宣通肺气，共为引和药。"

【应用】用于阴虚感冒风温及冬温咳嗽、咽干痰结者；因阴虚体质，阴液亏乏，伏热内遏，风寒外束所致的身热微寒、咽干口燥、舌红苔薄白、脉数。本方为滋阴解表之剂，外感初起，兼见阴虚者适宜。

【注意事项】①若无阴虚证候则不宜使用，否则表邪留恋难去。②加减葳蕤汤，一名加减香豉汤，为清代张石顽据唐代孙思邈葳蕤汤变化而来。去麻黄、石、甘之峻散，以为葱豉之宣透，以治虚体受邪，虑其汗太过。而本加减葳蕤汤去青木香，加红枣，故治法有所区别。③本是滋阴解表之剂，外感初起，兼见阴虚者宜用，若无阴虚证候则不宜使用，否则表邪留连难去。

【加减】①风热上攻，咽喉肿痛者，加蝉衣、牛蒡子等以疏散风热，清利咽喉。②表证较重者，加防风、葛根以祛风解表。③阴虚痰热，咳嗽咽干，咯痰不爽者，加牛蒡子、浙贝、瓜蒌皮以利咽化痰。④虚热明显，心烦口渴较甚者，加竹叶、天花粉以清热生津除烦。

【新用】用于老年人及产后感冒、肺结核、急性扁桃体炎、咽炎等属阴虚外感风热者。

【验案】

1. 感冒发热

李某，男，35岁，1998年10月28日就诊。主诉发热7日，体温持续在37.5～39.0℃之间。曾口服康必得、感冒清热冲剂、阿莫西林、APC等药，并静点青霉素（800万单位，每日1次）3日，静点头孢噻肟钠（3g每日1次）2日，均不见效。刻下体温38.3℃，症见发热无汗，微恶风寒，头身疼痛，口干，舌红少苔，脉浮细数。给予加减葳蕤汤，另加太子参、葛根、生石膏、知母、防风，以增强养阴益气、解表退热之效。患者仅服半剂，即有周身汗出，体温降至 37.2℃。1 剂后热退身凉，体温正常。服至 3 剂，体质恢复如常。

按：临床常有一些流行性感冒或普通感冒发热患者，素体尚壮，但此次发病，经多次应用解热镇痛药、抗生素及抗感冒药达 1 周以上，仍体温不退，或退后复升。此类患者或感于风热，卫气同病，或感于风寒，入里化热而表邪未解，一方面邪热久稽，耗气伤阴，另一方面反复大量出汗，劫伤气阴，治疗急当滋阴益气以助营卫，疏风解表以驱外邪。

2. 慢性扁桃体炎急性发作

陈某，女，24 岁，1997 年 8 月 18 日就诊。患者患慢性扁桃体炎 3 年多，经常急性发作，多次使用抗生素类药物治疗。此次发作已 14 日，经静点青霉素，发热已愈，仍有咽痛，双侧扁桃体Ⅱ°肿大，患者决心手术。耳鼻喉科医师检查后认为，病灶炎症尚未控制，不宜即刻手术，遂来内科就诊。验其舌脉，舌红少苔，脉滑寸浮而右脉细。予加减葳蕤汤去葱白，减豆豉用量，另加牛蒡子、金银花、天冬、天花粉、川贝母、瓜蒌以增效。服用 7 剂，咽痛消失，咽腭弓充血不明显，右侧扁桃体有所缩小，遂在耳鼻喉科行扁桃体摘除术。

按：有些慢性扁桃体炎患者经多次反复发作，已对多种抗生素耐药，故当急性发作之时抗生素治疗效果欠佳。笔者认为，此类患者多属阴虚之体，虚火烁津生痰，风热外感，引动痰热上结于咽喉，发为乳蛾。治宜疏散风热，养阴润肺，化痰散结。

3. 复发性口疮

史某，女，42 岁，1998 年 6 月 10 日就诊。主诉反复发作口疮 2 年余。此次发作已绵延半月，症见局部灼痛，咽干便秘，舌红，舌面有小裂纹，无津少苔，脉细滑尺沉。检查：左颊黏膜可见两处浅表溃疡，分别为 0.3 cm×0.4 cm、0.5 cm×0.5 cm，边缘充血，中央微凹。治予加减葳蕤汤去葱白，减豆豉用量，重用玉竹、白薇、薄荷，另加生石膏、麦冬、生地、牛膝、知母以协同滋阴降火。仅服 1 剂，局部灼痛大减。服 3 剂后溃疡面愈合。继服 5 剂巩固疗效。追访 1 年零 3 个月，未见复发。

按：一部分复发性口疮患者，因体质因素常迁延不愈，或此愈彼起，患者几经内服，外治无效。此类患者亦多属阴虚火旺之体，每兼肝胃郁火、心脾积热而发作。治宜滋阴降火，兼疏散肝胃心脾诸经郁热。[郝艳新，王海彤．加减葳蕤汤临床应用举隅．北京中医药大学学报，2000，23（4）：74]

4. 阴虚型感冒

张某，女，42 岁，2010 年 10 月 3 日因发热身痛 1 天来诊。体温 37.5～38.3℃。曾服用阿莫西林胶囊，效果不显。刻下：发热无汗，微恶风寒，身体疼痛，头痛口干，咽痛以夜间尤甚，微咳，心烦，手足心热，舌光红无苔，中有裂纹，脉浮细数。体检：体温 38.2℃，咽红，双扁桃体不大，双肺呼吸音正常，无啰音，心率 93 次/分，律整齐。血常规：白细胞 $4.5×10^9$/L，中性粒细胞 75%。诊为阴虚型感冒，治宜滋阴解表。予葳蕤 12g，薄荷 4g（后下），淡豆豉 10g，白薇 10g，桔梗 10g，炙甘草 6g，葱白 10g，大枣 3 枚，荆芥 10g，防风 12g，桑叶 10g。患者服 1 剂后周身有微汗，头身疼痛减轻，体温 37.3℃。2 剂后热退身凉，干咳痰少，咽干，原方去葱白、荆芥、豆豉，加炙紫菀 10g，杏仁 10g，4 剂后痊愈。

按：治疗感冒要注意患者体质的虚实，灵活选方用药。素体阴虚津亏之人不能作汗达邪，宜用滋阴解表法，选加减葳蕤汤方化裁。方中葳蕤滋阴润燥，为君药；臣以葱、豉、薄、桔，疏风散热；佐以白薇苦咸降泄；使以甘草、红枣，甘润增液，以助葳蕤之滋阴润燥，全起到滋阴发汗解毒之效。[谢正兰．加减葳蕤汤治疗阴虚型感冒 62 例 . 吉林中医药，2012，32（8）：819—
820]

【方歌】加减葳蕤葱豉桔，薄薇草枣品同集，阴虚体质感风
温，方能发汗兼滋液。

参附再造汤（助阳发汗法）

【来源】俞氏经验方，方从陶节庵再造散加减。

【组成】高丽参一钱至钱半（3～4.5g），淡附片五分
（1.5g），川桂枝一钱（3g），羌活八分（2.4g），绵芪皮（酒洗）
钱半（4.5g），北细辛三分（0.9g），清炙甘草钱半（4.5g），防
风钱半（4.5g）。

【功效】益气助阳，解表发汗。

【主治】阳气虚弱，外感风寒，伤寒夹阴，阳虚房劳不谨后
感冒风寒者，或冒雨涉水伤肾者。

【解读】再造散出自明代陶华的《伤寒六书》。参附再造汤之
"再造"二字，有重新给予生命之意，用于阳气虚弱，外感风寒
表证，因其发汗而不伤正，补益而不恋邪，使垂危之躯获得生
机，如承再造之恩，故名。张璐《伤寒绪论》卷下谓："节庵此
汤治尺中迟弱，阳虚不能作汗之证，名曰再造，固为高出前辈，
但稍嫌风药冗杂，然无害于温补助阳之大旨也。"俞根初的参附
再造汤，从陶节庵再造散加减，以助阳发汗，为益气助阳解表的
常用方剂。症见恶寒重，发热轻，无汗肢冷，舌淡苔白，脉沉无
力或浮大无力。多为伤寒夹阴，阳虚不能作汗，尺脉迟弱。用于
房劳不谨后感冒风寒者，谓之夹阴伤寒（伤寒夹房劳），或冒雨
涉水伤肾者。

【释方】汪昂在《医方集解·发表之剂》中说："《经》曰：
阳之汗以天地之雨名之。太阳病之无汗，是邪盛而真阳虚也。"

阳虚者阴必盛，故方中以辛热入心、肾、脾经的淡附片，辛甘温入心、肺、膀胱经的川桂枝通阳破阴，为主药；阴盛者气必弱，以甘、微苦、微温，入脾、肺经的人参，甘微温，入脾、肺经的黄芪扶正益气，为辅药；佐以辛苦温，入膀胱、肾经的羌活，辛甘微温，入膀胱、肝、脾经的防风，辛温，入肺、肾经的细辛以温散阴寒；使以甘平，入心、肺、脾、胃经的甘草，以缓细辛、附片、羌活、防风之性。为专治伤寒夹阴之良剂。

【应用】用于房劳伤精而后骤感风寒，或夏月行房劳，恣意乘凉，触犯风露所致身热面赤，或不热而面青，小腹绞痛，足冷蜷卧，或吐或利，心下胀满，甚则舌卷囊缩，阴极发躁，或昏沉不省，手足指甲皆青，冷过肘膝，舌苔淡白滑嫩，或苔黑滑舌胖嫩，脉沉细。或冒雨涉水伤肾，尺脉迟弱者。

【加减】男子遗精，妇女血寒，赤白带下，腰酸脚疼，身体瘦弱者，去附片、川桂枝。

【新用】①感冒、流行性感冒阳气虚弱者。②慢性荨麻疹、风湿性关节炎等属阳气虚弱，外感风寒而符合上述方证或病机者。

【方歌】参附再造佐芪皮，辛桂羌防炙草宜，法取助阳以作汗，伤寒阴盛用无疑。

香苏葱豉汤（理气发汗法）

【来源】俞氏经验方，方载《张氏医通》妇科门。

【组成】制香附钱半至二钱（4.5～6g），广陈皮钱半至二钱（4.5～6g），鲜葱白二枚至三枚，紫苏钱半至三钱（4.5～9g），清炙甘草六分至八分（2～2.4g），淡豆豉三钱至四钱（9～12g）。

【功效】理气发汗，调气安胎。

【主治】妊娠伤寒。恶寒发热，无汗，头身痛，胸脘痞闷，苔薄白，脉浮者。

【解读】香苏散合葱豉汤成香苏葱豉汤，属理气发汗法，系为妊娠伤寒而设，属外感风寒表证之轻者。风寒束表，毛窍闭塞，卫阳被遏，因感邪较轻，故症见微恶风寒，或微发热，头痛无汗；肺合皮毛，开窍于鼻，风寒袭表，每致肺气不宣，肺系不利，故鼻塞流涕、喷嚏；苔薄白，脉浮为风寒表证之征象。葱豉汤方证为风寒外束，内有气郁。风寒在外，不用发散之品则表证不解；内有气郁，不用理气之药则气滞不除。所以，本方以疏散风寒与理气药物组合而成。其恶寒发热，头痛无汗，与一般表证无异；胸脘痞闷，不思饮食，则为气郁湿滞现象。津气升降出入都以少阳三焦为其通道，卫气能在三焦正常运行，有赖于肺气宣发肃降，肝气疏泄条达，脾胃升降转输。平素气郁不舒，一经外感，致肺气不宣，脾气不运，肝气失疏，气碍其津，津气交阻，成为外感风寒，内有气滞。胸脘痞闷虽为津气阻滞共有征象，但此证舌苔薄白而不腻，显然偏于气郁，故舌苔薄白是胸闷脘痞是否偏于湿重的辨证依据。两方组合成香苏葱豉汤，治妊娠伤寒，见恶寒发热、无汗、头身痛、胸脘痞闷、苔薄白、脉浮者。

【释方】妊娠感受风寒，不可峻剂取汗，以免损津耗液，亦需安胎以护胎元。香苏葱豉汤由香苏散合葱豉汤而成，方中用辛温入肺、脾经而轻薄之苏叶，合辛甘、微苦，寒，入肺、胃经的香豉，辛温，入肺、胃经的葱白以发散风寒；合辛、微苦、甘平，入肝、三焦经的香附，辛苦温，入脾、肺经的陈皮行气解郁，苏叶又具理气解郁安胎之功，正如何秀山所说："女子善怀，每多抑郁，故表郁无汗，以香苏饮为主方。盖香附为气中血药，善疏气郁；紫苏为血中气药，善解血郁；况又臣以葱、豉轻扬发表；佐以陈皮理气，炙甘草和药，又气血调和，则表郁解而津津汗出矣。"此为妊娠伤寒之主方，既能疏郁达表，又能调气安胎。

【应用】用于妇人怀孕，外感寒邪外束，营气不能灌注，致发热恶寒，身疼腰痛的妊娠伤寒；恶寒发热，无汗，头身痛，胸脘痞闷，苔薄白，脉浮者。

【加减】香苏葱豉汤加当归、芍药可用于治疗外感血虚者。徐荣斋说：胎疟之病，古无此名，其说始于万氏儿科。前明万密斋说："凡幼小及壮年，初次患疟者，皆为胎疟，当审其因而治之。因于风寒者从风寒治，因于暑湿者从暑湿治，因于痰食者从痰食治。大旨先分寒热之多少。寒多热少者，先与香苏葱豉汤发其表，继与平胃散加草果、常山除其疟。热多寒少者，先与柴胡白虎汤解其热，继与白虎汤加常山、草果平其疟。"此万氏治胎疟之方法，俞根初把它掌握起来，运用起来，成为有力的武器。

【新用】妊娠感冒、经期感冒、体虚感冒、胃肠型感冒属风寒病证而符合上述方证或病机者。

【验案】

妊娠早期外感风寒

某女，27岁，已婚，2010年1月3日初诊。已孕2个月，因外出感受风寒出现畏寒无汗、鼻塞、流清涕2日，曾服生姜葱白红糖水无效，就诊时以上症状加重，伴咽干。查：咽稍红，舌淡红，苔薄白，脉滑略浮。为妊娠早期外感风寒。处方：紫苏叶12g，陈皮10g，香附12g，炙甘草3g，淡豆豉10g，辛夷6g，黄芩10g，鲜葱白3枚。水煎服，日1剂，分3次服。服5剂后症状消失，嘱停服，注意饮食调理，避风寒。

按：香苏葱豉汤是香苏散合葱豉汤变化而来，乃治疗风寒外感特别是妊娠妇人风寒外感的良方。中医学认为，妇人以血为用，妊娠时期因孕育胎儿，体形较弱，腠理疏松，容易导致气血虚弱，且风寒之邪四时皆有，若起居不慎，感邪致病，早期病邪轻浅，不需峻剂，本方发汗解表力量适中，方中诸药既可治疗风寒感冒又可理气安胎。实为治疗妊娠早期风寒感冒之良剂。［付晓丽，王东梅．香苏葱豉汤加减治疗妊娠早期风寒感冒验案．山东中医药，2010，29（11）：782］

【方歌】苏葱豉制原良，新会皮同炙草尝，理气发汗兼开郁，妊娠伤寒是主方。

葱豉荷米煎（和中发汗法）

【来源】《通俗伤寒论》，俞氏经验方。

【组成】鲜葱白（切碎）一枚，淡豆豉二钱（6g），薄荷四分（1.2g），冲生粳米三十粒。

【功效】和中发汗。

【主治】小儿伤寒初起一二日，头痛身热，怕冷无汗者。

【解读】葱豉荷米煎，由《肘后》葱豉粳米煎加薄荷而成。葱豉荷米煎方证属外感风寒表证之轻者。风寒束表，毛窍闭塞，卫阳被遏，因感邪较轻，故症见微恶风寒，或微发热，头痛无汗。《内经》谓"因其轻而扬之"，故何秀山说："治小儿伤寒初起一二日，头痛身热，发冷无汗，药虽轻稳，用之辄效，医者勿以平淡而忽之。"由此反映出"绍派伤寒"用药清灵轻巧之特色。

【释方】葱豉荷米煎方中用辛温入肺、胃经的葱白，辛温通阳，合辛甘、微苦寒、入肺胃经的淡香豉发汗解表，配以辛平、入肺胃心经的薄荷，清散风热之邪，粳米能鼓舞胃中津液。何秀山说："查王氏《外台》，有加升麻、葛根者，甚则有加麻黄者，有加麻、葛、栀子者，有加栀、芩、石膏、葛根者，有加童便者，有加葛根、生姜、粳米者，有加葛根、粳米者，有加葳蕤、粳米、鼠屎者，有加冬花、麦冬、桔梗、甘草、槟榔、生地汁者，有加天冬、百部、紫菀、川贝、葛根、白前、广皮、生姜者，有加杏仁、童便者，有加生地、生姜、童便者，有加葳蕤、羚角、人参者……对证选用，投无不效。"

【应用】用于小儿伤寒初起一二日，头痛身热，怕冷无汗者；或头痛身热，恶寒怕风，项强腰痛，骨节烦疼，无汗而喘，胸痞恶心，舌多无苔而润，或舌苔淡白。

【加减】①表证初起，服本方无汗者，乃病重药轻，宜加葛根、升麻辛散透表，助其发汗。②服后仍不汗者，加麻黄开腠发汗，逐邪外出。③恶寒无汗，头痛较甚，加荆芥、防风、羌活以解表达邪。④葱豉荷米煎亦用于兼胸闷泛恶、舌苔白腻者，可加紫苏、苍术、藿香以芳化湿浊；咳嗽明显，咯痰不爽，声音嘶哑者，加牛蒡子、桔梗、浙贝母以宣肺化痰，止咳利咽；发热、咽痛、口苦、舌质偏红或苔黄等里热证候明显者，加栀子、黄芩、银花、连翘以清热解毒。⑤俞根初治胎疟。凡幼小及壮年，初次患疟者为胎疟，小儿尤多，绍俗通称开行（音杭）。发于初春冬季者，风寒居多。发于夏秋之间者，暑湿居多，其中多夹痰食。症见先寒后热，热已而汗，发作有时，胃钝善呕。因于风寒者，怕冷无汗，头身俱痛，舌苔薄白而滑。因于暑湿者，体疼肢懈，热多烦渴，舌苔黄白相兼。夹痰食者，咳嗽痰涎，嗳腐吞酸，舌苔白腻而厚，或黄厚而腻。若襁褓小孩，寒则战栗，热则气怯神昏，状如惊痫，当因时辨证，不可误认为惊痫，妄用挑法。脉弦紧弦迟者，风寒变疟也。弦洪弦滞者，暑湿化疟也。弦滑有力者，痰凝也。弦实有力者，食积也。小孩体更柔脆，易虚易实，选药制方，尤宜灵活，宜先分寒热之多少，寒多热少者，先与葱豉荷米煎，加生姜（一分）、细芽茶（二分）微发其汗以和之。

【新用】孕妇、小儿外感风热之邪夹湿滞所致的感冒，或属于外感风寒而证候较轻者。

【方歌】葱豉荷米共成煎，儿病伤寒此法传，独取轻清平淡品，和中发汗效如仙。

新加三拗汤（宣上发汗法）

【来源】《通俗伤寒论》俞氏经验方。

【组成】带节麻黄六分（1.8g），荆芥穗二钱（6g），苦桔梗一钱（3g），金橘饼一枚，苦杏仁钱半（4.5g），苏薄荷六分（1.8g），生甘草五分（1.5g），大蜜枣一枚。

【功效】宣上发汗。

【主治】风伤肺，寒伤太阳，头痛恶寒，无汗而喘，咳嗽白痰等。

【解读】新加三拗汤为宣上发汗法，用于风伤肺，寒伤太阳，头痛恶寒，无汗而喘，咳嗽白痰等。太阳经为一身之外卫，主皮毛，皮毛又为肺之合，故足太阳与手太阴二经之症往往互见。如《伤寒论》头痛恶寒，固太阳经症，鼻鸣而喘，即肺经症。

【释方】新加三拗汤方以麻黄汤去桂枝为主药。麻黄留节，发中有收；苦杏仁留尖取其发，留皮取其涩，略杵取其味易出；甘草生用，补中有散。三味与仲景法三拗同，故名。俞根初佐以辛微温、入肺肝经的荆芥穗，辛平、入肺胃心经的薄荷疏风，苦辛平、入肺经的桔梗、甘草甘平宣上，使以橘饼、蜜枣，辛甘微散，变仲景峻剂为平剂，以治风伤肺、寒伤大阳之头痛恶寒、无汗而喘、咳嗽白痰等。何秀山说新加三拗汤"效如桴鼓，可谓屡用达药，善于化裁者矣"。徐荣斋说"达药"二字出南齐《褚氏遗书》，见《古今图书集成·医部全录》总论，指唤得应、拿得稳的药物。

【应用】用于感受风寒，头痛身热，恶风怕冷，鼻塞声重，无汗而喘，咳不畅扬，痰多白滑而稀，舌淡红，脉浮紧之证。

【新用】感冒、慢性支气管炎、哮喘属风寒，痰伏于肺。

【方歌】新加三拗麻杏桔，薄荷芥穗及生甘，金橘饼一蜜枣一，上焦发汗肺宜宣。

麻附五皮饮（温下发汗法）

【来源】《通俗伤寒论》，俞氏经验方。

【组成】麻黄一钱（3g），淡附片钱半（4.5g），浙苓皮三钱（9g），大腹皮二钱（6g），细辛五分（1.5g），新会皮钱半（4.5g），五加皮三钱（9g），生姜皮一钱（3g）。

【功效】温下发汗。

【主治】一身尽肿。

【解读】麻附五皮饮为温下发汗法，方证为一身尽肿。此方以仲景麻附细辛汤合华元化五皮饮为本剂。何廉臣认为，麻黄虽为发汗之峻品，而用于水肿证，其力较减，其性反缓者，以水气抵抗之力大也。妙在下行之性，又能利溺，故前哲于水肿证多用麻黄。惜世俗无普通医识，辄畏麻黄如虎，致良药见弃，良可慨焉。其提出必须先煎数沸，掠去浮沫，以减麻烈之性，庶无流弊，可见"绍派伤寒"独特的加工炮制经验。

【释方】麻附五皮饮方中以辛、微苦温，入肺、膀胱经的麻黄外走太阳而上开肺气，为主药；辅以辛温入肺、肾经的细辛，辛热入心、肾、脾经的附子温化肾气；佐以甘淡平入心、脾、肾经的茯苓皮，辛微温入脾、胃、大小肠经的大腹皮，辛温入肺、肾经的细辛，辛苦温入脾、肺经的新会皮，辛苦温入肝、肾经的五加皮，辛微温入肺、脾经的生姜皮等五皮，开腠理以达皮肤，为治一身尽肿，化气发汗之良方。

【应用】麻附五皮饮用于伤寒兼风，头痛身热，恶风怕冷，鼻塞声重，咳嗽清涕，痰多白滑而稀，或自汗而咳甚，或无汗而喘息者。

【新用】肺心病心衰、急性肾炎或慢性肾炎发作属风水寒证者。

【方歌】麻附五皮广腹苓，生姜五加及细辛，伤寒水气无从出，发汗须兼温下灵。

小青龙汤（化饮发汗法）

【来源】俞氏经验方，载《伤寒论》。

【组成】麻黄八分（2.4g），姜半夏三钱（9g），炒干姜八分（2.4g），拌捣五味子三分（0.9g），桂枝一钱（3g），北细辛五分（1.5g），白芍一钱（3g），清炙甘草六分（1.8g）。

【主治】恶寒，发热，头身疼痛，无汗，喘咳，痰涎清稀而量多，胸痞，或干呕的外感内饮证；痰饮喘咳，不得平卧，或身体疼重，头面四肢浮肿，舌苔白滑，脉浮的咳喘。

【解读】小青龙汤系俞根初经验方，载《伤寒论》，其为治外感内饮证而设。素有水饮之人，脾肺之气必虚，一旦感受风寒，水寒相搏，皮毛闭塞，肺气益困，输转不利，水饮蓄积于心下，上迫犯肺，肺寒气逆，所以恶寒发热，无汗，不渴，喘咳痰多，清稀而黏，不易咳出，胸闷，身体疼重，甚则水饮溢于肌肤而为浮肿，舌苔白滑而润，脉浮。若不疏表而徒治其饮，则表邪难解，不化饮而专散表邪，则水饮不除，故治宜解表散寒与温肺化饮配合，使外邪得解，内饮得化，一举而表邪双解。

【释方】小青龙汤方中以辛微苦温入肺、膀胱经的麻黄，辛甘温入心、肺、膀胱经的桂枝发汗解表，除外寒而宣肺气，为主药。以辛热入脾、胃、心、肺经的干姜，辛温入肺、肾经的细辛温肺化饮，兼助麻黄、桂枝解表，为辅药。然而，肺气逆甚，纯用辛温发散，既恐耗伤肺气，又须防温燥伤津，故配以酸温入肺、肾、心经的五味子敛气，苦酸微寒入肝、脾经的芍药养阴，共为佐药。又以辛温入脾、胃、肺经的半夏祛痰和胃而散结，亦为佐药。甘平入心、肺、脾、胃经的炙甘草益气和中，又能调和辛散酸收之间，是兼佐使之药。八味相配，开中有合，宣中有降，使风寒解，营卫和，水饮去，宣降有权，肺气复舒，诸证自平。

【加减】 ①渴者去姜半夏，加天花粉。②喘者去麻黄，加苦杏仁。③小便不利，少腹满者，重加茯苓。④误饮冷水，寒与水相搏后，肺有支饮而呕者，去麻、桂、白芍，加浙茯苓；饮去呕止，其人形肿者，加苦杏仁。⑤胃热上冲，面热如醉者，加酒炒生锦纹。⑥咳而上气，烦躁而喘，右脉浮滑，心下有水而肺胀者，原方加石膏。⑦其人噎者，加淡附片；但咳而不上气，右脉浮滑者，去桂枝、芍、草，加川朴、苦杏仁、生石膏、淮小麦；咳而上气，喉中作水鸡声者，亦去桂枝、芍、草，加射干、款冬花、紫菀、大枣。

【新用】 急慢性支气管炎、支气管哮喘、肺炎、百日咳、肺心病、过敏性鼻炎、卡他性眼炎、卡他性中耳炎等属于寒饮伏肺证型者。

【方歌】 小青龙汤麻桂辛，味姜芍草夏同珍，汗无喘咳寒兼饮，惟有长沙旧法遵。

加减法： 渴除半夏加花粉，喘去麻黄用杏仁，冷饮致噎宜附片，溺阻腹满重加苓，但咳去桂并芍草，朴杏石膏小麦斟，上气亦除芍草桂，加射冬花菀枣灵，解后肺有支饮呕，除麻桂芍亦加苓，饮去呕止形还肿，方内宜增苦杏仁，胃热上冲面如醉，佐以酒炒生锦纹，烦躁喘急是肺胀，石膏重用始能平。

越婢加半夏汤（蠲痰发汗法）

【来源】 俞氏经验方，方载《金匮要略》。

【组成】蜜炙麻黄一钱（3g），姜半夏四钱（12g），鲜生姜一钱（3g），生石膏四钱（12g），生粉甘草八分（2g），大黑枣（泡去皮）四枚。

【功效】蠲痰发汗。

【主治】咳嗽喘促，咳唾痰涎，痰黄或白，口渴喜饮，胸膈胀满，身形如肿，甚则目如脱状，恶寒无汗，发热或无大热，苔薄黄或黄腻，舌质红，脉浮大而滑或滑数。

【解读】"越婢汤"一方，出自张仲景《金匮要略·水气病脉证并治第十四》，是为治疗风水而设。"越婢"，即是发越脾气，通行津液。越，有宣散、宣扬之义。婢，古称女之卑者为婢，《说文》中说："古之女子有罪，入于春藁者谓之婢。"婢相当于现代所说的女奴、使女，故婢者即言卑也。脾与胃共居中焦，在五行皆归属于土。胃为阳土，脾为阴土。《素问．太阴阳明论》曰："脾脏者，常著胃土之精也。"意思是说，脾常依附于胃，并且为之行其精液。这就说明，脾为"卑脏"，故亦称为婢。那么，脾为什么能够为胃行津液呢?《太阴阳明论》曰："足太阴者，三阴也，其脉贯胃属脾络嗌，故太阴为之行气于三阴。阳明者，表也，五脏六腑之海也，亦为之行气于三阳。脏腑各因其经而受气于阳明，故为胃行其津液。"说明五脏六腑都能借助脾经而接受阳明的水谷精气，故言脾能为胃输送津液。一旦脾病，为胃输送津液的功能就会减弱或失去，从而营卫不和，发生风水。所以，越婢汤方中用麻黄之甘热，行气于三阴，以祛阴寒之邪;用石膏之甘寒，行气于三阳，以祛风热之邪。其味甘者以入土，其用寒、热者以和阴阳，并借其通行三阴三阳之性，而发越脾气，使脾"为胃行其津液"，消其水肿，故方以"越婢汤"名之。本方在越婢汤加半夏以蠲痰发汗，为外感风寒，水饮内停，内外合邪，肺气胀满之方证。外感风寒，激动肺脏痰火，发为喘嗽，目突如脱，右脉浮大者，则以越婢加半夏汤为正治。

【释方】柯琴在《伤寒附翼》中说："按《外台秘要》云：'越婢汤易此一字，便合《内经》脾不濡，脾不能为胃行其津液之义。'是脾经不足而无汗者，可用此起太阴之津，以滋阳明之液而发汗，如成氏所云，'发越脾气者是也'。"本越婢加半夏汤为俞氏经验方，方中用辛微苦温入肺、膀胱经的麻黄，辛微温入肺、脾经的生姜解表，为主药，辛散外来之风寒；以辛甘大寒入肺、胃经的石膏清里为辅，以寒降上逆之肺火；妙在佐以辛温入脾、胃、肺经的姜半夏辛滑涤痰，以开肺气之壅塞，使以甘温的甘草、大枣的滋补中气，缓和诸药，俾肺窍中之痰涎净尽，则火无所依傍而自出矣。故此为辛散风寒，肃清痰火之良方。

【加减】①痰热内盛，胶黏不易咳吐者，加鱼腥草、瓜蒌皮、海蛤粉、海浮石。②痰鸣喘息，不得平卧，加射干、葶苈子。③痰热壅结，腹满便秘者，加大黄。④痰热伤津，口舌干燥，加天花粉、知母、芦根。⑤阴伤而痰量已少者，酌减苦寒药物，加沙参、麦门冬。

【新用】百日咳、小儿支气管哮喘、慢性支气管炎、肺气肿等病证符合上述方证或病机者。

【验案】

1. 肺胀

张某，男，71岁。于2001年3月14日来诊。患慢性支气管炎、阻塞性肺气肿30余年，咳痰喘反复发作，经常应用抗生素治疗。今年春季又因外感而宿痰复发，咳喘不得平卧。西医给予头孢唑啉钠、氨茶碱等西药抗炎、平喘治疗半月，病情无缓解，症状如故，故转中医诊治。查体：咳嗽痰白质稠，喘促不得平卧，目如脱状，口干，口渴，便干，时有发热，微恶风寒，舌质红少津，苔黄腻，脉浮数而滑。辨证分析：该患者久患肺疾，肺气已虚，肺失宣降之职，津液不得输布，痰湿内生，蕴于肺内，久则成为宿痰。当时乃阳春三月，阳气上升，外感风温之邪，肺为华盖，首当其冲，内外合邪，引发宿痰，痰热上逆，而成本证。此乃痰热郁肺之肺胀，予越婢加半夏汤加减：麻黄9g，石膏40g，半夏9g，生姜6g，红枣4枚，甘草6g，另加海浮石25g。服1剂后，热退喘减，已能着枕，又连服5剂咳喘已消失，纳增，睡眠良好，大便亦正常。继服六君子汤加减培土生金以善其后。

2. 肺胀（痰热郁肺）

苏某，男，76岁，于2001年7月20日来诊，自诉患咳喘病40余年，此次因外感风热而使病情加重。症见咳嗽，痰黄质稠，喘促气粗，倚坐不得平卧，口干、口渴、便干、无发热，舌质红少津，苔黄腻，脉滑数。开始患者拒绝服用中药，故予西药抗炎、平喘为主治疗20余天而症状无缓解，后改服中药。查体该患仍为痰热郁肺之肺胀，故以越婢加半夏汤加减，处方：麻黄9g，生石膏50g，半夏9g，生姜9g，生甘草6g，红枣4枚，天花粉6g，知母6g。此方加减共服10余剂而愈。

按：越婢加半夏汤出自东汉张仲景之《金匮要略》"肺痿肺痈咳嗽上气病脉证篇"，原文为："咳而上气，此为肺胀，其人喘，两目如脱状，脉浮大者，越婢加半夏汤主之。"本文为痰热郁肺所致肺胀的论治。方由麻黄、生石膏、生姜、甘草、大枣、半夏组成，其中麻黄、石膏辛凉配伍，可以清热平喘，生姜、半夏散痰饮降逆，甘草、大枣安中以调合诸药。热重痰稠可加海浮石、瓜蒌、海蛤壳等以清热化痰，津伤重者可加天花粉、知母、芦根等以生津润燥；表邪较重可加菊花、薄荷等以辛凉解表。总之，临床只要辨证准确，运用经方定能收到良好效果。［蔡丽威，于殿宏，于敏，等. 越婢加半夏汤治愈肺胀两则. 吉林中医药，2002，22（5）：55］

【方歌】越婢加半汤石甘，麻黄半夏枣姜兼，咳逆气喘脉浮大，外散风寒内涤痰。

第二节　和　解　剂

和法，亦称和解法，是通过和解或调和的作用以祛除病邪为目的的一种治疗方法。属于"八法"中的和法。

凡具有和解少阳、调和肝脾、调和胃肠、截疟等作用，治疗伤寒少阳、肝脾不和、肠胃不和等证以及疟疾的方剂，称和解剂。和解的方法不同于汗、吐、下三法的专事攻邪，又不同于补法的专事扶正。《伤寒明理论》中说："伤寒邪在于表者，必渍形以为汗；邪气在里者，必荡涤以为利。其于不内不外，半表半里，既非发汗之所宜，又非吐下之所对，是当和解则可以矣。"因此，和解是专治病邪在半表半里的一种方法。而调和正如戴北山所说的"寒热并用之谓和，补泻合剂之谓和，表里双解之谓和，平其亢厉之谓和"。适用于脏腑气血不和，或寒热混杂，或虚实互见的病证。

"和"是调和的意思。《素问·上古天真论》说"上古之人，其知道者，法于阴阳，和于术数，食饮有节，起居有常，不妄作劳，故能形与神俱，而尽终其天年，度百岁乃去。"又如《素问·生气通天论》所说："凡阴阳之要，阳密乃固，两者不和，若春无秋，若冬无夏，因而和善之，是为圣度。"张仲景《伤寒论》创制了和解剂的代表方——小柴胡汤，从而证明和充实了《内经》的"调和"内涵。

明代张景岳对和解剂的认识有所发展，在《景岳全书·新方八略》中说："和方之制，和其不和者也。凡病兼虚者，补而和之；兼滞者，他行而和之；兼寒者，温而和之；兼热者，凉而和之。和之为义广矣，亦犹土兼四气，其于补泻温凉之用，无所不及，务在调平元气，不失和中之为贵也。"从而更加扩大了和解剂的应用范围。清代程国彭更加详尽和全面论述了和法与和解剂，在《医学心悟·论和法》卷首中提出："伤寒在表者可汗，在里者可下，其在半表半里者，唯有和之一法焉。张仲景用小柴胡汤加减是已。然有当和不和误人者，有不当和而以误人者。有当和而和，而不知寒热之多寡，禀质之虚实，脏腑之燥湿，邪气之兼并以误人者……由是推之，有清而和者，有温而和者，有消而和者，有补而和者，有燥而和者，有润而和者，有兼表而和者，有兼攻而和者。和之义则一，而和之法变化无穷焉。"对后世影响很大，引申诸多且有深入。

近代名医蒲辅周指出："和法，和而勿泛。和解之法，具有缓和疏解之意，使表里寒热虚实的复杂证候，脏腑阴阳气血的偏盛偏衰，归于平复。寒热并用，补泻合剂，表里双解，苦辛分消，调和气血，皆谓和解。"并进一步指出"和的范围虽广，亦当和而有据，勿使之过泛，避免当攻邪而用和解之法，贻误病机"。由南京中医学院主编的《中医方剂学讲义》也指出："和法的适应范围很广，凡伤寒邪在少阳，瘟疫邪伏募原，温热病邪留三焦，以及疟疾，肝脾不和，肝胃不和，气血不和等，都可使用和法。"和解可祛除寒热，调其偏胜，扶其不足，使病去人安。另外，对某些经过发汗、涌吐、攻下，或自行吐利而余邪未解的病证，宜用缓剂或峻剂小量分服，使余邪尽除而不伤其正的，亦为和法。和法有和解少阳、透达募原、调和肝脾、疏肝和胃、分消上下、调和肠胃等。

和解少阳剂，适用于伤寒邪在少阳证。《伤寒论》指出："少阳之为病，口苦，咽干，目眩也。"其病因主要是感受外邪，传变途径一由太阳转入而来。"本太阳病不解，转少阳者，胁下硬满，干呕不能食，往来寒热，尚未吐下，脉沉紧者，与小柴胡汤。"二是外邪直接入侵少阳，结于胁下所致。"血弱气尽，腠理开，邪气因入，与正气相搏，结于胁下。正气分争，往来寒热，休作有时，默默不欲饮食，脏腑相连，其痛必下，邪高痛下，故使呕也。"邪正相争，正不胜邪则恶寒，正胜于邪则发热。邪在少阳，属半表半里，正能胜邪则抗邪外出表，正不胜邪则邪欲入里，正邪相争，互有进退，故见寒热往来。足少阳胆经属胆络肝，布于胁肋，行身之侧，上过目入巅。胆热上攻，则口苦、咽干、目眩。少阳经脉布于胁肋，少阳经气不疏，故见胸胁苦满。三焦为手少阳经，为气、水之通道，若足少阳胆经与手少阳三焦经气化功能受阻，胆热犯胃，胃失和降，则为心烦喜呕；中焦受纳不健，则默默不欲饮食；下焦不利则二便失常。肝主疏泄，以柔和为贵，如寒热邪气壅滞于肝胆，肝胆之气不疏，失于柔和，经脉则变劲急有力，寸口脉弦。弦脉为少阳之主脉。

和解少阳剂的组成，多以柴胡或青蒿与黄芩相配为主组方，如小柴胡汤、蒿芩清胆汤等。若兼有气虚者，佐以益气扶正之品，并防邪陷入里；兼有湿邪者，佐以通利湿浊之品，使导邪下泄。俞氏立和解表里的柴胡枳桔汤、柴芩双解汤，和解三焦的柴胡达原饮，和解胆经的蒿芩清胆汤等，均广泛应用临床。

柴胡枳桔汤（和解表里法轻剂）

【来源】《通俗伤寒论》，俞氏经验方。

【组成】川柴胡一钱至钱半（3～4.5g），枳壳钱半（4.5g），姜半夏钱半（4.5g），鲜生姜一钱（3g），淡黄芩一钱至钱半（3～4.5g），桔梗一钱（3g），新会皮钱半（4.5g），雨前茶一钱（3g）。

【功效】和解透表，畅利胸膈。

【主治】少阳经病偏于半表证。邪传少阳经证，往来寒热，两头角痛，耳聋目眩，胸胁满痛，舌苔白滑，脉右弦滑，左弦而浮大。

【解读】小柴胡汤原方就有多个加减，以胸胁苦满，或上腹部痞痛，或胆囊部压痛明显；发热，或低热持续，或往来寒热，或休作有时；心烦喜呕，或呕吐，口苦，食欲不振；咽干，目眩，或心下痞，或颈项强硬，或耳聋；舌苔白，或黄白相兼，或淡黄，或黄腻；脉弦，或弦细，或弦滑，或沉弦为方证。后世据以加减化裁者更多，以柴胡枳桔汤来说，意在参、草、大枣等为益气匡正之品，并非和解少阳必用之药。原书谓本证系"邪郁腠理，逆于上焦，少阳经病偏于半表证也，法当和解兼解表，柴胡枳桔汤主之"。证既偏于表，治当促邪外透为宜，故俞根初加枳、桔、陈皮畅胸膈之气，开发上焦。去枣留姜，亦是用其辛散之功，助柴胡透邪。雨前茶清热降火，利水去痰，助黄芩清泄邪热。此见配伍之妙，使少阳经证偏于半表者得外透而解，升降复而三焦畅，自然诸证悉除。

【释方】柴胡枳桔汤即小柴胡汤去人参、甘草、大枣，加枳壳、桔梗、雨前茶（即绿茶）、陈皮组成。枳壳苦、辛，微寒，入脾、胃、大肠经；桔梗苦、辛，平，入肺经；雨前茶甘、苦；陈皮辛、苦，温，入脾、肺经。何秀山说："柴胡疏达腠理，黄芩清泄相火，为和解少阳之主药，专治寒热往来，故以之为君。凡外感之邪，初传少阳、三焦，势必逆于胸胁，痞满不通，而或痛或呕或哕，故必臣以宣气药，如枳、桔、橘、半之类，开达其上中二焦之壅塞。佐以生姜，以助柴胡之疏达。使以绿茶，以助黄芩之清泄。往往一剂知，二剂已。惟感邪未入少阳，或无寒但热，或无热但寒，或寒热无定候者，则柴胡原为禁药。若既见少阳证，虽因于风温暑湿，亦有何碍，然此尚为和解表里之轻剂，学者可放胆用之。"

【应用】柴胡枳桔汤用于邪传少阳经证，往来寒热，两头角痛，耳聋目眩，胸胁满痛，舌苔白滑，脉右弦滑，左弦而浮大。为邪郁腠理，逆于上焦，少阳经病偏于半表之证。

【新用】呼吸系统：急性支气管炎、上呼吸道感染、慢性支气管炎、过敏性哮喘等；消化系统：急性病毒性肝炎、慢性乙型肝炎、原发性肝癌、慢性胆囊炎、胆汁反流性胃炎、慢性胃炎、胃及十二指肠溃疡、慢性肝炎、脂肪肝、肝硬化、急性胰腺炎等；循环系统：病毒性心肌炎、高血压、心律不齐、窦性心动过速等；内分泌系统：糖尿病、内分泌失调、甲状腺功能亢进、网状内皮细胞增生症等；泌尿系统：急慢性肾炎、肾病综合征、肾绞痛、尿毒症、肾盂肾炎等；精神神经系统：癫痫、神经官能症、梅尼埃病、神经性休克等；其他：睾丸炎、附睾炎、性功能减弱、经前紧张综合征、更年期综合征、产褥期精神障碍、全身性红斑狼疮、淋巴结炎、结核性淋巴结炎、化脓性中耳炎、结膜炎、巩膜炎、过敏性鼻炎等，符合方证或病机者。

1. 感染后咳嗽

感染后咳嗽是内科临床常见的症状。当呼吸道感染急性期症状消失后，咳嗽仍可能迁延不愈，其中以感冒引起的咳嗽最为常见，故又称为"感冒后咳嗽"。钱锐等采取和解疏表法，以加减柴胡枳桔汤治疗该病 67 例，取得满意效果。处方组成：柴胡12g，黄芩 15g，炒枳壳 10g，桔梗 10g，连翘 10g，荆芥 10g，浙贝母 15g，川芎 20g，焦神曲 15g。每日 1 剂，7 天为一疗程。

按：感染后咳嗽是亚急性咳嗽中最常见的原因。虽大部分患者最终可以自愈，但期间咳嗽症状严重影响患者的生活，而现代医学对该病缺乏满意的疗效。根据该病的临床表现，认为以少阳枢机不利、风痰郁火夹杂为其病机。感染后咳嗽病程通常为 3～8 周，患者就诊时基本为外邪将除的阶段，病位已不属太阳之表，也未入阳明之里。久咳不愈亦为正邪相争的一种表现，表示正邪相持之下，欲进还出，正符合"半表半里"之谓。柴胡枳桔汤出自《重订通俗伤寒论》，是小柴胡汤的变方。原书谓："邪郁腠理，逆于上焦，少阳经病偏于半表证也，法当和解兼表，柴胡枳桔汤主之。"临床上对柴胡枳桔汤进行了加减，仍以柴胡、黄芩为主药，两药一消一散，疏解少阳之邪，燮理枢机之变。桔梗利肺，开发上焦，炒枳壳下气除痞，宽胸行气，二者一升一降，配合柴胡、黄芩疏利枢机，使气机得以升降自如。佐以连翘散郁火、消壅结，荆芥"善治皮里膜外之风邪"，两味一温一凉，共行清热透邪之功；浙贝母凉润，消痰散结，对肺经燥痰疗效尤佳；川芎活血祛风，配柴胡助少阳之气，配浙贝母行活血化痰之力。使以焦神曲健脾和中，一助浙贝母化痰，二助荆芥发散，三助炒枳壳下气消积。诸药合用，共行和解疏表、化痰利咽、宽胸畅膈之功，可使枢机运转正常，肺气肃降得当，上逆之气得平，咳嗽自止。临床观察结果表明，无论是临床总有效率、显效治愈率，还是咽痛、口苦等伴随症状，以和解疏表为治法，采用加减柴胡枳桔汤治疗，其疗效明显优于服西药孟鲁司特钠片，表明该方不失为治疗感染后咳嗽证属少阳风痰证的有效方剂。[钱锐，韦衮政，李东鸽，等.加减柴胡枳桔汤治疗感染后咳嗽 67 例.中国中医药信息杂志，2013，20（4）：76—77]

2. 急性胆囊炎

姬广伟等于 2007 年 7 月～2010 年 6 月治疗急性胆囊炎，药用：柴胡 9g，枳壳 9g，半夏 9g，黄芩 9g，桔梗 9g，陈皮 g，生姜 9g，甘草 6g。黄疸者加茵陈 9g，栀子 9g；胆石症者加金钱草 10g，郁金 10g；热盛者加蒲公英 20g。每日 1 剂。水煎取汁

400mL，分二次服用。

按：急性胆囊炎属于中医学"胁痛""黄疸"等范畴，多因肝气郁结、瘀血停着、肝胆湿热、饮食不节造成肝失条达，疏泄不利，气滞血瘀，湿热内蓄而成。胆为中消之腑，以通降下行为顺，柴胡枳桔汤中柴胡性苦味辛而微寒，入肝胆经，可舒畅气机之瘀滞；黄芩、大黄气味较重，清热通腑；枳壳理气止痛，陈皮、半夏、生姜和中止呕，调理胃气；甘草调和诸药。诸药合用，共奏疏肝理气、清热利湿、通腑利胆之效。本研究表明：柴胡枳桔汤结合西药治疗急性胆囊炎明显优于单用西药，确为治疗急性胆囊炎的较为理想方药。[姬广伟，刘耀东，陶素玲．柴胡枳桔汤治疗急性胆囊炎临床研究．中国煤炭工业医学杂志，2011，14（1）：103]

3. 神经血管性头痛

神经血管性头痛是以一侧或双侧颞部阵发性、搏动性跳动、胀痛或钻痛为特点的疾病。临床上常伴有视觉、感觉、运动、情绪紊乱及胃肠道等植物神经症状，属中医学"头风""脑风""偏头风"等病范畴。其病势缠绵、反复发作、经久难愈。本病可见于任何年龄，尤以青春期和更年期起病较多，女性发病率高，常由疲劳、情绪紧张诱发，饮酒、吸烟可加重。西医常以解热镇痛剂和调整植物神经功能治之，虽能一时控制，但常反复发作。陈辉临床治疗 55 例均系门诊患者，且经脑电图、TCD 或头颅 CT 扫描排除脑占位性病变，其中男 15 例，女 40 例，年龄最大者 62 岁，最小者 14 岁，病程最长者 15 年，最短者 1 月。治疗以加味柴胡枳桔汤组成：柴胡、枳壳、川芎、藁本、陈皮、茯苓各 10g，法半夏 15g、桔梗、甘草各 6g，荷顶 3 个。加减：头晕伴血压偏高者加石决明 20g，天麻 15g；伴失眠多梦加夜交藤、炒枣仁各 15g；伴巅顶冷痛加细辛 6g，吴茱萸 6g；前额痛加白芷 10g；枕部及颈项强痛加葛根 15g。结果 55 例中，治愈 34 例，好转 19 例，无效 2 例，总有效率为 96.4％，疗效显著。

按：头痛是临床最常见的症状，在外感和内伤病中均可出现。现代医学大多把病程较长的头痛（半年或数年病程）诊为血管性头痛、神经性头痛、顽固性头痛等，此类头痛多属中医学"内伤头痛"范围。中医认为"头为诸阳之会""清阳之府"，又为髓海所在，脏腑精华之血、六腑清阳之气皆上注于头。大凡风寒湿热之邪外袭，或痰浊、瘀血阻滞使经气逆上，或肝阳上扰清窍，或血虚脑海失养，均可引起头痛。头痛的原因虽多，但在临床上有两种尤为常见：一是中年人（妇女居多）因某种纠纷之后或家中出现意外灾难性事故后，精神受到严重创伤而致，临床上常见头痛而眩，且伴有心烦易怒、睡眠不佳、恶心欲呕、口苦等表现；二是青年人学习紧张，思维超负荷，伤神过度引起，故临床常见头痛头晕、遇劳更甚、悲伤欲呕、纳呆、神疲乏力、眠差梦多等表现。这两种原因引起之头痛，均源于内伤七情，不仅能造成"肝气郁结""肝气犯胃"之证，亦可引起肝气上逆、肝郁不畅致巅顶经络受阻而出现的一系列症状；而"思伤脾"，脾失健运，痰浊内生，阻滞经络，上蒙清窍所致的头痛又可伴有一系列痰湿内蕴之症。因此，审因论治，针对病因采用疏肝解郁、理气活血、祛痰通窍法治疗收效颇佳。

柴胡枳桔汤为《通俗伤寒论》中用于治疗少阳病往来寒热之两太阳头痛的方剂，能和解透表，畅利胸膈，在此方基础上加入川芎、藁本、荷顶等药，取柴胡、枳壳疏肝理气以调畅气机，使"气行则血行"，而川芎为"血中之气药"，既能升散通行，散血中之风，又能行络中之瘀，并能引诸药上行直达病所，配合藁本，共奏行气活血、通瘀止痛之功；再用二陈汤健脾燥湿祛痰，杜绝生痰之源；用小量桔梗清上焦郁热，透邪外达；用荷顶清化湿浊，利头目窍道。诸药合用，则肝气条达，郁结得解，痰湿可清，瘀血可散，窍道自然通利而头痛可愈。[陈辉．加味柴胡枳桔汤治疗神经血管性头痛．云南中医中药杂志，2002，23（4）：22—23]

【验案】

咳嗽（肝胆实热）

张某，男，38 岁，初诊 2011 年 3 月 27 日。主诉：咳嗽、痰白黏稠 20 天。咳嗽特征：顿咳，夜重。咳则不得卧，牵及两胁作痛，烦躁，纳差，大便干结，舌红苔黄厚腻，脉弦滑。查体：双侧扁桃体无红肿，双肺呼吸音粗。血常规示：白细胞 7.8×10^9/L，中性性粒细胞 67%，淋巴细胞 32%。胸部 X 线示：双肺纹理增粗。西医诊断：急性支气管炎；中医辨证：肝胆实热型咳嗽。予柴胡枳桔汤方基础上加白芥子 10g，桃仁 10g，鱼腥草 30g，羚羊角粉 0.3g（冲服）。服用 5 剂后咳嗽、咯痰明显好转，入夜得平卧，原方去羚羊角粉，继服 5 剂，症状及体征均恢复正常。

按：咳嗽病因正如《景岳全书·咳嗽》所言："外感之咳，其来在肺，故必由肺以及他脏，此肺为本而脏为标也；内伤之咳，先因伤脏，故必由脏以及肺，此脏为本而肺为标也。"明确提出咳嗽的发生不仅与肺相关，并同所病脏腑密切相关。肝胆热盛咳"本"在肝胆，"标"在肺，为内伤咳嗽的一种主要证型，以顿咳、暴咳及入夜零时后加重为表现特征。其发病儿童多于成人。中医学认为"小儿肝常有余，脾常不足"，而喂养不当，营养过剩，及过度过早厚衣防护，是导致现代都市儿童饮食积滞，痰湿内停，化火动肝，上渍于肺引发肝咳的主要原因。基于上述，采用柴胡枳桔汤加减治疗。柴胡枳桔汤为《通俗伤寒论》中用来治疗少阳病往来寒热之两太阳头痛的方剂，能和解透表，畅利胸膈。方中柴胡、枳壳疏肝理气以调畅气机；黄芩、桔梗直降肺气，恢复气机的失调；瓜蒌甘、微苦、寒，清热化痰，宽胸散结，润肠通便，使热邪从大便排出；大贝苦、寒，消热化痰，开郁散结；生蛤壳咸寒，清肺化痰，软坚散结，共奏清热化痰功效。随症加减：顿咳、暴咳加青黛，甚则羚羊角粉冲服；痰黏稠，不易咳出者加白芥子、桃仁；痰量多者加冬瓜皮、芦根；伴发热而舌苔厚腻者加青蒿、半夏；咳声响亮、肺部可闻及干鸣或湿性啰音加桑白皮、地骨皮；大便干燥者加鱼腥草、莱菔子；咽痛者加锦灯笼、皂角刺、射干。临床观察发现咽痛消失率在 3 天左右，咳嗽、咯痰、发热的消失率在 6 天左右，两胁疼痛、大便干燥、舌红苔黄厚腻在 10 天左右明显改善。[张桐茂，唐方 . 观察柴胡枳桔汤减治疗肝胆热盛咳嗽 50 例 . 四川中医，2012，30（7）：84—85]

【方歌】柴胡枳桔膏芩广，半夏生姜谷雨茶，和解表里此轻剂，但见少阳证可加。

柴芩双解汤（和解表里法重剂）

【来源】《通俗伤寒论》，俞氏经验方。

【组成】柴胡钱半（4.5g），生葛根一钱（3g），羌活八分（2g），知母二钱（6g），炙甘草六分（1.8g），淡黄芩钱半（4.5g），生石膏（研）四钱（12g），防风一钱（3g），猪苓钱半（4.5g），白蔻末（冲）六分（1.8g）。

【功效】和解表里。

【主治】邪郁少阳，太阳之邪未尽，阳明里热已盛之证。风寒疟、伏暑重感冷风而发者，或疟发寒热并重者。

【解读】柴芩双解汤为邪郁少阳而太阳之邪未尽、阳明里热已盛之证而设。何廉臣说："此王肯堂得意之方，俞氏加减而善用之，以奏殊功，全凭辨证精确。若率尔引用，适中王孟英'柴、葛、羌、防，随手适投'之诮矣，学者审慎之。"也就是说，要辨证得当，诚如何秀山所说："善用者往往一剂而瘳。"

【释方】柴芩双解汤，何秀山说："少阳相火郁于腠理而不达者，则作寒热，非柴胡不能达，亦非黄芩不能清，与少阳经气适然相应，故以为君。若表邪未罢，而兼寒水之气者，则发寒愈重，证必身疼无汗，故必臣以葛根、羌、防之辛甘气猛，助柴胡以升散阳气，使邪离于阴，而寒自已。里邪已盛，而兼燥金之气者，则发热亦甚，证必口渴恶热，亦必臣以知母、石膏之苦甘性寒，助黄芩引阴气下降，使邪离于阳，而热自已。佐以猪苓之淡渗，分离阴阳不得交并；使以白蔻之开达气机，甘草之缓和诸药，而为和解表里之重剂，亦为调剂阴阳、善止寒热之良方也。"

【应用】用于风寒疟。疟因风寒转变者，初起恶寒，头疼身痛，继即邪传少阳，寒已而热，热已而汗，寒长热短，确有定候，胸胁痞满，呕吐黄涎，舌苔白多黄少，或两边白滑，中心灰腻；伏暑重感冷风而发者，初起寒多热少，肢冷胁痛，渴喜热饮，饮即吐涎，继则寒热并重者；或寒轻热重，舌苔白滑，略兼黄色或灰腻色之疟发寒热并重者。

【方歌】柴芩双解葛羌防，膏母猪苓蔻草襄，和解阴阳推重剂，用之当效非常。

柴胡达原饮（和解三焦法）

【来源】《通俗伤寒论》，俞氏经验方。

【组成】柴胡钱半（4.5g），生枳壳钱半（4.5g），厚朴钱半（4.5g），青皮钱半（4.5g），炙甘草六分（1.8g），黄芩钱半（4.5g），苦桔梗一钱（3g），草果六分（1.8g），槟榔二钱（6g），荷叶梗六分（1.8g）。

【功效】透达膜原，祛痰化湿，和解三焦。

【主治】温疫痰湿阻于膜原证。间日发疟，头眩，胸膈痞满，心烦懊恼，咳痰不爽，口腻厌食，便秘腹胀，苔厚腻如积粉，脉弦之证。

【解读】膜原，又名募原。在温病辨证中，指邪在半表半里的位置。膜原之说，首见于《内经》。《素问·疟论》："邪气内搏于五脏，横连膜原。"在《素问·举痛论》中又云："寒气客于胃肠之间，膜原之下。"明末医家吴又可将膜原学说用于温疫病，提出了"邪在膜原"的理论，并在其《温疫论·原病》中说："邪从口鼻而入，则其所客，内不在脏腑，外不在经络，舍于夹脊之内，乃表里之分界，是为半表半里，即《针经》所谓横连膜原是也。"对于膜原位居半表半里，历代医家的认识是基本一致的。清代洪天锡说："至谓邪在膜原，亦本《内经》《灵枢·百病始生》有说：留而不去，传舍于肠胃之外，膜原之间。《素问·疟论》：其间日发者，邪气横连膜原也。可见，吴又可自非臆说。"洪氏在谈到膜原病机时亦认为，正气拒邪，则邪伏膜原，是故疫邪不能直中所致。由于温病初起，既不同于一般外感表证，又无里证之候，而是出现憎寒壮热，"其脉浮不沉而数"等症状，此为邪入膜原所致。薛生白在《温热条辨》中曰："外通肌肉，内通胃腑，即三焦之门户，实一身之半表半里也，邪由上受，直趋中道，故病多归膜原。"由于本方可直达膜原、捣其巢穴，并有辟秽化浊，使邪气速离膜原之功效，故名为"达原饮"。

膜原外通肌腠，内通胃腑，为三焦之门户，居一身半表半里之位。温疫之邪从口鼻而入，邪在半表半里，出入营卫之间，正邪相争之时，则疟疾发作，发有定时；邪阻膜原，则三焦气机失畅，积湿酿痰，故见胸膈痞满；气机被郁化热，湿郁热伏于里，内扰心神则见心烦懊恼，内阻清阳则头眩；痰湿内郁于肺则咯痰不爽，苔白腻如积粉，扪之糙涩，脉弦而滑者，均为痰湿阻于膜原之证。关于膜原的概念，据袁宝庭《浅谈膜原学说及其临床意义》，认为有关膜原的最早论述见于《内经》。《素问·举痛论》说："寒气客于小肠膜原之间，络血之中，血泣不得注于大经，血气稽留不得行，故宿昔而成积矣"。〔湖北中医杂志，1990，(2)：26〕杨上善在《黄帝内经太素》卷二十七说："肠胃皆有募有原……大肠募在天枢齐左右各二寸，原在手大指之间。小肠募在齐下三寸关元，原在手外侧腕骨之前完骨。"吴又可根据膜原的部位和形质，提出了膜原的病理变化，在《温疫论》卷上指出："病疫之由……邪自口鼻入，则其所客，内不在脏腑，外不在经络，舍于伏脊之内，去表不远，附近于胃，乃表里之分界，是为半表半里，即《针经》所谓横连膜原是也。"

综观以上论述，对于膜原的解释说法不一。后世医家多遵吴氏之说，认为膜原学说是吴又可引伸《内经》有关的论述，创造性地应用于温疫病诊治之产物，膜原的部位在半表半里，是温疫病相对稳定的病变部位。

柴胡达原饮出自《通俗伤寒论》，由吴又可《瘟疫论》卷上的达原饮化裁而来。吴氏观察到当时流行温疫病的初起证候，既不同于一般外感表证，又无里证，而表现为憎寒壮热、脉不浮不沉而数等，为说明此类证候的病变部位，在《瘟疫论》卷上提出"邪气深伏，盘踞膜原，表里形证未见，汗下皆非所宜，惟与宣疏一法，化其伏邪方宜。"

【释方】柴胡达原饮由小柴胡汤去参、夏、姜、枣，加枳壳、桔梗、荷梗、厚朴、草果、青皮、槟榔衍化而成。本方主治间日疟者，系瘟疫痰湿所致，但湿重于热。此时邪不在表，忌用发汗，胃腑不实，不宜攻下。正如叶桂所说："温疫病初入膜原，未归胃腑，急急透解。"（《外感温热篇》）所以在治疗上宜开达膜原，祛湿化痰。方中以苦辛寒入心包络、肝、三焦、胆经的柴胡，苦寒入肺、胆、胃、大肠的黄芩为主药，透表解热以疏达膜原气机，"为外邪之在半表半里者引出之，使达于表而外邪自散"，而且黄芩清热泻火以降泄膜原郁热，"得柴胡退寒热"。配以苦辛微寒入脾、胃、大肠经的枳壳，苦辛温入脾、胃肺、大肠经的厚朴，辛温入脾、胃经的草果，取行气燥、消痞除满之功，草果尚能截疟祛痰，以宽畅中焦，共为辅药。佐以苦辛温入肝、胆、胃经的青皮，辛苦温入胃、大肠经的槟榔，下气散结，消痰化积，以疏利上焦。苦辛平入肺经的桔梗宣肺化痰，为"开肺气之结，宣心气之郁，上焦药也"；味苦而有清芬之气的荷梗升清透邪。二药合用，开宣上焦，亦为佐药。甘草调和补中，是为使药。诸药合用，透表清里，宣上畅中疏下，使表里和解，三焦通利，湿化热清，积痰得去，膜原之邪得除。

何秀山说："《内经》言：'邪气内薄五脏，横连膜原。'膜者，横膈之膜；原者，空隙之处，外通肌腠，内近胃腑，即三焦之关键，为内外交界之地，实一身之半表半里也。"凡外邪每由膜原入内，内邪每由膜原达外，此吴又可治疫邪初犯膜原，所以有达原饮之作也。今俞氏以柴、芩为君者，以柴胡疏达膜原之气机，黄芩苦泄膜原之郁火也。臣以枳、桔开上，朴、果疏中，青、槟达下，以开达三焦之气机，使膜原伏邪从三焦而外达肌腠也。佐以荷梗透之，使以甘草和之。可见和解之中兼有开上、畅中、导下之能，共收宣畅三焦、透达募原之功。虽云达原，实为和解三焦之良方。较之吴氏原方，奏功尤捷。然必湿重于热，阻滞膜原，始为适宜。若湿已开，热已透，相火炽盛，再投此剂，反助相火愈炽，适劫胆汁而烁肝阴，酿成火旺生风、痉厥兼臻之变矣。用此方者其审慎之。李飞《方剂学》说：达原饮以槟榔、厚朴、草果疏利宣泄，破结逐邪，直达其巢穴，使邪气溃败，速离膜原。更配黄芩清泄里热，甘草和中解毒，加知母滋阴，芍药和血，既助清热之力，又防辛燥伤津。诸药合用，共成达原溃邪之功。然达原饮以槟、朴、果为主，药多温燥而透邪不足，又有知、芍之滋腻，对于湿遏热伏以湿为主者，恐非所宜。后俞根初在此方基础上增柴、荷之透泄，去知、芍之阴柔，更添青、桔、枳之理气。由此可以看出，俞根初借用了吴氏疟伏膜原的概念，创制了以达原饮为基础而又有所发展的柴胡达原饮，变化有以下几个方面：①君药的改变。达原饮以槟榔、厚朴、草果为君，重在理气化浊破结；柴胡达原饮以柴胡、黄芩为君，透邪外达、清解疟邪更佳。②配伍上的改变。吴氏方以清热滋阴的黄芩、白芍防辛燥伤津可矣；俞氏方在配伍上更强调开达三焦气机，在原有的槟榔、厚朴、草果基础上，去知母、白芍之滋腻，加枳壳、桔梗、青皮之开达，更加荷梗一味，则清透益胜。[李飞，方剂学．北京：人民卫生出版社，2002]

【应用】用于湿热痰疟，郁阻募原之疟疾。募原为本焦之门户，湿热疟邪郁伏募原，致使三焦气化失司，痰浊内阻，少阳枢机不利，出现往来寒热，休作有时，间日发疟，头眩，胸膈痞满，心烦懊恼，咳痰不爽，口腻厌食，便秘腹胀，苔厚腻如积粉，脉弦者；疟因风寒转变者，初起恶寒无汗，头疼身痛，继即邪传少阳，疟发寒热并重者；疟疾、流感及不明原因的发热而症见寒热往来，胸膈痞满，苔白粗如积粉，脉弦滑。

【注意事项】湿郁热伏、热重于湿者不宜使用柴胡达原饮。若湿已开，热已透，相火炽盛，再投此剂，反助相火愈炽，适劫胆汁而烁肝阴，致肝火旺生风，痉厥之变者慎用。

【加减】疟疾而见舌苔白满者为痰湿阻于膜原，方中去枳壳、桔梗、荷叶梗、甘草，加半夏、茯苓、生姜以加强祛化湿痰之功。

【新用】后世思俞根初柴胡达原饮疏达膜原，以柴胡、法半夏、淡黄芩、炒枳壳、小青皮、白桔梗、川厚朴、花槟榔、草果仁、肥知母、干荷叶用于治疗不规则发热。

1. 温病发热

郑新安治永温病发热 82 例，女 27 例，男 55 例，年龄最小 15 岁，最大 75，平均年龄 46 岁。发烧最短的 1 日，最长的 53 日。所有患者均经临床化验检查，其中肥达氏反应阳性 3 例，支原体阳性 1 例。其他患者各种检查无明显异常。患者以发热为主，高时体温可达 38～40℃。热型多数规则，大部分上午热轻，下午、前半夜为重，寒热往来，时冷热，反复发作，发热时常伴有畏寒、头痛、纳差、腹胀、干呕伴有腹泻、无汗、口不渴、舌质红、苔白微黄腻、脉弦细。本病主要发生在阳历 7～8 月份，长夏之季，雨湿较多，湿热交蒸，人在其中，感受其气，易患湿温。虽症状大同小异，辨为湿热之邪阻于少阳，侵入膜原半表半里。治以化湿和解，清泄少阳，开达膜原。方用柴胡达原饮加减。方中柴胡、黄芩、青蒿和解清泄少阳；槟榔、厚朴、草果、紫苏开达膜原，逐湿热疫毒外出；鱼腥草、甘草、生姜、大枣清热解毒，和胃止呕。辨证正确，药证合拍，疗效较好。[郑新安. 柴胡达原饮治疗温病发热 82 例. 河南中医学院学报，2007，22(4)：131—132]

2. 高热

王尚金运用柴胡达原饮（柴胡、黄芩、半夏、陈皮、厚朴、槟榔、草果、神曲、知母、甘草、生姜）为基本方治疗夏秋季无名高热 68 例，经过各种抗生素、退热药物及输液等方法治疗无效后，根据中医邪入膜原的理论进行辨证论治。临床表现：患者体温在 39～40℃之间，发热以下午为重，寒战，怕冷，咽干口苦，渴不欲饮，胸脘痞闷，干呕不欲食，面色晦暗，肢体困倦，苔白腻或黄腻，脉弦滑或沉滑。处方：柴胡 10～20g，黄芩 10g，半夏 10g，陈皮 10g，厚朴 12g，槟榔 12g，草果 10g，神曲 15g，知母 12g，甘草 6g，生姜 3g。随证加减：表邪未去者柴胡用最大量，另加藿香 9g，连翘 20g；咽干、舌红热象重者，加生地 20g，生石膏 30g；病久邪伏阴分者，加青蒿 20g，地骨皮 15g；湿重苔厚腻者，加苍术 9g；寒热往来如疟者，加常山 20g；大便干结者，加生大黄 9g；便溏泻者，加扁豆 20g，薏苡仁 15g；小便热赤者，加滑石 20g。治疗结果：服药 24 小时内退热者 25 例，2 天内退热者 14 例，其余均服药 5 剂，体温正常，诸证悉除。［王尚金．柴胡达原饮治疗高热 68 例．河南中医，1993，14（3）：165］

【验案】

1. 疟疾

张某。间疟，寒热，舌苔满白。用柴胡达原饮。柴胡、黄芩、半夏、青皮、花槟榔、草果、川朴、茯苓、生姜。舌苔满白，邪伏膜原，必用槟榔、草果。若舌苔白而燥者忌用。

按语：此案出自《王旭高医案》。间疟而见舌苔满白者为痰湿阻于膜原，方以柴胡达原饮去枳壳、桔梗、荷叶梗、甘草，加半夏、茯苓和生姜以加强祛湿化痰之功。［李飞．方剂学．北京：人民卫生出版社，2002］

2. 不规则发热

某男，24 岁。1978 年 3 月上旬臀部疖肿溃破发热，创口愈合而发热不退，体温在 38.5～40℃之间。诊为"发热待查""败血症可疑"。入院后经消炎、退热药治疗 6 天，发热不退，服中药三仁、栀豉汤等 8 剂，亦未能收效。其热高形寒，得汗热减，一日数发，并伴头痛咳嗽，口干而不需饮，尿黄而无热感，脉象滑而带数，舌苔白如堆粉。因思俞根初柴胡达原饮疏达膜原之法，药用柴胡 12g，法半夏 9g，淡黄芩 10g，炒枳壳 10g，小青皮

6g，白桔梗 10g，川厚朴 12g，花槟榔 9g，草果仁 15g，肥知母 12g，干荷叶半张。煎服。日服两剂，两天热退苔化。后经调理脾胃，化湿和中而愈。

按语：发热恶寒，一日数发，又见头痛咳嗽、脉象滑数、舌苔白如堆粉者，为痰湿蕴热，内伏膜原，是故单用清热化湿之三仁、栀豉汤等未能收效，治当化痰利湿，透达膜原，使湿化热清，痰去气畅，则膜原伏邪自解。于柴胡达原饮加半夏以增化痰之功，又见口干而不需饮，尿黄而无热感，为兼有阴伤，故再加知母以滋阴清热而收良效。[陈趾麟．柴胡达原饮治疗不规则发热．江苏中医，1985，（11）：12]

3. 间断发热

患者于 1992 年开始，每年春秋两季无任何诱因出现发冷发烧，多在夜间，体温 38～40℃，轻则每日 1 次，重则昼夜达 10 次，发热前先有背部发麻、发冷，发热时则头晕头痛，胸膈痞满，心烦懊恼，咳痰不爽，全身关节疼痛，舌苔灰黄腻，厚如积粉，边腻中燥，脉弦而滑。[韩贵周．柴胡达原饮治愈间断发热 8 年 1 例．甘肃中医，2004，17（7）：21]

【方歌】柴胡达原枳桔芩，槟青朴广草荷梗，开达三焦是主方，湿开热透用宜慎。

蒿芩清胆汤（和解胆经法）

【来源】《通俗伤寒论》，俞氏经验方。

【组成】青蒿脑钱半至二钱（4.5～6g），淡竹茹三钱（9g），制半夏钱半（4.5g），赤茯苓三钱（9g），黄芩钱半至三钱（4.5～9g），生枳壳钱半（4.5g），陈广皮钱半（4.5g），碧玉散（包）三钱（9g）。

【功效】清胆利湿，和胃化痰。

【主治】少阳湿热痰浊证。少阳里热偏盛，湿热痰浊中阻，临床除有往来寒热、胸胁胀痛外，更见热重寒轻，口苦胸闷，吐酸苦水或呕吐黄涎黏液，甚或干呕，舌红苔白腻，脉数而右滑左弦。

【解读】蒿芩清胆汤为和解胆经法，由俞根初创制，主治湿热邪郁少阳胆经。正邪纷争，少阳气机不畅，胆中相火乃炽，则寒热如疟，寒轻热重，胸胁胀痛。胆热犯胃，灼津为痰，湿热痰浊中阻，胃失和降，故症见干呕呃逆。病在少阳，湿热痰浊为患，故舌红苔白腻，或间见杂色，脉数而右滑左弦。俞氏以擅治伤寒而蜚声医坛，是著名的伤寒学家，但其学术思想又受温病学派的影响，故在清代伤寒学派中独树一帜，特别是在应用《伤寒论》方药上，融古汇今，知常达变，博采众长，参以己意，蒿芩清胆汤即是其中之一。蒿芩清胆汤与《伤寒论》小柴胡汤同治邪在少阳之证，但本方证系少阳热重，湿热痰浊中阻所致，故在组成上仅保留了小柴胡汤中的黄芩、半夏、甘草，以青蒿伍黄芩，清解少阳胆热为主，复用温胆汤（以枳壳易枳实，赤苓易茯苓）清热化痰，和胃降逆，碧玉散清利湿热，导邪下行，说明蒿芩清胆汤实为小柴胡汤、温胆汤、碧玉散相合化裁而成。那么本方君药为何选青蒿而不用柴胡？这要从两药性能谈起。柴、蒿虽均苦辛而寒，为少阳胆经之要药，但同中有异。其中柴胡性微寒，善于疏散少阳半表半里之邪热，并无化湿作用；而青蒿寒凉之性胜于柴胡，清透之力较柴胡尤甚，且芳香化湿，对于少阳湿热痰浊证更为合拍。

【释方】蒿芩清胆汤主治三焦湿热，胆热痰阻。《灵枢·四时气》说："邪在胆，逆在胃，胆液泄则口苦，胃气逆则呕苦。"今寒热如疟，寒轻热重，口苦膈闷，胸胁胀疼，是少阳热盛之证。胆热犯胃，胃气上逆，故吐酸苦水，或呕黄涎而黏，干呕呃逆。

苔白间现杂色，脉滑，是胆胃俱病，气化不行，痰湿中阻所致。治当清胆热为主，兼以降逆和胃，化痰利湿。方中首用苦寒芬芳之青蒿脑（即青蒿新发之嫩芽），既清透少阳邪热，又辟秽化浊，如《重庆堂随笔》卷下说："青蒿专解湿热，而气芳香，故为湿温疫病要药。又清肝、胆血分伏热。"黄芩苦寒，清泄胆腑邪热，并为主药，既透邪外出，又内清湿热。竹茹清胆胃之热，化痰止呕，半夏燥湿化痰，陈皮、枳壳宽胸畅膈，和胃降逆，为辅药。赤茯苓、碧玉散（滑石、青黛、甘草）清热利湿，导湿热下泄从小便而出，为佐药。诸药合用，使湿去热清，气机通利，少阳枢机得运，脾胃气机得和，寒热自解，呕吐平，诸证悉除。正如何秀山所说："足少阳胆与手少阳三焦合为一经，其气化一寄于胆中以化水谷，一发于三焦以行腠理。若受湿遏热郁，则三焦之气机不畅，胆中之相火乃炽，故以蒿、芩、竹茹为君，清泄胆火；胆火炽，必犯胃而液郁为痰，故臣以枳壳、二陈，和胃化痰；然必下焦之气机通畅，斯胆中之相火清和，故又佐以碧玉，引相火下泄，使以赤苓，俾湿热下出，均从膀胱而去。此为和解胆经之良方。凡胸痞作呕，寒热如疟者，投无不效。"何廉臣说："青蒿脑清芬透络，从少阳胆经领邪外出。虽疏达腠理之力较柴胡缓，而辟秽宣络之功比柴胡为尤胜，故近世喜用青蒿而畏柴胡也。"朱良春等认为蒿芩清胆汤"方中青蒿性味苦寒，专去肝、胆伏热，领邪外出，配合黄芩、竹茹，尤善清泄胆热，解除热重寒轻之症；半夏、陈皮、枳壳不但能化痰浊，消痞闷，配合黄芩、竹茹，更能止呕逆，除心烦；赤苓、碧玉利小便，清湿热，协同青蒿、黄芩可治黄疸。本方配伍周到，是和解胆经，清利湿热，从而解除寒热如疟和湿热发黄的一张良方。"可见朱氏已将蒿芩清胆汤扩大应用于湿热发黄之证。

　　【应用】用于邪传少阳腑证，见寒热如疟，寒轻热重，口苦胸闷，吐酸苦水，或呕黄涎而黏，甚则干呕呃逆，胸胁胀疼，舌红苔白，间现色杂，脉数而右滑左弦之相火上逆，少阳腑病偏于半里证者。王士雄说："风寒之疟可以升散，暑湿之疟必须清解。"故暑湿成疟，热重于湿者本方适宜；或湿热弥漫气分，热重于湿，气机不畅，小便黄少者。

【注意事项】蒿芩清胆汤纯属祛邪之剂，体虚者不宜单独使用。

【加减】①呕多者，加黄连、苏叶或吴茱萸。②湿热重者，加藿香、薏苡仁、白蔻仁。③湿热发黄者，去陈皮、半夏，加茵陈、焦山栀。④痰湿中阻之眩晕者，加天麻。⑤湿热壅阻少阳所致耳鸣、耳聋者，加石菖蒲、郁金、磁石。⑥少阳三焦湿热下注致小便不利者，加车前子、泽泻、通草。

【新用】用于肠伤寒、急性胆囊炎、急性黄疸型肝炎、急慢性胰腺炎、胆汁反流性胃炎、耳源性眩晕、肾盂肾炎、疟疾、盆腔炎、钩端螺旋体病以及非典型性肺炎等属三焦湿热、胆热痰阻者。

【验案】

1. 低热

某女青年，原因不明的低热。症见胸脘闷胀，胁肋不适，先冷后热，冷少热多，心烦，食欲不振，低热多发生在 14～23 时，后半夜渐渐消退，但次日仍作，久久难愈，苔白，脉细数等。处方：青蒿 15～30g，黄芩 10g，银柴胡 9～12g，竹茹 6～9g，枳壳 10g，陈皮 9g，半夏 6～9g（口渴者不用），地骨皮 9～12g，生白芍 9g，丹皮 10g，秦艽 12～18g，茯苓 12g，香附 9g，青黛 6g（布包）。水煎服，每日 1 剂，连服 15 剂左右。如有效，再服 15剂。有的服两月左右而愈。[焦树德. 方剂心得十讲. 北京：人民卫生出版社，1995]

2. 病毒性感冒

某男，18 岁。1976 年 8 月 3 日诊。患者于 6 天前偶感风寒，发热恶寒，体温 38.7℃，头痛、身痛、纳差，恶心呕吐，某医院诊为病毒性感冒。给予病毒灵、板蓝根注射液等，治疗无效。诊见：发热恶寒，体温 39.1℃，头胀痛，胸胁满闷，纳差干呕，口干苦但饮水不多，尿黄少，大便干，舌尖边红，苔薄黄而腻，脉弦数。辨为邪郁少阳。治当和解少阳，兼清里热。蒿芩清胆汤加味。青蒿 12g，黄芩、枳壳、清半夏各 10g，竹茹 15g，茯苓 9g，陈皮、青黛（包煎）、甘草各 6g，滑石 20g，板蓝根 30g。服药 2 剂后，热退身安。复诊改用竹叶石膏汤，2 剂告愈。

按语：辨证属湿热郁遏少阳，热邪偏盛。以蒿芩清胆汤清胆利湿，更加板蓝根清热解毒，取得满意疗效。[四川中医，1988，(11)：20]

3. 湿温发热

某男，35 岁，工人。初诊日期：1994 年 9 月 16 日。起病半月余，始恶寒，后继发热，体温波动在 38～39.2℃，经某院诊断为"上呼吸道感染"。来院就诊时患者仍高热（39℃），少汗而热不退，精神疲惫，头沉且重，肢倦乏力，口渴不欲饮，脘闷纳呆，呕酸苦水，小便黄赤，大便黏滞不爽，舌质红，苔黄腻。辨证：患者发病于夏秋初交之际，为湿热郁遏气分，阻滞中焦，弥漫上下，证属湿温发热。治以清热利湿，化浊降逆之法。方以蒿芩清胆汤加味。青蒿 30g，黄芩 12g，枳壳 10g，竹茹 15g，半夏 10g，赤茯苓 15g，陈皮 10g，连翘 20g，荷梗 10g，黄连 9g，吴茱萸 3g，碧玉散 10g。连服 3 剂。二诊：服药 1 剂后热退，3 剂后体温正常。现自觉身倦乏力，四肢酸楚，纳少不思饮食，苔已渐化，脉滑有力。观其脉症，湿热之邪未能尽除，以原方去黄连、吴茱萸，加化湿消导之白蔻 12g，六曲 10g，服用 4 剂后，诸证悉除而愈。嘱其注意饮食调理。

按语：蒿芩清胆汤原治少阳湿热痰浊证。作者化裁本方，用治夏秋之际，暑湿交蒸，阻滞中焦，弥漫上下之湿温证，获得佳效，从而拓宽了该方的应用范围。[天津中医，1995，(5)：20]

4. 疟疾

某女，26岁，已婚，工人。1979年5月18日上午8时入院，住院号9057。患者5月15日开始发病，每于怕冷寒战10分钟后继之高热，持续2～3小时，微汗出，热稍退，继而反复发作，一日数次。17日在省某医院验血找到疟原虫，停经45天，不能使用奎宁，转我院中药治疗。询其口干渴，喜热饮，全身酸痛困重，胸闷呕恶，大便稀薄，小便清长。查体温38℃，舌体胖，质暗红，苔黄厚腻，脉寸关弦数，两尺滑。血液化验：白细胞12800/mm³，中性78%，淋巴22%，查到疟原虫。尿常规：白细胞（+++），脓细胞（++），妊娠免疫试验阳性。西医诊断：疟疾、尿路感染、妊娠。中医辨证：湿热弥漫三焦，热重于湿。治则：清宣郁热，兼以利湿。处方：青蒿、条芩各15g，生石膏30g，竹茹、法半夏、陈皮、枳壳、草果各9g，碧玉散10g。当天寒热仍作，晚上8时体温达40℃，至12时降至38.2℃。

次日寒热未作，体温37.1～37.7℃。入院第三天起体温一直正常。上方服4剂后改用竹叶石膏汤、益胃汤益气和胃，兼清热生津。患者因原下肢肌肉萎缩，继续住院治疗至7月2日出院。住院期间未再发热，化验多次均未查到疟原虫。

按语：疟疾病位不离少阳，然而如王士雄所说："风寒之疟可以升散，暑湿之疟必须清解。"江南患疟多因湿热，见于夏秋，故每以蒿芩清胆汤加草果清胆利湿截疟，热甚者加石膏。[江西中医药，1983，(6)：30]

5. 胆囊炎

某男，46 岁，工人，1978 年 5 月 9 日诊。反复发作右上腹部疼痛，伴畏寒发热，已 3 年余。此次发作已 2 天，右上腹部剧烈疼痛，畏寒发热，恶心呕吐，查体温 38.9℃。巩膜黄染，腹软，肝胁下 2cm，质软，伴有压痛，脾未扪及，右上腹部胆囊区有明显压痛，墨菲征阳性。化验：白细胞 14600/mm³，中性 86％。肝功能检查：黄疸指数 36 单位，谷丙转氨酶 160 单位，碱性磷酸酶16.6 单位。超声波：胆囊见 3.5cm 液平。内科诊断：胆囊炎。曾服氯霉素、胆酸钠等，见效不显，转中医治疗。诊见面目俱黄，色鲜明，右上腹部疼痛，拒按，形寒，身热，口苦，纳差，便结，尿黄，脉弦滑而数，舌红苔黄腻根浊。证属肝胆气滞，湿热壅遏。治拟清热利胆，化湿和胃。青蒿、黄芩、茯苓各 12g，郁金、枳实、法夏、竹茹、金铃子、鸡内金（研细）、玄胡各10g，陈皮 6g，茵陈、碧玉散（包煎）各 20g。4 剂。腹痛已减，体温下降至 38℃，面目黄染如前，腹胀便结未减，脉弦滑，苔薄黄腻。复查血象：白细胞 1160/mm³，中性 76％。病有转机，再服原方 4 剂，加元明粉 12g（冲服）。药后泻下秽臭大便，量多，腹胀痛已除，巩膜、皮肤黄染明显消退，但下午仍有低热，体温在 37.5℃左右，胃脘不适，欲呕，两脉弦滑不数，舌苔薄腻。拟原方减碧玉散、元明粉，加半夏为 12g，再服 4 剂。病情继续缓解，改青蒿 10g，黄芩 10g，原方续服 7 剂，并嘱检查肝功能。5月 24 日肝功报告：黄疸指数 6 单位，谷丙转氨酶、碱性磷酸酶均在正常范围。随访半年未复发。

按语： 本案所治胆囊炎，证属湿热蕴蒸肝胆，气郁化火，胃失通降。如照搬原方，不甚合拍。作者取蒿芩清胆汤清胆利湿和胃之功，配伍郁金、元胡、川楝子、茵陈等疏肝利胆之品，更加元明粉通腑泄浊，获满意疗效。说明用方贵在随机应变。〔浙江

中医学院学报，1987，（1）：34]

6. 不寐案

鲍某，男，57 岁。2013 年 3 月 4 日初诊。失眠半年，长期服用中成药朱砂安神丸、乌灵胶囊等，经常每晚只能睡 3～5 小时，甚则需服 2 片安定方能入睡，醒后难以入眠。精神紧张，性急易燥。来诊时症见患者形体消瘦，烦躁不安，心烦，失眠，口苦，晨起尤甚，苔白腻，质红，脉弦滑数。辨证为胆热痰阻，痰火扰心。治宜清胆和胃，化痰安神。方用蒿芩清胆汤加减。药用：青蒿 12g，黄芩 12g，淡竹叶 10g，合欢皮 12g，姜半夏 9g，炙远志 9g，碧玉散 15g（包煎），煅牡蛎 30g（先煎），石菖蒲 24g，生焦薏苡仁各 15g，姜竹茹 12g，茯苓 15g，夜交藤 15g，煅龙骨 15g（先煎），白豆蔻 10g（后入）。7 剂。水煎服。

复诊：药后睡眠好转，心烦、口苦明显减轻，偶觉乏力，舌脉如前。前方加郁金 15g，炒山药 15g。7 剂。水煎服。三诊：药后睡眠明显好转，心情转佳，自述比前不易发脾气，余无明显不适，舌淡苔白，脉弦细。守前方再服 7 剂而瘥。

按：《张氏医通·不得卧》云："脉滑数有力不得卧者，中有宿滞痰火，此为胃不和则卧不安也。"此患者除失眠外，尚见烦躁不安，心烦、口苦，参合舌脉，辨为胆热痰阻，痰火扰心，故用蒿芩清胆汤加减治之。方中青蒿、黄芩清泄胆火；淡竹叶、姜竹茹清心利尿安神；碧玉散、生焦薏苡仁、石菖蒲、白豆蔻健脾化湿，使邪有出路；姜半夏、茯苓化湿和胃安神，并配以合欢皮、炙远志、煅龙牡、夜交藤加强安神之力。

7. 盗汗

刘某，男，37 岁。2013 年 4 月 3 日初诊。患者夜寐盗汗 3 个月，反复发作。曾自行到药店购买知柏地黄丸服用，药后症状未见缓解，反致腹胀胸闷，汗出加重，遂来就诊。诊时夜寐盗汗，胸闷，口苦，余无明显不适。否认肝炎、肺结核、甲亢等病史。舌苔黄略腻质红，脉弦细数。治宜健脾渗湿，佐以敛汗。方用蒿芩清胆汤加减。药用：生薏苡仁 30g，炒白术 15g，茯苓 15g，青蒿 12g，淡子芩 12g，姜竹茹 12g，白薇 12g，郁金 12g，姜半夏 9g，枳壳 15g，麻黄根 15g，碧玉散 15g（包煎），煅牡蛎 30g（先煎），稽豆衣 24g。7剂。水煎服。二诊：药后汗出大减，守前方再服 7 剂而愈。

按：本例症见盗汗，按常理多用滋阴之剂为法，然患者服知柏地黄丸后反增腹胀，胸闷，而盗汗未止，细审其症，另有胸闷，口苦，结合舌脉。辨证为湿阻，湿热交蒸，入于阴分，正邪纷争，营阴失守，逼津外泄，故用清热化痰之蒿芩清胆汤为主治之，另以生薏苡仁健脾化湿，麻黄根、煅牡蛎、稽豆衣收敛止汗，药后湿热得除，盗汗自愈。

8. 汗症

吴某，男，62 岁。2013 年 2 月 18 日初诊。双下肢汗出两月余，加重 1 周。患者两个月前在无明显诱因下出现双下肢出汗，间歇反复发作。初期曾服六味地黄丸等药，药后症状未见缓解。后汗出加重遂来就诊。自诉双下肢汗出，胸闷，口苦，余无明显不适。否认肝炎、肺结核、甲亢等病史。无过敏史。辅助检查：生化全套检查无殊。苔薄、舌质红，脉弦细。西医诊断：神经功能紊乱。中医诊断：汗证。辨证为邪入少阳。治法和解少阳，佐以敛汗。蒿芩清胆汤加减。药用：青蒿 12g，淡子芩 12g，淡竹茹 12g，姜半夏 9g，茯苓 15g，枳壳 15g，碧玉散 30g（包煎），白薇 12g，稽豆衣 24g，郁金 12g，麻黄根 15g，煅牡蛎 30g（先煎），芡实 15g，白果（打）10g，生薏苡仁 30g。7 剂。复诊：药后下肢汗出大减，胸闷，口苦不显，时觉疲倦，舌苔薄黄，治宜和解少阳，益气止汗。蒿芩清胆汤合牡蛎散加减，药用：青蒿 12g，淡子芩 12g，淡竹茹 12g，姜半夏 9g，茯苓 15g，白薇 12g，稽豆衣 24g，浮小麦 30g，麻黄根 15g，煅牡蛎 30g（先煎），芡实 15g，白果（打）10g，生薏苡仁 30g，红枣 15g，麦冬 15g，生黄 芪 24g，生甘草 10g。再服 7 剂而瘥。

按：蒿芩清胆汤出自《重订通俗伤寒论》，属于和解少阳剂。原方本为寒热如疟，寒重热轻，口苦胸闷，吐酸苦水之症而设。本例患者症见双下肢汗出，胸闷，口苦，舌苔薄质红，脉弦细。虽非疟疾，亦无寒热，然病机相同，都属少阳证，故用此方移治于汗证而获佳效。方中青蒿清透少阳之邪，黄芩化湿热以利胆；竹茹、半夏、郁金、枳壳理气降逆，和胃化痰；茯苓、生薏苡仁、碧玉散淡渗利湿，并导胆热下行；白薇清虚热止汗；稽豆衣、麻黄根、煅牡蛎、芡实、白果收敛固涩止汗。二诊患者口苦胸闷不显，时觉疲倦，又加浮小麦、生黄芪，与麻黄根、煅牡蛎相配而成牡蛎散，止汗之力更甚，另用红枣、麦冬益气止汗而收功。整个配伍用药体现了异病同治、先清后补的理念。

9. 湿阻盗汗

虞某，男，40 岁。2011 年 6 月 10 日初诊。近 1 周来无明显诱因每于天亮之前寐中汗出涔涔，醒后湿透，身微热，口苦易怒，两胁胀满，呕逆纳呆，小便短少，大便欠畅。苔黄腻、舌质偏红，脉弦滑。辨证属湿热郁遏少阳。治拟清热利湿，疏泄少阳。蒿芩清胆汤加减。药用：青蒿、山楂、滑石（包煎）、糯稻根各 15g，煅龙骨（先煎）、煅牡蛎（先煎）各 24g，淡子芩、陈皮、枳壳、木香各 10g，竹茹、姜半夏各 9g，赤茯苓 15g，麦芽 30g，青黛（包煎）、川连各 6g，甘草 6g。7 剂。并忌恣食肥甘油腻之品。药后盗汗已明显减轻，上方去煅龙骨、煅牡蛎，续进 7 剂，则盗汗止，余症悉平。

按：盗汗不独阴虚，临床上湿热所致盗汗亦不在少数。本例患者系内伤饮食，积滞生湿化热，湿热交蒸，入于阴分，正邪纷争，营阴失守，迫津于外，盗汗发生。寅卯之时乃少阳之气生发较旺之时，少阳气机为湿热所遏，枢转受阻，故汗出于天明之前。《伤寒明理论》云："伤寒盗汗者，非若杂病之虚，是由邪气在半表半里使然也。"而胁肋胀满、口苦喜怒、呕逆纳呆、小溲短少为一派湿热郁阻少阳、三焦气机不畅之象。本例呕逆纳呆有积食夹杂，故以蒿芩清胆汤合消食导滞之品同用，方可切中病机而取效。

10. 痞满

王某，女，41岁。2013年5月13日初诊。腹胀3个月，心下痞闷，嗳气，口苦，寐差，纳可，大便不实，苔薄腻，质红，脉细滑。胃镜示：浅表性胃炎伴胆汁滞留；B超示：脂肪肝，副脾。中医辨证肝胃不和，湿热不化。治宜蒿芩清胆汤出入。药用：青蒿15g，姜竹茹15g，石菖蒲15g，省头草15g，香橼皮12g，浙贝母12g，海螵蛸15g，碧玉散15g（包煎），茯苓24g，焦薏苡仁30g，淡子芩12g，合欢花10g，姜半夏12g，柴胡12g，炒白芍12g，枳壳12g，白豆蔻9g（后下）。7剂。二诊：药后腹胀明显减轻，夜寐稍好，口苦仍有，大便转实，苔腻稍退，脉细滑。前方加枳壳10g，炙远志10g，北秫米30g。7剂。水煎服。三诊：药后矢气频作，腹胀大减，余症亦减，用前方加减服用20余剂而愈。

按：《重订通俗伤寒论》云："足少阳胆经与手少阳三焦合为一经，其气化一寄于胆中以化水谷，一发于三焦以行腠理。若受湿遏热郁，则三焦之气机不畅，胆中之相火乃炽，故以蒿芩、竹茹为君以清泄胆火。胆火炽，必犯胃而液郁为痰，故臣以枳壳、二陈和胃化痰。又佐以碧玉，引相火下泄。"患者因气机失畅，痰热与郁气互结于中焦而出现以上诸症。故以蒿芩清胆汤清热化痰为主；配以石菖蒲、香橼皮、白豆蔻行气化湿，用省头草、焦薏苡仁加强化湿之力；海螵蛸、浙贝母、炒白芍制酸和胃；合欢花养心安神；二诊时再加远志、北秫米安神和胃，心气得安有助于胃的顺降。诸药合用，相得益彰，使郁结开，痰热清，中焦利，痞满除。

11.胆汁返流性胃炎

张某，男，48 岁。2008 年 9 月 11 日初诊。自诉胃脘痛病史 2 年，曾做胃内窥镜检查，提示胆汁返流性胃炎。经中西药物治疗收效甚微，反复发作。近日因饮食不节，胃脘部疼痛，伴有嗳气、泛酸，时有腹胀，纳少，小便黄，大便干结。苔黄腻，舌质红，脉弦细滑。西医诊断为胆汁返流性胃炎。中医诊断为胃脘痛。辨证属胆胃郁热，治法清胆和胃。方拟蒿芩清胆汤加减。药用：青蒿 12g，黄芩 12g，姜半夏 10g，枳实 10g，沙参 10g，黄连 3g，绵茵陈 20g，姜竹茹 10g，陈皮 10g，生大黄 6g（后下），炙甘草 6g。7 剂。复诊：服上药后胃脘痛减，胀消，嗳气除，泛酸减轻。上药增损，服药 1 月后，症状基本消失。胃镜复查示：无胆汁返流，胃黏膜恢复正常，随访半年未见复发。

按：胆汁返流性胃炎是由各种原因引起幽门功能不全，或胃切除术后胆汁返流入胃，胆酸破坏了胃黏膜屏障，导致胃黏膜充血、水肿、糜烂等炎症改变。本病属于中医学"胃脘痛""胃反""呕吐"等范畴。《灵枢·四时气》曰："邪在胆，逆在胃，胆液泄则口苦，胃气逆则呕苦。"胆热犯胃，胃气上逆，故胃脘部疼痛，伴有嗳气、泛酸，时有腹胀，纳少，小便黄，大便干结。苔黄腻，舌质红，脉弦细滑。蒿芩清胆汤出自《通俗伤寒论》，具有清胆利湿、和胃化痰之功，主治湿热内蕴三焦，枢机失和之证。以蒿芩清胆汤加减，治疗胃脘痛（胆汁返流性胃炎），关键抓住六腑以通为用，通下为顺，上返为逆，腑气胆（肠）道通畅，胆液顺常道排泄，使胃免受侵蚀。方中用青蒿、黄芩、黄连清胆热；陈皮、半夏、姜竹茹降逆止酸；枳实行气消积，为胃动力之药，减少胆汁逆流；生大黄助通腑泄浊；沙参养阴生津；甘草和中，并能增强胃的黏液合成、护膜，减轻胆汁的损害。诸药合用，共奏其效。

12. 单纯性胆红素增高

孟某，男，20岁，在校学生。2012年11月3日初诊。上腹胀满反复1年，嗳气、欲吐加重1周。胃内窥镜检查：十二指肠球炎、浅表性胃炎。B超：肝胆脾（一）；生化检查：总胆红素61μmol/L，直接胆红素27.2μmol/L，间接胆红素31μmol/L。症见：脘腹胀满，嗳气频作，时有呕吐（木不疏土），纳可，但食后胀满尤甚，多虑，神疲懈怠，夜寐欠安，大便偏稀。查体：巩膜不黄染，中脘压痛（±）。苔薄微腻，质红，脉弦细滑。中医辨证：胆胃不和，湿热中阻。治宜和解少阳，疏肝利胆，清热和胃，降逆止呕。方拟蒿芩清胆汤出入。药用：青蒿15g，淡子芩12g，姜竹茹15g，省头草15g，浙贝母12g，海螵蛸15g，绵茵陈15g，碧玉散15g（包煎），茯苓24g，生薏苡仁30g，石菖蒲15g，姜半夏10g，柴胡15g，炒白芍12g，炒枳壳12g，炒白术15g，白豆蔻9g（后下），通草3g。7剂。二诊：服上药后脘腹胀满减轻，呕吐消失，嗳气除，纳可，多虑症状已不明显，夜寐有所改善，惟神疲，大便仍偏稀。苔薄微腻，质红，脉细滑。上药增损，服药1月后，症状基本消失。生化复查：总胆红素21μmol/L，直接胆红素4.7μmol/L，间接胆红素12μmol/L。随访半年未见复发。

按：该患者证属胆胃不和，湿热中阻，故以清胆除湿、和胃降逆为治。《灵枢·四时气》曰："邪在胆，逆在胃，胆液泄则口苦，胃气逆则呕苦。"又如《重订通俗伤寒论》说："胆火炽，必犯胃。"本病病机为胆胃不和，肝与胃相表里，病在肝、胆、胃，故以苦寒芬芳之青蒿清透少阳邪热，直达肝胆二经；黄芩苦寒，清泄胆腑邪热；姜竹茹、制半夏、枳壳、浙贝母、海螵蛸和胃降逆止酸；省头草、石菖蒲清胃燥湿；柴胡、白芍、枳壳疏肝理气；白术、白豆蔻、生薏苡仁健脾渗湿，茯苓、绵茵陈、碧玉散、通草清利，使湿热从膀胱出。诸药协同，切中病机，症状消失，生化复查正常，疗效明显。

13. 更年期综合征

黄某，女，49 岁。2012 年 3 月 27 日初诊。近 1 年来常感眩晕，耳鸣，胸中烦闷，易怒，时而烘热阵作汗出，口苦咽干，呕恶痰涎，月经紊乱，经量偏少，尿少色黄，大便偏干。苔微黄腻，舌红，脉弦滑。物理及实验室检查无殊。西医诊断为更年期综合征。证属肝肾阴虚，痰湿上扰，治拟清肝胆、化痰湿为先，蒿芩清胆汤加减。药用：天麻 15g，钩藤 15g，白芍 15g，茯苓 15g，代赭石 15g（先煎），青蒿 12g，淡子芩 12g，姜半夏 12g，陈皮 12g，枳壳 12g，瓜蒌皮 10g，郁金 10g，淡竹茹 10g，青黛 12g（包煎），甘草 6g。7 剂后，眩晕耳鸣、烘热、胸中烦闷等症状明显好转，上方去姜半夏、代赭石、青黛，加熟地黄、枸杞子、地骨皮各 15g，滋肾养血。再进 7 剂后，眩晕耳鸣已除，呕恶痰涎也消，上方去碧玉散，再续服 7 剂，诸症已消，随访半年未复发。

按：本例患者系更年期，肾气渐衰，肾阴不足以涵养肝木，肝失疏泄，气滞津凝成痰，日久化热而致痰热阻于肝胆经脉，上扰清窍。投蒿芩清胆汤，方中青蒿、黄芩清利肝胆之热，姜半夏、竹茹、陈皮、瓜蒌皮清热化痰、宽胸利气，枳壳、郁金解郁除烦，天麻、钩藤、代赭石清热平肝降逆，碧玉散、茯苓清利湿热，导邪下行。诸药同用，共奏清利肝胆、清化痰热之功，后续加地黄、枸杞子、地骨皮滋肾养血，涵养肝木，治病求本。［沈

元良 . 蒿芩清胆汤方证释义与临证心悟 . 中华中医药杂志，2015，30（10）：3562—3566]

【方歌】蒿芩清胆竹茹珍，枳壳用生合二陈，方内更加碧玉散，既清相火化痰凝。

柴胡桂姜汤（和解偏重温通法）

【来源】俞氏经验方，载《金匮要略》。

【组成】柴胡二钱至三钱（6～9g），桂枝钱半（4.5g），干姜钱半（4.5g），清炙甘草一钱（3g），天花粉三钱至四钱（9～12g），生牡蛎二钱（6g），黄芩一钱（3g）。

【功效】和解兼表。

【主治】邪传少阳经证，寒热往来，两头角痛，耳聋目眩，胸胁满疼，舌苔白滑，或舌尖苔白，或单边白，或两边白，脉右弦滑，左弦而浮大。

【解读】柴胡桂姜汤为和解偏重温通之法，主治邪郁腠理，逆于上焦，传少阳经而偏于半表，见暑邪伏阴，新感冷风，重伤卫阳之证。见寒热往来，两头角痛，耳聋目眩，胸胁满疼，舌苔白滑，或舌尖苔白，或单边白，或两边白，脉右弦滑，左弦而浮大者。何廉臣引《金匮要略》云："初服微烦，复服汗出便愈。"前清王晋三曰："和之得其当，故一剂如神。"何氏又说："然以予所验，惟营阴充足，内伏暑湿之邪，本不甚重，而重感风寒表邪者，始易见功。但服一剂，即周身津津汗出而解。此亦惟藜藿体相宜，若膏粱体切勿轻用。"至于阴阳水者，何廉臣说，阴阳水有三：一新汲水与百沸汤和匀；二河水与井水合用；三井泉水与天雨水同煎。拙见主天雨水与煎沸清泉水和匀，尤见妙用之深意，故阴阳水一名生熟汤，良有以也。

【释方】何秀山说：夏伤暑邪，深伏阴分，新感冷风，重伤卫阳之证，至深秋新感冷风，重伤卫阳，发为疟疾。其证寒多热少，肢冷胁痛，故当温和其阳，微和其阴。故阳分君以柴胡，而分量独重者，以正疟不离乎少阳也；阴分君以花粉，而分量亦独重者，以救液为急务也。臣以桂枝、干姜，和太阳阳明之阳，即以黄芩、牡蛎和少阳阳明之阴。佐以甘草调和阴阳，使以阴阳水分其阴阳，俾得其平也。此为和解三阳，偏重温通之良方。

【应用】用于疟疾，症见寒多微有热，胸胁满微结，往来寒热，心烦口渴，小便不利，无苔或少苔多滑，脉弱或浮弱或沉弦。

【加减】用于少阳不和，水饮内停者，去牡蛎，加制半夏。

【新用】疟疾、神经官能症、肝硬化、精神分裂症等符合上述方证或病机者。据报道：柴胡桂姜汤加茯苓可治疗支气管哮喘、急慢性胆囊炎、支气管炎、胸膜炎后遗症、妇科疾病。

【验案】

1. 但寒不热证

张某，男，45岁。因畏冷，寒战，不发热，间歇发作5月余，久治无效，于1981年10月10日就诊。患者5月前突起畏冷发热（口温39℃），头痛，身痛，乏力，便稀，日2～3次。作"感冒"治，五六天后发热退，腹泻止，继发但寒不热，四肢厥冷，不发热，不出汗，伴神疲，纳差，乏力，持续半小时至两小时，发作时间不定，一日发一二次或二三日发一次，缓解后如常人。先作"疟疾"治，服西药一疗程无效，继服中药50余剂无效。8月5日经县人民医院化验与肝超声波检查诊断为"肝炎"，于8月13日收住入院。经中药逍遥散、归芍异功散加味疏肝健脾，西药护肝治疗近两月，诸症消失，化验亦正常，然但寒不热证如故。舌边尖红，苔少脉弦。10月10日会诊：根据其脉证选用《伤寒论》治疟寒多微有热，或但寒不热之柴胡桂姜汤。处方：柴胡 12g，桂枝 10g，牡蛎 15g，栝楼根 12g，黄芩 9g，干姜 l0g，甘草 6g。连进 3 剂，上证若失。再进 8 剂，未见复发。改用补益气血之品调理观察。10 月 22 日，上证复发一次，半小时缓解。继服上方 2 剂，后仍用补益气血之品调理，于 11 月 7 日痊愈出院。[张铁鏖．柴胡桂姜汤治但寒不热．湖南中医学院学报，1984，(3—4)：80—81]

2. 发热

王某，男，60 岁，教师。1986 年 1 月 26 日午后出现发热恶寒等证，先后服用连翘散、参苏饮、小柴胡汤等方，历时 1 月余，至 3 月 7 日寒热之证仍未除，体温波动于 38℃ 上下，伴眩晕、口苦渴饮、尿少、便溏。舌略红，脉沉细。投柴胡桂姜汤：柴胡 12g，桂枝 6g，黄芩 10g，天花粉 12g，牡蛎 24g，炙甘草 9g。该方仅服 1 剂，寒热即止，体温恢复正常，仍有便溏，继用该方加减，调理 10 余日，诸证咸安。

按：本方所治之发热多为病程较长，表里同病，邪入少阳者。其证在发热的同时，均伴有轻重不同的恶寒，是临床选用该方的重要指征。《圣济总录》用该方去干姜，名六味柴胡汤，以治"潮热不解，晡日即发，发即壮热如火，胸满呕逆"之证；《无求子活人书》用该方去黄芩，名干姜柴胡汤，以治"妇人伤寒、经水方来、初断，寒热如疟，狂言见鬼"之证等。

3. 心悸（窦性心动过速）

康某，男，27 岁，工人。1984 年 11 月 13 日就诊。观其形瘦、颧红、唇燥。诉半年来胸闷、心悸，甚则左胸下其动应衣，每入夜即身冷寒战，至子时以后汗出身热而寒解，昼夜无寒热，伴脘痞、纳呆、口干等症。脉弦细疾数。舌红，舌体略胖，苔薄白。心电图：窦性心动过速。投柴胡桂姜汤加味：柴胡 12g，桂枝 9g，天花粉 15g，黄芩 10g，干姜 9g，煅龙骨 24g，煅牡蛎

24g，五味子 10g，炙甘草 9g。3 剂。11 月 16 日复诊，夜间寒热已止，胸闷心悸大减，纳增，脉转和缓，上方用量减半，继服 3剂而愈。

按：仲景谓该方可治"心烦"之证，临床上除可用治七情侵扰所致之悸动不安、心烦外，还可用治伴有少阳病证候的窦性心动过速、室性前期收缩等心律失常。此案之夜间寒热属少阳证，故投柴胡桂姜汤应手而愈。

4. 小便不利

张某，女，24 岁，护士。1985 年 1 月 25 日就诊。西医诊为泌尿系感染。经抗菌治疗，以及服用清利湿热之中药汤剂 1 月有余，现仍小便不利，频数而微痛，微有寒热，心悸时作，大便溏软，纳呆。舌质略红，有散在瘀点，苔薄白，脉弦细。拟用柴胡桂姜汤加味：柴胡 12g，桂枝 9g，干姜 9g，牡蛎 24g，天花粉15g，黄芩 10g，炙甘草 6g，五味子 10g，乌药 10g。3 剂。服毕尿通畅，寒热、心悸均止，大便亦成形。

按：本方具有利尿、通淋的作用，可用于伴有寒热的泌尿系感染、肾炎、老年尿闭等。

5. 眩晕

衡某，女，65 岁，退休干部。1987 年 6 月 4 日就诊。自述：眩晕已有数年之久，时轻时重，甚则必平卧，缓则虽可坐立，但步履维艰。伴恶寒、无汗、面赤、胸闷、烦躁、纳呆、失眠、乏力等症。舌略红，苔薄白，舌心少苔，脉弦细数。予柴胡桂姜汤合甘麦大枣汤。3 剂。6 月 7 日复诊：前方不效，诸症如故，再详审诸症，仍应用柴胡桂姜汤，并尊原方之量：柴胡 12g，桂枝9g，干姜 I0g，天花粉 12g，黄芩 I0g，牡蛎 24g，炙甘草 6g。3剂。该方仅服 1 剂，眩晕即止。3 剂毕，纳增，眠好，精神转佳，行走自如，唯微觉胸闷。继予原方，连服 10 余剂，以为善后。

按：日人矢数道明的《汉方辨证治疗学》认为：柴胡桂姜汤属"气水剂"，可治疗血道证（气、血、水之平衡失调或停滞产生的各种证候）中偏于气水失调的证候，而眩晕就是其中一个常见的症状。在临床上，这类眩晕患者大多带有浓厚的精神因素色彩，或处于更年期，由于该方有调和阴阳、解郁散饮的作用，因此对这类眩晕具有较好的疗效。此外，某些外感所致的眩晕亦可用此方治疗。

6．头痛

方某，女，44岁，教师。1984年1月10日就诊，头痛偏左已有数年，伴寒热交作，胸闷，心悸，咽干不利，眠差，大便数日一行等症。舌红，舌心少苔少津，脉细滑。投柴胡桂姜汤原方3剂。服毕头痛即止，诸症亦减，继服10余剂而愈。[陈津生．柴胡桂姜汤应用举隅．内蒙古中医药，1989，(2)：27—28]

7．阳痿

王某，男，30岁，司机。1991年3月5日初诊。因患淋病而夫妻失和，患者终日苦闷，意志消沉，渐至阳事不举，伴腹中胀闷，心悸，口干，身热出汗，舌红，脉弦细。以柴胡桂姜汤加味治之，柴胡8g，桂枝5g，天花粉9g，黄芩10g，干姜3g，牡蛎18g，炙甘草5g，菖蒲20g，蜈蚣3条。每日1剂，水煎服，辅以精神开导。药尽10剂，精神舒畅，房事渐可，坚持服药30余剂，阳事坚举。

按：本案例因患淋病，长期抑郁，意志消沉，肝失润濡，阳事失疏，下焦水热互结，宗筋失养。故用柴桂姜汤疏肝解郁，利水泄热，菖蒲宁神化湿开结；蜈蚣入肝走窜最冲，郁滞之处，皆能开之。郁滞开，气血旺，宗筋壮而阳事举。

8．房事茎痛

戴某，男，28岁，干部。1992年5月10日初诊。自述因房事后即淋浴，渐至出现行房中阴茎疼痛，至今 3 月，伴阴部发冷，小腹拘急，腹胀急，口干苦，性功能低下，舌淡，苔薄白，脉弦紧。投柴桂姜汤加味：柴胡 I0g，桂枝 6g，黄芩 10g，天花粉 15g，牡蛎 18g，炙草 6g，干姜 4g，当归 10g，白芍 12g，蜈蚣 3 条。药尽 9 剂，神色转佳，诸症消失。

按：本案体虚淋浴，骤感风寒，营卫不和，寒滞肝脉，致入房茎痛，故用柴胡桂姜汤疏肝通调气机，温经散寒，加当归、白芍、蜈蚣润濡宗筋，兴阳通络止痛。

9. 眩晕症

王某，男，35 岁，干部。1992 年 11 月 4 日初诊。阵发性眩晕、恶心耳鸣 5 年余，加重 3 月。病始工作不慎，头部外伤，诱发出现眩晕，恶心，耳鸣，邀余诊治。症见眩晕，恶心，耳鸣，口干苦，身热。舌暗，苔薄白，脉弦涩。即予柴胡桂姜汤加味：柴胡 12g，桂枝 9g，黄芩 10g，天花粉 15g，牡蛎 24g，炙甘草 6g，干姜 3g，水蛭 10g，丹参 20g，地龙 20g。服药 15 剂，诸症平悉。

按：本案眩晕症，脉证相参，据"久病多瘀、久病入络"的理论，证属邪陷少阳，肝郁血滞，脑窍失养。笔者受前贤王清任用通气散合通窍活血汤治眩晕、耳聋之启示，采用柴胡桂姜汤和解少阳，疏肝畅血；加丹参、地龙、水蛭活血解痉，通络止眩，以解除血管痉挛，消除水肿。

10. 渗出性胸膜炎

某女，32 岁，工人。1992 年 10 月 20 日初诊。咳嗽气急，肋痛吐痰，伴发热 2 月。刻症：咳嗽气短，胁痛，发热，舌暗红，苔薄黄，脉濡细。查：右肺前第 3 肋、背部第 7 肋以下叩诊浊音，浊音区语颤降低、呼吸音减弱，心率齐，各瓣膜未闻及杂音；X 线：右侧胸膜炎，心影向左移位。诊断：渗出性胸膜炎。投柴胡桂枝干姜汤加味：柴胡 10g，桂枝 9g，干姜 6g，黄芩 10g，天花粉 15g，牡蛎 24g，炙草 6g，丹参 20g，丝瓜络 12g，党参 15g。守方增损入调治 1 个半月，诸症消失。胸透复查：右侧胸膜增厚，伴少许积液。

按： 本案采用柴胡桂枝干姜汤，有升有降，表里兼顾，使水液郁热得以消散；党参、丹参、丝瓜络益气活血，扶正祛邪，通行经络，除热利胸。[辛文华．柴胡桂姜汤应用举隅．北京中医，1994，（4）：38]

【方歌】柴胡桂姜合花粉，甘草蛎芩并奏功，水取阴阳调剂美，方原和解重温通。

柴平汤（和解偏重温燥法）

【来源】《通俗伤寒论》，俞氏经验方。

【组成】柴胡一钱（3g），姜半夏钱半（4.5g），厚朴六钱半（4.5g），清炙甘草钱半（4.5g），炒黄芩三钱（9g），赤茯苓三钱（9g），制苍术一钱（3g），广橘皮钱半（4.5g），鲜生姜一钱（3g）。

【功效】和解少阳阳明，湿重热轻。

【主治】痰湿，复感外邪，湿痰阻于少阳，寒多热少之湿疟者。

【解读】小柴胡汤与平胃散合方为《景岳全书》之柴平汤，俞根初去人参，加赤苓衍化而成本方，主治素多痰湿，复感外邪，湿痰阻于少阳，寒多热少之湿疟。凡寒热往来，四肢倦怠，肌肉烦疼者，名曰湿疟。方由川柴胡、炒黄芩、姜半夏、厚朴、清炙甘草、赤茯苓、制苍术、广橘皮、鲜生姜组成，用量极轻，适于治疗宜和解却又偏重温燥之证。

【释方】本方治痰湿复感外邪，湿痰阻于少阳，寒多热少之湿疟。症见寒热往来，四肢倦怠，肌肉烦疼者。何秀山谓本方为"和解少阳阳明，湿重热轻之良方。仲夏初秋，最多此证，历试辄验。但疟愈即止，不可多服耳。多服则湿去燥来，反伤胃液，变证蜂起矣。"因此，应注重中病即止。方中柴胡为少阳专药，轻清升散，疏邪透表；炒黄芩苦寒，善清少阳相火，配合柴胡，一散一清，共解少阳之邪；姜半夏和胃降逆，散结消痞，助柴胡、黄芩攻邪之用；厚朴行气化湿，消胀除满；制苍术苦温性燥，善除湿运脾；广橘皮理气化滞；赤茯苓利水渗湿；清炙甘草甘缓和中，调和诸药；鲜生姜温中调和脾胃。综观俞氏组方，小柴胡汤和解少阳，清疏邪热，平胃散行气运脾，燥湿和胃，合为和解少阳、运脾之剂。二方加减，取其一则达膜，一则燥湿，为和解少阳阳明、湿重热轻之良方。

【应用】柴平汤用于邪伏募原、湿滞脾胃之湿疟，见一身尽痛、手足沉重、寒多热少、脘腹胀闷、呕恶厌食、脉濡等。

【注意事项】本方多服则湿去燥来，反伤胃液，变证蜂起，故应中病即止。

【加减】①湿热重者，加黄连。②寒湿重者，加肉桂，鲜生姜改干姜。

【新用】糜烂性胃炎又称疱疹性胃炎、息肉状胃炎或隆起糜烂型胃炎，属于一种特殊类型的胃炎。其诊断主要通过内镜确诊，属于中医"胃脘痛""痞证""嘈杂"等范畴，多因饮食劳倦、情志内伤或脾胃虚弱致脾胃损伤，功能失常，胃失和降而发生疼痛。治疗多以理气和胃止痛为主。其病位虽然在胃，但与肝胆之疏泄密切关系。脾主升清，胃主和降，脾胃升降有常才能完成脾胃运化水谷精微之功能，而脾胃升降有度依赖肝之疏泄有节。因此，肝之疏泄正常与否直接影响脾胃运化的功能。同时，脾气健运散精于肝，肝才能发挥正常的作用。两者在生理上相互影响，肝气郁结，横逆犯胃，胃失和降，则气机郁滞而产生胃脘疼痛。脾失健运，不能散精于肝，肝失濡养，亦致肝木乘脾土而加重胃脘疼痛。因此，治疗本病在燥湿运脾、行气和胃的同时要兼顾疏肝理气。

柴平汤出自《通俗伤寒论》，由小柴胡汤合平胃散组成。平胃散功专燥湿和胃，为治疗脾胃不和的基本方剂。方中苍术燥湿健脾为君药，厚朴除湿散满为臣药，陈皮理气化痰为佐药，甘草、姜、枣调和脾胃为使药。小柴胡汤和解少阳，方中柴胡味苦，微寒，归肝、胆经，具有和解少阳、疏达肝气之功效；黄芩苦寒，归肺、胆、脾、大肠、小肠经，可清泄邪热；半夏辛温有毒，入脾、胃经，能行水湿，降逆气，而善祛脾胃湿痰，为燥湿化痰、降逆止呕、消痞散结之良药；人参、炙甘草扶助正气，抵抗病邪；生姜、大枣和胃气，生津。诸药合用，共奏疏肝理气、健脾化湿、和胃降逆之功效。[张晓明．柴平汤治疗肝胃不和型慢性糜烂性胃炎中的临床观察．中国民族民间医药杂志，2010，(8)：94—96]

【验案】

1. 痞满

某男，症见胸胁苦满，脘腹胀闷，不思饮食，心烦口苦，恶心欲吐，嗳气吞酸，肢体沉重，舌苔白腻，脉弦滑。处方：嫩柴胡、炒黄芩、厚朴花、制苍术各12g，姜半夏10g，赤茯苓15g，广橘皮9g，降香6g，清炙甘草6g，焦薏苡仁24g，鲜生姜6片。5剂。药后症去而收效。少阳为三阳之枢，一旦邪犯少阳，徘徊于半表半里之间，外与阳争而为寒，内与阴争而为热。此例为少阳半表半里兼夹湿滞脾胃之证，方用柴平汤加味，取其和解少阳、燥湿和胃之效。[沈元良．柴平汤临证一得．浙江中医杂志，2009，44（6）：411]

2. 胃脘痛

王某，男，52岁。于2005年8月初诊。慢性反复上腹隐痛5年，经胃镜检查确诊为：慢性浅表性胃炎。现症见：胃脘疼痛，胀满不舒，不欲饮食，疲乏无力，大便稀，口苦，舌淡，边有瘀斑，苔黄微腻。中医诊断：胃脘痛。证属脾胃虚弱，肝气犯胃，内生湿热，瘀阻脉络，气机失调。方用柴平汤加味。药用：柴胡15g，法半夏10g，潞党参30g，黄芩15g，厚朴20g，陈皮10g，苍术15g，白术15g，茯苓20g，延胡索20g，生三七粉15g，大枣5个，甘草10g。水煎服，每日3次，连服10剂，胃脘疼痛减轻，食欲增加，精神转佳，原方去延胡索再进10剂，胃脘疼痛基本消失，胃镜检食炎症明显减轻。随访半年未复发。

按：慢性胃炎属于中医"胃脘痛"范畴。现代医学认为，幽门螺旋杆菌感染与慢性胃炎的发生发展关系十分密切。《素问·六元正纪大论》说："木郁之发，民病胃脘当心而痛。"叶天士《临证指南医案》曰："初病在经，久病入络。""治肝可以安胃"。脾胃与膜相连，脾胃同为后天之本，脾以健运为常，胃以通调为顺。病初多脾胃虚弱，渐则肝气郁滞，气郁化火，内生湿热，日久胃阴不足，瘀血阻络，气机失其通调，不通则痛。治疗上当健脾益气，疏肝清热，滋养胃阴，散瘀通络，以遂胃腑通降之性。现代药理研究表明：黄芩、厚朴、苍术、延胡索对幽门螺旋杆菌有杀灭作用；陈皮能抑制肠管平滑肌；厚朴对平滑肌也有抑制作用；潞党参、大枣、甘草健脾益气；厚朴、法半夏、陈皮、苍术燥湿健脾。《玉楸药解》："白术守而不走，苍术走而不守，故白术善补，苍术善行。"配苍术有使补而不腻之意；柴胡、黄芩疏肝泄热；延胡索理气活血，散瘀止痛；加沙参、乌梅养阴益胃；加生三七粉增强活血祛瘀作用，切和病机。[寇惠玲，杨梅．柴

平汤治疗慢性胃炎 62 例. 实用中医内科杂志，2008，22（9）：28]

3. 慢性浅表性胃炎

王某，男，52 岁，2011 年 5 月 15 日就诊。患者胃脘胀痛、嗳气、反酸、烧心反复发作 8 年。2 月前经胃镜检查确诊为慢性浅表性胃炎、十二指肠球炎。经服"雷贝拉唑""维生素 B 片""疏肝健胃丸"等多种中西药疗效均不佳。3 天前因劳累后受凉致胃痛复发。胃脘部疼痛胀满，纳差，恶心，口苦咽干。查体：精神不振，腹部平软，剑下压痛（＋），莫氏征（一），舌质红，苔薄白，脉弦。证属肝胃气滞，治当疏肝和胃，理气止痛。以柴平枳术汤增加白芍量至 20g 治疗 1 周后，胃痛消失，食纳正常，其他症状亦明显缓解，加黄芪 30g，丹参 20g，再巩固治疗 1 周后痊愈。半年后随访，未再复发。

按：浅表性胃炎属中医"胃痛""痞满""呕吐"的范畴。小柴胡汤为少阳证之主方，少阳证见往来寒热，胸胁苦满，默默不欲饮食，心烦喜呕，口苦，咽干，目眩等。临床上慢性浅表性胃炎的复发往往以外感风寒、内伤饮食为诱因而出现少阳证，胃为阳土，喜燥而恶湿，而平胃散为芳香化湿、健脾和胃的代表方，二方合为柴平汤，共奏和解少阳、燥湿行气、和胃止痛的功效。方中柴胡、黄芩、半夏和解少阳，疏肝清热，降胃气；苍术、厚朴、陈皮健脾燥湿和胃，行气止痛，促进脾胃运化功能的恢复；蒲公英清胃热。现代药理研究表明，蒲公英、厚朴都具有抗幽门螺旋杆菌的作用，厚朴有明显的解痉及中枢性肌松作用，乌贼骨与陈皮共同制酸止痛和胃，抑制胃酸对胃黏膜的破坏。白芍、甘草酸甘敛阴，缓急止痛，芍药苷其成分芍药苷对平滑肌有明显的解痉作用，且对充血水肿的胃黏膜有收敛、保护作用。胃为脾胃运化之枢纽，为六腑之一，腑病以通为补，以降为顺。酒军、半夏协同降泄胃气以通腑，使肝气调达，胃气和降，而脾胃的运化正常，则胃脘疼痛、胀满、嗳气、反酸等诸症悉除。[张毅超．柴平汤加减治疗慢性浅表性胃炎 110 例．内蒙古中医药，2014，(1)：23—24]

4. 胆汁反流性胃炎

魏某，男，73 岁，退休干部，2000 年 10 月 15 日初诊。胃脘部反复发作性疼痛已 15 年，加重 3 个月。患者于 1985 年 11 月经胃镜确诊为胆汁反流性胃炎，经多方治疗效果不佳。近 3 个月来，因饮食不当而胃痛又作，经服中西药而罔效。刻诊：面色萎黄，神疲乏力，胃脘胀痛，嗳气频作，不欲饮食，口苦，舌质淡，边有齿印，苔薄略黄，脉弦细。胃镜示：胃窦黏膜充血水肿，胃液为金黄色，可见金黄色液体从幽门反流入胃。诊断：胆汁反流性胃炎，证属少阳胆热，胃失和降。治宜清胆和胃，降逆补中，方用柴平汤加减：柴胡、黄芩、青皮、陈皮、厚朴、太子参、半夏、生白术各 10g，茯苓 15g，旋覆花 9g，代赭石 24g，桔梗、甘草各 6g。服药 3 剂后，腹中鸣、转矢气、胃脘胀痛、嗳气均减轻，饮食增加。服药 10 剂，胃脘胀痛若失，口苦、乏力显减，饮食大增，嗳气停。前方去旋覆花、代赭石，继服 30 天后，诸症悉除，饮食二便如常人。胃镜复查：胃窦部黏膜正常，胃液正常，幽门口未见黄色胆汁反流。

按：胆汁反流性胃炎的主要临床症状为胃脘部胀痛，恶心呕吐，嗳气，口苦等。从中医的角讲，该病多有口苦，为少阳胆热所致；胃脘部胀痛、恶心呕吐、嗳气等，为一派胃失和降之象。诚如《内经》所说："邪存胆，逆往胃，胆汁泄则口苦，胃气逆则呕吐。"本病的病位主要在胆胃。以少阳胆热、胃失和降为主要病机。胆胃同属腑脏，以通降为顺，治宜清胆和胃降逆，方用柴平汤加减。方中以小柴胡去党参清少阳之胆热，平胃散去苍术之燥行气宽中，青陈皮相伍行气止痛之力共著，增桔梗以达欲降先升之功，使胆热得清，胃气得降，胆液自循肠道而无患也。然本病虚、实、寒、热错杂，脏腑相互影响，或兼有脾胃虚弱，或肝胆之热夹有湿邪，或杂有湿热蕴阻脾胃，临证时须详辨之。
［宋秀梅，侯钧宝．柴平汤加减治疗胆汁反流性胃炎 59 例疗效观察．河南中医，2003，23（6）：65］

5. 慢性萎缩性胃炎

王某，女，48 岁，上腹部灼痛反复发作 3 年余，加剧伴胁肋部胀满，食欲不振，嗳气频作 1 个月。询问病史，诉家庭不和睦，每于争吵后症状加重。做纤维胃镜及病理检查示慢性萎缩性胃炎伴肠上皮化生，口服西药（不详）症状无改善。查：形瘦而黄，舌淡苔薄白，脉弦细。诊断为胃脘痛，证属肝气犯胃，脾胃虚弱。治以疏肝理气，健脾和胃，方用柴平汤加减。方药组成：柴胡 10g，人参 10g，半夏 10g，香附 10g，郁金 10g，枳壳 10g，白术 10g，陈皮 8g，苍术 8g，生姜 3 片，大枣 3 枚，甘草 3g。每日 1 剂，每日 2 次，水煎服。嘱其服药期间慎饮食、调情志。服药 3 剂后腹痛明显减轻。去香附、枳壳、苍术，连服 20 剂后，腹痛止，食欲转佳，偶因食油腻后稍有不适。嘱其严守饮食禁忌，继服 20 剂。复查纤维胃镜及病理检查示：胃黏膜颗粒消失，肠上皮化生消失。

按：慢性萎缩性胃炎是以胃黏膜萎缩、变薄，腺体减少或消失为特征的消化系统疾病，属中医学"胃脘痛""痞满"范畴，临床上以胃脘痞满胀痛为主症。本病病机主要责之于脾胃虚损，脾虚湿胜，进而土虚木乘，饮食积滞，中焦气滞，化热伤胃。柴平汤由小柴胡汤与平胃散合方而成，其中小柴胡汤疏利肝胆，调畅情志，平胃散化湿和胃消食。《伤寒论》中"胸胁苦满，嘿嘿不欲饮食，腹中痛"，是小柴胡汤的主治症状。《医宗金鉴·杂病心法要诀》曰："伤食等证，宜用平胃散，即苍术、厚朴、甘草、陈皮也。"平胃散除能化湿和胃，还可消食。柴平汤方中柴胡、陈皮疏肝理气；苍术、厚朴健脾燥湿；半夏辛散开结，与人参、甘草、大枣配伍，升补清阳；黄芩苦寒，能清中焦实火，泻下焦湿热，辛开苦降，导邪外出；佐以人参、生姜和胃降逆止呕。全方可使气机升降协调，食湿之邪得消，随证加减运用，更保证柴平汤在治疗慢性萎缩性胃炎中取得满意疗效。［高万飞，卢敏芳．柴平汤治疗慢性萎缩性胃炎38例．甘肃中医学院学报，2007，24（2）：28］

6. 慢性浅表性胃炎

张某，女，43岁，工人，1990年10月21日初诊。自诉胃脘疼痛，胁肋胀满走窜，时作时止，每情志不畅或劳甚而诱发，伴食少纳呆，口苦头眩，神疲乏力，呃逆频作，昼轻夜重，善太息，心烦急。病程9年余。在多家医院多次X光钡餐透视及胃镜检查均诊断为慢性浅表性胃炎，常服西药维霉素、吗叮啉、胃必治等，疗效不著，于半月前生气后致上症加剧，在当地医院服药及液体疗法治疗罔效。诊见患者面色青白，形体消瘦，双手护脘呈痛苦表情，舌苔白厚且腻，边尖较红，不时呻吟及呃逆，呃声深沉有力，呃之不畅，时作太息之状，小便稍黄，大便不爽，脉沉弦细数，脘腹拒按。辨证属肝郁化火，湿热实滞内阻，治拟祛湿消导，调畅气机，健脾助运。处方：醋柴胡10g，醋白芍10g，醋青皮10g，广木香8g，蔻砂仁各5g，川楝子20g，醋元胡15g，姜半夏10g，旋覆花（包煎）10g，代赭石（包煎）30g，炒枳壳10g，川厚朴10g，鲜生姜3片，淡竹茹8g。5剂，水煎服。二诊：药后胃脘疼痛明显减轻，纳食有增，呃逆已除，胁痛大减，二便正常，舌苔白厚之象明显退化，舌不红。仍守前方，略施化裁，先后服药30余剂，症状基本消失，后改用香砂六君子汤合

柴平汤调治 2 月余，病告痊愈。再经胃镜复查，已属正常。追访
1 年，未见复发。

按：慢性浅表性胃炎属中医学"胃脘痛""痞满"等范畴，本
病症状及体征虽在胃，但单纯从脾胃论治却疗效不著，其标属于
脾胃，本应责之于肝，累之于胆，故治当疏肝，概"肝属木，其
味酸，性喜条达，而恶抑郁，郁则诸证生焉。"胆附于肝，与肝
为表里，肝之余气注于胆，生成胆汁，其功能"主疏泄"，表现
为情志与饮食两方面，所以肝胆的功能正常与否与胃的关系十分
密切，法当以疏肝利胆、和中健脾为治。药用柴胡、白芍、枳
壳、香附、木香、川楝子以疏肝利胆，调畅气机，气机畅通则疼
痛自除；胃以降乃顺，六腑以通为用，胃为水谷之海，以速化为
贵，胃之功能失常，则水谷停宿不行，阻碍中焦，不通则痛，故
见疼痛、纳呆之症，用苍术、川厚朴、炒枳壳、蔻仁、砂仁等苦
温芳化之品，使中焦停滞宿积下达，肠蠕动增强，则标证可除，
纳增痛止。"脾主运化""脾气主升""喜燥恶湿"，"胃主受纳"
"以降为常"，且喜湿恶燥，药用苍白术、川厚朴以培脾燥湿，
茯苓、半夏淡利以助胃气，祛除湿邪，四药合用，燥湿相济，脾
升胃降，中焦气畅，病何生焉。笔者凡治脾胃之疾，每皆常与四
药合用，屡用屡验；白芍味酸入肝，甘草味甘入胃，两药相伍则
收酸甘化阳、缓急止痛之效，且郁金一味既有疏肝利胆之功，又
有活血化瘀之能，故先贤早有"气病血药"之明训。以上诸药相
伍，共奏疏肝利胆、清热燥湿、理气化瘀、健脾温中之效。[卢
海涛，姚乃勋 . 柴平汤化裁治疗慢性浅表性胃炎 110 例 . 中国中
西医结合消化杂志，1994，2（1）：54]

【方歌】柴胡平胃朴苍苓，陈夏姜甘与赤苓，和解中多温燥
品，少阳湿疟用偏灵。

新加木贼煎（和解偏重清泄法）

【来源】《通俗伤寒论》，俞氏经验方。

【组成】木贼草钱半（4.5g），淡豆豉三钱（9g），冬桑叶二钱（6g），制香附钱半（4.5g），鲜葱白一钱（3g），焦山栀三钱（9g），粉丹皮钱半（4.5g），夏枯草三钱（9g），清炙甘草六分（1.8g），鲜荷梗一钱（3g）。

【功效】和解少阳。

【主治】伤寒少阳证，热重寒轻。邪伏膜原，外寒搏束而发者，初起头痛身热，恶寒无汗，体痛肢懈，脘闷恶心，口或渴或不渴，午后较重，胃不欲食，大便或秘或溏，色如红酱，尿黄浊，舌苔白腻而厚，脉左弦紧，右沉滞者。

【解读】新加木贼煎出自《景岳全书·新方八阵》卷五十一方“木贼煎”，治疟疾形实气强多湿多痰者。新加木贼煎方证为夏伤于暑，被湿所遏而蕴伏，至深秋霜降及立秋前，为外寒搏动而触发，邪伏膜原而在气分，寒热往来，热重寒轻之方。

【释方】俞根初有“新加木贼煎”以辛通轻解少阳之表寒，苦降轻泄胆腑之里热。木贼为君药。何秀山说：方中木贼草味淡性温，气清质轻，色青中空，节节通灵，与柴胡之轻清疏达不甚相远，连节用之，本有截疟之功，故张景岳代柴胡以平寒热。木贼的全草味甘、苦，性平，归肺、肝经，具有疏散风热、明目退翳、止血的功效，领葱、豉之辛通，从腠理而达皮毛，以轻解少阳之表寒；臣以焦栀、领桑、丹之清泄，从三焦而走胆络，以凉降少阳之里热；佐以制香附疏通三焦之气机，夏枯草轻清胆腑之相火；使以甘草和之，荷梗透之，合而为和解少阳，热重寒轻之良方。李时珍说：“木贼气温，味微甘苦，中空而轻，阳中之阴，升也，浮也。与麻黄同形同性，故亦能发汗解肌，升散火郁风湿，治眼目诸血之疾也。”《本草求真》说：木贼，书云形质有类麻黄，升散亦颇相似，但此气不辛热，且入足少阳胆、足厥阴肝，能于二经血分驱散风热，使血上通于目，故为去翳明目要剂，初非麻黄味辛性燥，专开在卫腠理而使身汗大出也。是以疝痛脱肛、肠风痔漏、赤痢崩带、诸血等症，审其果因风热而成者，得此则痛止肛收，肠固血止，而无不治之症矣。然气血亏损，用谷精、木贼去障，又当兼以芍药、熟地滋补肝肾，使目得血能视。若徒用此二味退障，即加以当归补助，亦恐气味辛散，非其所宜。《本草正义》又说："木贼，治疗肝胆木邪横逆诸病，能消目翳，破积滞，皆消磨有余之用也。"然则为目科要药者，固不仅取其克木，能磨擦障翳，亦含有疏风、泄化湿热、升散郁火诸义。要知克削之力甚强，即治下血、血痢、血崩、血痔诸症，皆惟有余之体为宜，苟其气虚，皆当审慎，而血痢、便血、崩中及月事淋沥诸病，则气虚血不能摄者为多，尤不可不知所顾忌也。此说明了木贼之功效及配互之作用。

【方歌】方号新加木贼煎，栀丹葱豉略加甘，桑荷香附偕枯草，和解方中清泄兼。

柴胡白虎汤（和解偏重清降法）

【来源】《通俗伤寒论》，俞氏经验方。

【组成】柴胡一钱（3g），生石膏（研）钱半（4.5g），天花粉三钱（9g），生粳米三钱（9g），黄芩钱半（4.5g），知母四钱（12g），生甘草六分（1.8g），鲜荷叶一片。

【功效】少阳阳明。

【主治】邪热传入胃经，身灼热，汗自出，不恶寒，反恶热，口大渴，心大烦，揭去衣被，斑点隐隐，尿短赤热，甚则谵语发狂，舌尖红，苔边白中黄，脉浮洪而数。

【解读】《三辅黄图》曰："苍龙、白虎、朱雀、玄武，天之四灵，以正四方。"此即为四象。在一年四季中，四象之于各方，会随季节的变化而出现不同的星宿。这样就将四季同四象联系起来，并把四象配以春夏秋冬，以观测在每个季节所出现的不同星宿的方位。东方苍龙配春，南方朱雀配夏，西方白虎配秋，北方玄武配冬。西方白虎之所以配金，是因为"地四生金，以天九成之，金在西方"。九为金之成数，即金的生数四，再加上土数五而成。且西方金星色白，秋季里秋高气爽，万物成熟，故白虎以司秋令。《素问·五运行大论》曰："西方，其在天为燥，在地为金，其性为凉，其德为清，其色为白，其变肃杀，其眚苍落……"这里把西方、燥、金用六气、五行、五方统一起来，归属一类，说明秋令天气清凉，如果秋气太过，大自然就会过早的由收敛呈现一片萧条，以致发生灾害。肃杀含肃清、杀灭之意。

"白虎汤"为清热剂。伤寒邪传阳明，由寒化热，正邪相争，可出现身大热、口大渴、汗大出、脉洪大之四大症，这些症均属阳证、热证、实证、里证，因而不宜发汗，也不宜攻下，当选大清里热之品。"白虎汤"正是应此而设，为清理气分大热之良剂，用之犹如秋金令行，夏火炎退，暑热即止。柴胡白虎汤偏重清降之法，用于少阳阳明之证。邪热传入胃经，身灼热，汗自出，不恶寒，反恶热，口大渴，心大烦，揭去衣被，斑点隐隐，尿短赤热，甚则谵语发狂，舌尖红，苔边白中黄，脉右浮洪而数。

【释方】 何秀山说：柴胡达膜，黄芩清火，本为和解少阳之君药；而臣以白虎法者，以其少阳证少而轻，阳明证多而重也；佐以花粉，为救液而设；使以荷叶，为升清而用，合而为和解少阳阳明，寒轻热重，火来就燥之良方。

【应用】 用于暑疟初起，寒轻热重，口渴引饮，心烦自汗，面垢齿燥，便闭尿热，或泻不爽，舌苔黄而糙涩，甚或深黄而腻，或起芒刺，或起裂纹，脉弦数；暑热化燥者；膜原伏邪，由春感新寒触发，如热势犹盛，斑疹隐隐者。

【加减】暑嗽喘渴者，加半夏。

【新用】夏根用柴胡白虎汤治疗急性虹膜睫状体炎，中医称为"瞳神紧小症"，其临床较为常见，发病急，病情重，若治疗不当，可并发其他眼病，严重的会影响视力。[夏根．柴胡白虎汤治疗急性虹膜睫状体炎．河南中医，1997，2]

【方歌】柴胡白虎用如何，芩花膏知米草荷，和解又添清降法，阳明证重用无讹。

柴胡陷胸汤（和解兼开降法）

【来源】《通俗伤寒论》，俞氏经验方。

【组成】柴胡一钱（3g），姜半夏三钱（9g），小川连钱半（4.5g），苦桔梗一钱（3g），黄芩钱半（4.5g），瓜蒌仁（杵）五钱（15g），枳实钱半（4.5g），生姜汁（分冲）一钱（3g）。

【功效】和解少阳，宽胸开膈。

【主治】少阳结胸，症见少阳证，寒热往来，胸膈痞满疼痛，呕恶不食，或咳嗽痰稠，口苦苔黄，脉滑数有力者。

【解读】柴胡陷胸汤即小柴胡汤与小陷胸汤加减而成，为和解兼开降之法。"陷"，有下面几个意思：①《说文》曰："陷，高下也。"②《说文》又曰：陷者，"眵也"，即落的意思。③《广雅》曰："城破曰城陷。"有溃散、溃破之意。④《史记·灌夫传》曰："战常陷坚。"成语中亦有"冲锋陷阵"之词，其中"陷"均有深入敌阵之意。由此说明，"陷"含义广泛，不仅有从高而下、从高而落之意，而且也包括深入、溃破的意思。

【释方】柴胡陷胸汤以小柴胡汤去人参、甘草、大枣等扶正之品，加甘寒入肺、胃、大肠经的瓜蒌仁，苦辛平入肺经的桔梗，苦寒入心、肝、胃、大肠经的黄连，苦辛微寒入脾、胃、大肠经的积实等，清热化痰，理气宽胸，共奏和解少阳、清化热痰、宽胸散结之效。何秀山说：陶氏节庵曰：少阳证具，胸膈痞满，按之痛，若用柴胡枳桔汤未效，用小柴胡合小陷胸汤一剂即瘳。妙在苦与辛合，能通能降，且瓜蒌之膜瓤似人胸中之膜膈，善涤胸中垢腻，具开膈达膜之专功，故为少阳结胸之良方，历试辄验。何廉臣认为，小陷胸汤加枳、桔善能疏气解结，本为宽胸开膈之良剂。俞根初酌用小柴胡中三味主药，以其尚有寒热也；减去参、草、枣之腻补；生姜用汁，辛润流利，亦其善于化裁之处。

【新用】 慢性胆囊炎急性发作、胆汁反流性胃炎、急性胰腺炎、急性支气管炎、胸腔积液等符合方证或病机者。

【验案】

1. 脂肪肝、高脂血症

张某，男，39岁，2005年4月3日就诊。胸闷、胁痛16个月，经省、县多家医院检查确诊为高脂血症、中度脂肪肝。虽用中西药治疗，疗效欠佳。目前症见：胸闷，胁痛，脘痞，呕恶，口干苦，纳差，心烦，多梦，乏力，嗜睡，二便调。2005年4月1日检查结果：血清总胆固醇9.7mmol/L，谷丙转氨酶129u/L，谷草转氨酶97u/L；B超示：中度脂肪肝。舌质红，苔黄腻，形体肥胖，脉弦滑数。平素喜饮酒，好食肥甘油腻之品。诊断：胸痹，胁痛。证属湿浊痰热结于胸胁，气滞血瘀，少阳经气不舒。治法：清热化痰利湿，理气活血，调和少阳。方药：柴胡12g，黄芩10g，法半夏9g，黄连4g，瓜蒌12g，枳实10g，茯苓15g，泽泻12g，生山楂30g，茵陈20g，垂盆草30g，丹参15g，莪术9g，炒莱菔子12g，虎杖12g，白芍12g，甘草8g。7剂。复诊：胸痹、胁痛、脘痞、呕恶、口苦等症大减，守上方渐减虎杖、垂盆草、黄连等苦寒之品，加薏苡仁、桂枝、白术、淫羊藿、制首乌、生黄芪、山茱萸等健脾补肾养肝之品，调治2月余，诸症消失。2005年6月13日检查示：血清总胆固醇（TC）4.7mmol/L，血清甘油三脂（TG）1.72mmol/L，谷丙转氨酶37u/L，谷草转氨酶18u/L。B超检查示：肝、胆、脾未见异常。

按：本案患者嗜酒，喜食肥甘厚味，酿成湿浊痰热，结于胸胁，因肝胆经脉布于胸胁，湿浊痰热滞于经脉日久，气血郁滞，脉络不利，少阳经气不舒，故出现胸闷、胁肋胀痛等。用柴胡陷胸汤清热化痰利湿，调和少阳；加泽泻、茵陈、垂盆草、茯苓、虎杖清热利湿降酶；枳实、丹参、莪术等理气活血。现代药理研究认为，泽泻、茵陈、生山楂、丹参、莪术等有降脂保肝之功；小陷胸汤治疗脂肪肝降低血脂亦为临床所证实。复诊渐减苦寒之品，加健脾补肾养肝之品，正本清源，药证合拍，病得痊愈。

2. 咽炎、胃炎、盆腔炎

王某，女，44岁，2006年12月7日就诊。咽喉不适20天，肩背、胸痛、下腹痛半月，胃脘痛间断发作10年，加重半月。近来感冒后，咽喉不适，微咳痰少，胸闷，胸痛，肩背酸痛，胃脘隐痛，右下腹痛，经期为甚。伴乳房胀痛，白带量多，色黄，腥臭，纳可，二便调。舌质红，苔白腻微黄，脉弦缓。咽部红肿、有滤泡增生，心肺听诊无异常，胸片示两肺纹理稍增粗。胃镜检查示：十二指肠球部溃疡、胃炎。B超示：腹腔积液、右侧输卵管积水。诊断：胸痹、胃脘痛、腹痛（咽炎、支气管炎、球部溃疡、胃炎、盆腔炎）。治法：清热化痰，理气活血，调和少阳。方药：柴胡10g，黄芩10g，法半夏10g，黄连5g，瓜蒌10g，枳实12g，射干9g，连翘12g，忍冬藤30g，薏苡仁30g，砂仁9g，延胡索10g，郁金10g，金刚藤30g，红藤15g。7剂。服药1周后咳止，咽部稍有不适，胸闷、胸痛、肩背痛、胃痛、右下腹痛明显减轻，上方去郁金、射干，加乌贼骨、茯苓、白术、甘草等，治疗1月余，诸症渐消，咽部滤泡消失。B超检查示：盆腔无异常。

按：因脏腑在功能上相互联系，病理上相互影响，又有经脉相连，故痰热内阻于机体某一部位，常可引发其他脏器病变。《灵枢·经脉》："胆足少阳之脉起于目锐眦，上抵头角，下耳后，循颈行手少阳之前，至肩上，却交出手少阳之后，入缺盆……"《灵枢·经别》："足少阳之正，绕髀入毛际，合于厥阴；别者入季肋之间，循胸里属胆，散之肝，上心，以上挟咽……"《灵枢·经别》："足阳明之正，上至髀；入于腹里，属胃，散之脾，上通于心，上循咽……"本患者证情复杂，中药治疗十分棘手，仔细分析得出：本案病机为痰热滞于咽喉，结于胸胁，蕴于肠间，气血不畅，少阳经气不舒，故用柴胡陷胸汤加减清热化痰，理气活血通络，畅达少阳经气。三焦得和，则病得康复。

3. 高血压、动脉硬化

陈某，男，58岁，头昏10年。近2周来头昏加重，右侧头痛难以缓解，耳鸣，颈项强，时有心悸，胸闷痛，心烦，急躁易怒，口苦，纳可，二便调，舌质红，苔白腻微黄，形体肥胖，脉弦滑。心电图示：房室传导阻滞，心肌供血不足，血压180/100mmHg。诊断：眩晕，胸痹（高血压、动脉硬化、冠心病）。治法：豁痰降火，行气活血。方药：柴胡9g，黄芩9g，法半夏9g，黄连5g，瓜蒌15g，枳实12g，生龙骨（先煎）20g，茯苓15g，葛根15g，钩藤15g，茺蔚子9g，夏枯草15g，土鳖虫9g，川芎9g，红花9g，胆南星9g，丹参30g。7剂。服上药后头昏、头痛明显减轻，耳鸣、心悸、胸闷等症未再出现。血压155/90mmHg。上方去红花、黄连、夏枯草，加白芍、桑寄生、生山楂、生首乌、牛膝等养肝之品。共服3周后，诸症得以缓解，血压正常，心电图检查示：大致正常心电图。

按：三焦为水火气血运行之道路，若道路障碍则水停热聚，久成痰热，胆为甲木，风木易于化火，痰热与相火互为因果，易犯清阳。本案乃痰热相火上扰清空，闭阻经络，内结心胸，气血不畅所致，故用柴胡陷胸汤加减清热化痰降火，理气宽胸，加入川芎、红花等活血化瘀之品，通利血脉，畅达气血。全方合用，邪去正安，故获良效。[龚卯君．柴胡陷胸汤临床应用举隅．河南中医，2008，28（9）：22—23]

4. 渗出性胸膜炎

荆某，男，68岁，1999年3月5日初诊。患者有慢性支气管炎病史10余年，半月前劳累受凉后恶寒发热、咳嗽气喘，经当地医院治疗1周，发热减轻而咳喘日渐加重，且胸闷，心悸，汗出，乏力，又以中西药治疗8天，症不减而来诊。诊见：形瘦体倦，面暗欠润，咳声重浊，气喘息粗，不能平卧，咳痰不爽，午后低热，胸闷心悸，口苦，便秘，舌暗红，苔黄厚，脉滑略数。X线胸透示：两肺纹理增多紊乱，左侧胸腔少量积液。血常规：RBC4.2×10^{12}/L，WBC13.0×10^9/L，N0.8，L0.2。ESR55mm/h。西医诊断：渗出性胸膜炎（结核性）。中医诊断：悬饮。证属痰饮留于胸胁，日久化热，上迫于肺。治宜清热化痰，泻肺平喘。方用柴胡陷胸汤加减，联合西药抗痨药治疗。处方：柴胡9g，黄芩9g，半夏9g，紫苏子9g，厚朴9g，枳实9g，莱菔子9g，桔梗6g，黄连6g，瓜蒌子15g，葶苈子30g。3剂，每天1剂，水煎服。二诊：药后大便每天3~4次，溏薄量多，尿量增加，胸闷气喘减轻，苔黄稍减。药已对症，守方加减又服8剂。三诊：喘平咳减，咳痰易出，精神好转，唯口渴夜甚，动则短气，舌暗红，苔薄少津，脉细略数。复查X线胸透示：左侧胸腔积液吸收，余同前。血常规、血沉正常。辨证痰热已退，阴津见亏，予麦味地黄丸等善后。1月后复查，诸症除，唯活动时短气，嘱停用中成药，继续服抗痨西药治疗，半年后痊愈。

5. 胃窦炎

刘某，女，36 岁，2000 年 4 月 21 日初诊。近 3 月来胃脘胀痛间断发作，嗳气反酸，经上消化道造影诊断为胃窦炎。服西药胃痛可缓解，劳累或进食辛辣则复发。近 1 周来阵发性胃脘灼痛，放射至背部，胸闷心烦，恶心反酸，胃脘部拒按，大便 4 天未解，舌红，苔中黄厚，脉滑。证属湿热阻滞中焦，腑气不通，胃失和降。治宜清热通腑，理气和胃。方以柴胡陷胸汤加味。处方：柴胡 9g，黄芩 6g，黄连 6g，枳实 6g，木香 6g，白豆蔻 6g，瓜蒌 12g，半夏 9g，大黄（后下）9g，厚朴 9g，生姜为引。3 剂，每天 1 剂，水煎服。4 月 25 日二诊：药后矢气频作，每天泻下 2～3 次，肛门灼热，胃脘灼痛大减，胸闷心烦亦除，唯反酸，背部不适，苔黄已退，脉缓。腑气得通，原方去大黄，加煅瓦楞子 12g，海螵蛸 9g。又服 9 剂，诸症消失，嘱其避免过劳，忌食辛辣。4 月后随访，除偶有烧心胃胀外，胃痛未发作。

6. 胆囊炎

吕某，女，52 岁，2001 年 8 月 15 日初诊。患者间歇发作右胁胀痛 3 年。近 3 月来胁痛频作。此次右胁呈阵发性绞痛已 4 天。伴寒热往来，恶心，呕吐酸苦水，胁痛连及胃脘，尿黄便干，经B 超检查诊为胆囊炎。诊见：表情痛苦，以手按腹，唇燥舌干，舌尖红、根部苔黄，脉弦数。证属肝胆湿热郁结，失于疏泄。治以清泄肝胆，理气止痛。方用柴胡陷胸汤合金铃子散加减。处方：柴胡 12g，黄芩 9g，黄连 6g，枳实 6g，半夏 9g，延胡索 10g，川楝子 10g，白芍 9g，瓜蒌 15g，金钱草 30g。3 剂，每天 1 剂，水煎服。二诊：药后呕吐止，右胁绞痛减轻，大便通畅，寒热亦减，仍口苦口干，厌食恶心，舌根苔黄，脉弦。原方加陈皮 10g，竹茹 12g。3 剂。三诊：右胁痛未再发，寒热、恶心已除，能进食，惟口苦乏力，舌淡红，苔薄，脉弦。证属湿热余邪未尽，脾胃气弱，予小柴胡汤加减以疏郁清热，兼益气和胃，服 3 剂。后予逍遥丸、消炎利胆片巩固治疗 2 周，并嘱其停药后注意饮食调节。1 年后随访，胁痛未再发作。

按：柴胡陷胸汤清热解郁，和解少阳，又化痰散结，宽胸行气。用于邪郁少阳或痰热阻滞，湿热壅郁之胸胁胀痛，往来寒热及咳嗽痰稠等症，有较好疗效。本案病位在肝胆，为湿热蕴郁，致肝胆失于疏泄而胁肋胀痛，往来寒热，以柴胡陷胸汤加清利湿热之金钱草，疏肝泄热、行气通络止痛之川楝子、延胡索而收功。[李成河．柴胡陷胸汤新用．新中医，2002，34（12）：59]

【方歌】柴胡陷胸连夏蒌，黄芩枳实桔梗投，煎成冲入生姜汁，和解功从开降收。

大柴胡汤（和解兼轻下法）

【来源】俞氏经验方，载《伤寒论》。

【组成】柴胡钱半（4.5g），姜半夏钱半（4.5g），枳实钱半（4.5g），鲜生姜 3g，黄芩钱半（4.5g），生赤芍一钱（3g），生大黄六分（1.8g），黑枣（去皮）二钱（6g）。

【功效】和解少阳，祛阳明热结。

【主治】往来寒热，胸胁苦满或痞满，呕不止，与郁郁微烦，心下满痛或心下痞硬，大便不解或热利，舌苔黄，脉弦有力者。

【解读】本大柴胡汤系宗《伤寒论》，取和解兼轻下之法，其方证为少阳阳明合病。少阳位于半表半里，为三阳出入表里之枢纽。足少阳之腑为胆，邪气未离少阳，交争于半表半里，胆经经气不畅。本方由小柴胡汤去人参、甘草，加苦寒入脾、胃、大肠、肝、心经的大黄，苦辛微寒入脾、胃、大肠经的枳壳，苦酸微寒入肝、脾经的芍药而成，是和解与泻下并用之剂，以治疗阳明病热结之证。小柴胡汤为治伤寒少阳病的主方，取大黄、枳壳、芍药以治疗阳明病热结之证。因此，本方主治少阳与阳明合病，出现往来寒热，胸胁苦满或痞满，表明病变部位仍未离少阳；呕不止与郁郁微烦，则较小柴胡方证之心烦喜呕为重；心下满痛或痞硬，便秘或热利，舌苔黄，脉弦有力，为病邪已入阳明化热成实之象。

【释方】大柴胡汤方中以柴胡为主药，与黄芩合用，能和解清热，以除少阳之邪。大黄、枳实泻阳明热结，共为辅药。芍药缓急止痛，与大黄相配可治腹中实痛，与枳实相伍可治气血不和的腹痛烦满不得卧；半夏降逆止呕，配伍生姜并重用，以治逆不止，俱为佐药。大枣与生姜同用，能调和营卫而和诸药，为使药。诸药合用，共奏外解少阳、内泻热结之功。何秀山认为，少阳证本不可下，而此于和解中兼以缓下者，以邪从少阳而来，渐结于阳明，而少阳证未罢，或往来寒热，或胸痛而呕，不得不借柴胡、生姜以解表，半夏、黄芩以和里，但里证已急，或腹满而痛，或面赤燥渴，或便秘溺赤，故加赤芍以破里急，枳实、生军缓下阳明将结之热，佐以大枣，缓柴胡、大黄发表攻里之烈性，而为和解少阳阳明、表里缓治之良方。但比小柴胡专于和解少阳一经者力量较大，故称大柴胡汤。

【加减】①口苦呕吐剧烈者，加黄连、吴茱萸、姜竹茹。②脘胁痛剧者，加川楝子、延胡索、郁金。③伴有黄疸者，加茵陈、栀子。④便秘，热盛烦躁，舌干口渴，渴欲饮水，面赤，脉洪实者，加芒硝。⑤伴有胆结石者，加金钱草、郁金、鸡内金。

【新用】大柴胡汤在《伤寒论》治呕不止，心下急，郁郁微烦者；心中痞硬，呕吐而下利者；热结在里，复往来寒热者。在《金匮要略》用治按之心下满痛者，此为实也。现代临床应用表明，本方既可疏利肝胆之气滞，又可荡涤肠胃之实热；既治气分，又调血分。凡属肝胆胃肠不和，气血凝结不利之病证，均可灵活应用。目前广泛用于传染病、呼吸系统疾病、循环系统疾病、泌尿系统疾病、新陈代谢疾病、神经系统疾病以及眼科、皮肤科疾病，如：①肠伤寒、流行性感冒、猩红热、丹毒、疟疾、肺炎等病程中出现的往来寒热，胸胁苦满，或恶心，呕吐，食欲不振，便秘，舌苔干而黄弦，由少阳病转入阳明之证。②支气管喘息、支气管扩张、肺气肿、肋膜炎，症见发热或无热，咳嗽咯痰，胸肋苦满，胸痛，食欲不振，便秘等。③心脏瓣膜病、心肌梗死、心包炎、心脏性喘息，症见心下有压迫感，便秘，胸中苦满，心动悸，呼吸困难等。④高血压、动脉硬化症、脑出血、脑软化症，症见心下部强度紧张，便秘，不寐，肩酸痛属实证者。⑤胃炎、胃酸过多、肠炎、结肠炎、十二指肠溃疡炎、胆结石、肝炎、黄疸、胆囊炎、胰腺炎、肝硬化、习惯性便秘、口臭症。⑥急慢性肾炎、肾萎缩、肾结石等病证而符合上述方证或病机者。

【验案】

1. 急性黄胆型肝炎

某男，17 岁，1986 年 10 月 3 日住院。患者半年前曾以急性乙肝住院治疗 1 月余好转出院。近 10 余日来皮肤巩膜黄染，乏力，纳呆，厌油食，右肋下隐痛。查肝功能：黄疸指数 17 单位，麝浊 14 单位，锌浊 20 单位，高田氏（+），转氨酶 317 单位，HBSAg1：128。入院后用能量合剂、维丙胺等，患者皮肤黄染加深，黄胆指数增为 35 单位，又加服茵陈蒿汤，效不显。入院后 23 天肝功：黄疸指数 90 单位，凡氏试验（+++），转氨酶 143 单位。尿三胆：胆红质弱阳性，尿胆原、尿胆素阳性。患者皮肤深度黄染，发痒，呈深橘色，乏力，纳呆，腹胀满，右肋下隐痛，舌质红，苔黄厚干燥，脉沉实有力。治以通腑泄热，疏肝除湿。处方：大黄 20g，板蓝根 20g，柴胡 9g，枳实 9g，白芍 9g，焦三仙 9g，厚朴 9g，草蔻 9g，车前子 9g，半夏 6g，茵陈 120g，金钱草 60g，焦山栀 9g，龙胆草 9g。服 6 剂后黄疸明显减退，每日大便 5～6 次，原方减大黄为 12g，又服 10 剂肝功复常，后用强肝丸治疗，痊愈出院。[姚广峰．以大柴胡汤加减治疗急性黄胆型肝炎 196 例．狭西中医，1989，10（5）：223]

2. **慢性胆囊炎伴胆结石症**

张某，女，71 岁，1991 年 3 月 5 日诊。患胆囊炎伴胆石症 13 年，时复发。近月来胁肋胀痛、拒按、引及肩背，纳呆，口苦，乏力，目黄，情志抑郁，便秘尿赤。体温 38.5℃。舌红苔黄腻，脉弦数。证属湿热型，治宜疏肝利胆，清热利湿止痛，拟基本方加金钱草 40g，海金沙 12g，虎杖 20g，茵陈 20g，栀子 12g。3 剂后症状改善，6 剂黄疸渐退，8 剂大便排出黄豆及芝麻大小结石 10 多枚。连服 12 剂，自觉症状及体症消失。

按：慢性胆囊炎伴胆石症，中医属"结胸""黄疸""胁痛"等范畴，肝胆气滞、湿热蕴结为基本病理改变。治宜疏肝泄胆，清利湿热。基本方中大黄、黄芩泻热利胆，柴胡、白芍疏肝缓急，枳壳、制半夏行气燥湿。再根据气滞或湿热证型不同，随证选加不同药物。[武喜龙．大柴胡汤加味治疗慢性胆囊炎伴胆结石症 126 例．安徽中医学院学报，1994，13（1）：28]

3. **胆石症**

袁某，女，36 岁，1998 年 10 月 2 日初诊。患胆囊炎、胆结石已 5 年，曾服多种药物效果不明显。查：右胁胀满疼痛，每因生气时症状加重，纳呆口苦，墨菲征阳性，舌质红，苔薄黄，脉弦。B 超提示：胆囊壁粗糙，厚度 0.4cm，囊内可见 2 个大小不等的光点，后方伴有声影，大的约 1.0cm×0.9cm。实验室检查：WBC 11.7×10^9/L，N 0.79。肝功检查无异常。西医诊断：胆囊炎合并结石；中医诊断：胁痛（肝气郁结型）。治宜疏肝解郁，清热溶石。方用加味大柴胡汤：柴胡 15g，黄芩 9g，大黄 6g，木香 6g，枳壳 9g，金钱草 15g，海金沙 9g，郁金 9g，当归 15g，川楝子 9g，白芍 9g，甘草 6g。日 1 剂，水煎服。服药 7 剂，食欲好转，右胁疼痛减轻，墨菲征已不明显，大便畅通。继服上方 1 个月，症状消失，B 超复查示：胆囊壁正常，胆汁回声良好，期间未见光团及声影。结石已排出。随访半年，未见复发。

按： 胆结石的病因主要是肝郁气滞，湿热交蒸，久经煎熬，结成砂石。然结石又可形成胆道阻塞，郁而化热，致使胆管炎症、水肿，故气郁湿热蕴结是形成结石的主要原因。治以疏利肝胆、溶石排石之法，使湿热得清，炎症消退，胆道疏通，胆汁分泌正常得以排泄，胆石则利于排出。方中柴胡、白芍疏肝解郁散结；半夏、枳壳、木香、大黄、黄芩清热通腑；金钱草、海金沙、郁金利湿清热溶石。诸药合用，共奏疏肝解郁、清热溶石之功。[陈保红. 加味大柴胡汤治疗胆石症 60 例疗效观察. 河南中医药学刊，2000，15（2）：34—35]

【方歌】 大柴胡汤枳夏芩，赤芍枣姜生锦纹，和解法中兼缓下，少阳未罢及阳明。

小柴胡汤（和解兼益气法）

【来源】 俞氏经验方，方载《伤寒论》。

【组成】 柴胡一钱（3g），姜半夏一钱（3g），东洋参（白肌人参）钱半（4.5g），清炙甘草六分（1.8g），黄芩一钱（3g），鲜生姜钱半（4.5g），红枣二钱（6g）。

【功效】 和解少阳。

【主治】 伤寒少阳证。往来寒热，胸胁苦满，嘿嘿不欲饮食，心烦喜呕，口苦，咽干，目眩，舌苔薄白，脉弦者；妇人伤寒，热入血室证，妇人中风，经水适断，寒热发作有时；疟疾、黄疸等内伤杂病所见少阳证者。

【解读】本小柴胡汤系俞氏经验方，宗《伤寒论》，为少阳证之代表方。足少阳胆经循胸布胁，位于太阳、阳明表里之间。伤寒邪犯少阳，病在半表半里，邪正相争，正胜欲拒邪出于表，邪胜欲入里并于阴，故往来寒热，是为本证之发热特点。邪在少阳，经气不利，郁而化热，胆火上炎，而致胸胁苦满、心烦、口苦、咽干、目眩。胆热犯胃，胃失和降，气逆于上，故默默不欲饮食而喜呕。邪未入里，故舌苔薄白；脉弦，为少阳病之主脉。妇人中风，初起有发热恶寒等症，数日后续得寒热发作有时，则与太阳中风寒热发作不定时不同。以其得病之初经已来，血海空虚，发病之后邪热乘虚而入，热与血结，故月经不当断而断，此为热入血室。寒热发作有时，亦为邪在少阳之征。而疟疾病，则见往来寒热；黄疸病，发病部位主要在肝胆，则见胸胁胀满、食欲不振、心烦呕恶，均属少阳病证。

【释方】小柴胡汤方中苦辛微寒入心包络、肝、三焦、胆经的柴胡为少阳专药，轻清升散，疏邪透表，而且重用，既能透达少阳之邪从外出而散，又能疏泄气机之郁滞，故为主药。苦寒入肺、胆、胃、大肠经的黄芩善清少阳相火，为辅药。柴胡之升散，得黄芩之降泄，两者配伍，共使邪热外透内清，从而达到和解少阳之目的。半夏、生姜和胃降逆止呕。生姜辛微温，既解半夏之毒，又助半夏和胃止呕，为佐药。佐以人参、大枣益气健脾，一者取其扶正以祛邪，一者取其益气以御邪内传，正气旺盛，则邪无内传之机。炙甘草助参、枣扶正，且又能调和诸药，为使药。诸药合用，以祛邪为主，兼顾正气，以少阳为主，兼和胃气。使邪气得解，枢机得利，胆胃和，则诸证自除。

【应用】癫痫、失眠、汗证、发热、咳嗽、呕吐、月经不调、痛经、经前便秘、经行吐衄、经行头痛等见上述方证或病机者。

【注意事项】阴虚血少者禁用。

【加减】①胸中烦而不呕者，为热聚于胸，去半夏、人参，加全瓜蒌。②渴者，为胆热伤津，去半夏，重用人参，加天花粉止渴生津。③肝气乘脾致腹中痛者，去黄芩，加芍药。④气滞瘀结的胁下痞硬者，去大枣，加牡蛎。⑤水气凌心之心下悸，小便不利者，去黄芩，加茯苓。⑥表邪仍在而外有微热，不渴者，去人参，加桂枝。⑦饮邪犯肺之咳者，去人参、大枣、生姜，加五味子、干姜。⑧妇女热入血室，寒热如疟，昼则安静，夜则发热妄语者，去生姜、大枣，加生地黄。⑨疟疾寒热往来，休作有时者，加常山、乌梅、槟榔、桃仁。

【新用】肝胆脾胃疾病：肝炎、胆囊炎、胆石症、肝硬化、慢性胃炎、胆汁反流性胃炎、十二指肠壅积、胃溃疡、小儿厌食、妊娠恶阻等属本证病机者。发热性疾病：感冒、流感、地方性斑疹伤寒、肠伤寒、扁桃体炎、麻疹、传染性单核细胞增多症、产后感染、经期感染等体质较弱，发热数日不退，或发热与恶寒交替出现，胸胁苦满，舌苔白，辨证属少阳证者。泌尿系统疾病：急性肾盂肾炎、膀胱炎、尿道炎、淋巴结炎、中耳炎、急性乳腺炎、乳腺小叶增生、睾丸炎等属少阳证者。免疫功能低下或紊乱的疾病：红斑性狼疮、艾滋病、肿瘤术后或放化疗期间等发热不退，口苦咽干，倦怠，食欲不振等符合上述方证者。

【方歌】小柴胡汤芩夏草，稍入洋参加姜枣，表邪退恐里气虚，和解方加益气妙。

柴胡四物汤（和解兼补血法）

【来源】《通俗伤寒论》，俞氏经验方。

【组成】柴胡钱半（4.5g），仙半夏一钱（3g），当归一钱

（3g），生白芍钱半（4.5g），黄芩钱半（4.5g），清炙甘草六分（1.8g），生地黄钱半（4.5g），川芎六分（1.8g）。

【功效】和解少阳，补血通络。

【主治】少阳证初病在气，久必入络，其血在将结未结之间，而寒热如疟，脚胁串痛，至夜尤甚者。

【解读】柴胡四物汤方证为少阳证初病。少阳证初病在气，久必入络，其血在将结未结之间，而寒热如疟，脚胁串痛，至夜尤甚者，陷入于足厥阴之肝络，以柴胡四物汤主之。

【释方】柴胡四物汤，何秀山说，若但据寒热现状，便投小柴胡原方，则人参、姜、枣温补助阳，反令血愈亏而热愈结，热结则表里闭固，内火益炽，立竭其阴而肝风内动矣。此方君以柴胡，入经和气，臣以川芎，入络和血，妙在佐以归、地、白芍之养血敛阴，使以半夏、甘草之辛甘化阳，庶几阴阳和，俾阴液外溢则汗出，而寒热胁痛自止矣。此为疏气和血，治妊妇寒热之良方。

【新用】产后发热、产褥热等符合方证或病机者。

【方歌】柴胡四物义何居，和解阴阳补血俱，夏草黄芩还并入，辛甘合化病能除。

加减小柴胡汤（和解兼通瘀法）

【来源】《通俗伤寒论》，俞氏经验方。

【组成】柴胡（鳖血拌）一钱（3g），光桃仁三钱（9g），当归钱半（4.5g），粉丹皮钱半（4.5g），酒炒黄芩一钱（3g），红花一钱（3g），生地黄钱半（4.5g），益元散（包煎）三钱（9g）。

【功效】和解通瘀。

【主治】妇人中风七八日，经水适断者，或热入血室，其血必结，寒热如疟，发作有时者。

【解读】加减小柴胡汤，《慈航集》卷下由柴胡、半夏、当归、秦艽、青皮、草蔻仁、独活、炒枳壳、甘草、煨姜、大枣组成，主治劳倦受寒停滞而为劳疟，初病恶寒甚，热亦甚，周身骨节酸痛。《医学心悟》卷三也有一方加减小柴胡汤，由柴胡、秦艽、赤芍、甘草、陈皮、生姜、桑枝组成，主治疟疾。本加减小柴胡汤用于妇人中风七八日，经水适断者，此为热入血室，其血必结，寒热如疟，发作有时。何廉臣说："叶天士先生曰：妇人经水适来适断，邪陷血室，仲景立小柴胡汤，提出所陷热邪，用参、枣扶胃气，以冲脉隶属阳明也。此唯虚者为合治。"故俞氏从小柴胡汤出入，有和解兼通瘀之效。

【释方】加减小柴胡汤君以柴胡、黄芩和解寒热，为主药。归尾、桃仁破其血结，为辅药。生地、丹皮凉血泄热，清解血中之伏火，为佐药。使以益元散滑窍导瘀，从前阴而出。此为和解寒热，治热结血室之良方。

【加减】何廉臣对本方运用实录：若热邪陷入，与血相结者，当从陶氏小柴胡汤去参、草、姜、枣，加生地、桃仁、楂肉、丹皮或犀角等。若本经血结自甚，必少腹满痛，身体重滞，两侧连胸背皆拘束不遂，每多谵语如狂，当从小柴胡汤去参、草、枣，加酒炒延胡、归尾、桃仁、制香附、枳壳等，祛邪通络，正合其病。而妇人经水适来适断，邪陷血室，仲景立小柴胡汤，提出所陷热邪，用参、枣扶胃气，以冲脉隶属阳明，此唯虚者为合治。往往延久，上逆心包，胸中痹痛，即陶氏所谓血结胸，王海藏出一桂枝红花汤加海蛤、桃仁，原为表里上下一齐尽解之理，甚为此方巧妙。加减应用，妙在活用。

【验案】

胆汁反流性胃炎

张某，男，40岁，1989年11月25日初诊。自述10天前因饮酒过度致脘胀痛，经中西医（药名不详）治疗罔效。刻下脘腹胀满疼痛伴纳差，呕吐苦水，便秘。诊见神疲，舌质红，苔腻，脉弦。胃镜报告：胃大弯侧有大量胆汁潴留，胃小弯处见 0.9 cm×0.9 cm 的溃疡，中央凹陷附苔，黏膜红白相间，胃窦部糜烂灶。诊断：胆汁反流性胃炎并胃溃疡。投以基本方加生大黄 10g（后下），乌贼骨 30g。水煎服，日 1 剂。2 剂后脘腹胀痛好转，饮食增进，再进 10 剂，诸症悉除，胃镜复查：胆汁潴留消失，黏膜光滑未见腐烂灶，溃疡面缩至 0.5 cm×0.5 cm，附薄白苔，嘱患者再服 10 剂，随访一直未发。

按：肝郁和气机升降失司是胆汁反流性胃炎的病理特点。加减小柴胡汤疏肝理气，燥湿健脾，协调升降。方中柴胡疏肝升阳，为主药；法半夏降逆和中，枳壳调理气机，为辅药；柴胡、枳壳一升一降，相得益彰，黄连、黄芩苦寒燥湿，茯苓、白术补益脾胃，共为佐药；法半夏配黄连、黄芩辛开苦降，有利于胃气下行，从而肝气得疏，脾气得健，升降有序，胆汁顺行其道。［吴恒中，王汉文．加减小柴胡汤治疗胆汁返流性胃炎 50 例．湖北中医杂志，1992，14（6）：12］

【方歌】方名加减小柴胡，芩丹归地桃红入，滑窍益元散并加，善治热邪陷血室。

柴胡羚角汤（和解偏重破结法）

【来源】《通俗伤寒论》，俞氏经验方。

【组成】柴胡（鳖血拌）钱半（4.5g），当归钱半（4.5g），杜红花一钱（3g），碧玉散（包煎）三钱（9g），羚角片（先煎）三钱（9g），桃仁六分（1.8g），青皮钱半（4.5g），炮穿山甲钱半（4.5g），吉林人参一钱（3g），醋炒大黄三钱（9g），临服调入牛黄膏一钱（3g）。

【功效】和解破结。

【主治】妇人温病发热，经水适断，昼日明了，夜则谵语，甚则昏厥，舌干口臭，便闭溺短，热结血室，少阳内陷阳明、厥阴之危候。

【解读】柴胡羚角汤方证系妇人温病发热，经水适断，昼日明了，夜则谵语，甚则昏厥，舌干口臭，便闭溺短，为热结血室，少阳内陷阳明、厥阴之危候。何秀山说：外无向表之机，内无下行之势，是证之重而又重者。何廉臣认为，热入血室，当分经适来因受病而止、经适来受病而自行、经适断而受病三种，则实与虚自见。如经水适来，因热邪陷入而搏结不行者，必有瘀血，察其腰胁及少腹，有牵引作痛拒按者，必以清热消瘀为治；如因邪热传营，逼血妄行，致经水未当期而至者，必有身热、烦躁、不卧等证，治宜凉血以安营；如经水适断而受邪者，经行已净，则血室空虚，邪必乘虚而陷，治宜养营以清热；如伏邪病发，而经水自行者，不必治经水，但治其伏邪，而病自愈。临证必须询其经期，以杜热入血室。

【释方】柴胡羚角汤方中鳖血、柴胡入经达气，入络利血，提出少阳之陷邪，羚角解热清肝，起阴提神，为主药；归尾、桃仁破其血结，青皮下其冲气，为辅药；佐以穿山甲、碧玉散、炒生军，直达瘀结之处以攻其坚，引血室之结热一从前阴而出，一从后阴而出；妙在人参大补元气，以协诸药而神其用，配伍牛黄膏清醒神识，并为佐使药。诸药相配，既和解阴阳，又可大破血结，以专治谵语如狂之证。何秀山说此方为和解阴阳，大破血结，背城一战之要方。

【应用】徐荣斋先生历时11年重订《通俗伤寒论》，为妇科大家，对柴胡羚角汤所按透彻。程钟龄说："伤寒在表者可汗，在里者可下，其在半表半里者，惟有和之一法焉。"仲景用小柴

胡汤加减是已。然有当和不和误人者，有不当和而和以误人者，
有当和而和，而不知寒热之多寡，禀质之虚实，脏腑之燥湿，邪
气之兼并以误人者，是不可不辨也。夫病当耳聋胁痛、寒热往来
之际，应用柴胡汤和解之，而或以麻黄桂枝发表，误矣。或以大
黄芒硝攻里，则尤误矣。又或因其胸满胁痛而吐之，则亦误矣。
盖病在少阳，有三禁焉，汗吐下是也。且非惟汗吐下有所当禁，
即舍此三法，而妄用他药，均为无益而反有害。古人有言："少
阳胆为清净之府，无出入之路，只有和解一法；柴胡一方，最为
切当。"何其所见明确，而立法精微，其至此乎！此所谓当和而
和者也。然亦有不当和而和者，如病邪在表，未入少阳，误用柴
胡，谓之引贼入门，轻则为疟，重则传入心包，渐变神昏不语之
候。亦有邪已入里，燥渴谵语，诸症丛集，而医者仅以柴胡汤治
之，则病不解。至于内伤劳倦，内伤饮食，气虚血虚，痈肿瘀血
诸症，皆令寒热往来，似疟非疟，均非柴胡汤所能去者。若不辨
明证候，切实用药，而借此平稳之法，巧为藏拙，误人匪浅！所
谓不当和而和者此也。然亦有当和而和，而不知寒热之多寡者，
何也？夫伤寒之邪在表为寒，在里为热，在半表半里，则为寒热
交界之所。然有偏于表者则寒多，偏于里者则热多，而用药须与
之相称，庶阴阳和平，而邪气顿解。否则寒多而益其寒，热多而
助其热，药既不平，病益增剧，此非不和也，知和而不得寒热多
寡之宜者也。然又有当和而和，而不知禀质之虚实者，何也？夫
客邪在表，譬如贼甫入门，岂敢遂登吾堂而入吾室，必窥其堂奥
空虚，乃乘隙而进，是以小柴胡用人参者，所以补正气，使正气
旺则邪无所容，自然得汗而解。亦有表邪失汗，腠理致密，贼无
出路，由此而传入少阳，热气渐盛，此不关本气之虚，故有不用
人参而和解自愈者，是知病有虚实，法在变通，不可误也。然又
有当和而和，而不知脏腑之燥湿者，何也？如病在少阳而口不

渴，大便如常，是津液未伤，清润之药不宜太过，而半夏、生姜皆可用也；若口大渴，大便渐结，是邪气将入于阴，津液渐少，则辛燥之药可除，而花粉、瓜蒌有必用矣。所谓脏腑有燥湿之不同者此也。然又有当和而和，而不知邪之兼并者，何也？假如邪在少阳，而太阳阳明症未罢，是少阳兼表邪也，小柴胡中须兼表药，仲景有柴胡加桂枝之例矣。又如邪在少阳兼里热，则便闭谵语燥渴之症生，小柴胡中须兼里药，仲景有柴胡加芒硝之例矣。又三阳合病，合目则汗，面垢谵语遗尿者，用白虎汤和解之。盖三阳同病，必连胃腑，故以辛凉之药内清本腑，外彻肌肤，令三经之邪一同解散，是又专以清剂为和矣。所谓邪有兼并者，此也。由是推之，有清而和者，有温而和者，有消而和者，有补而和者，有燥而和者，有润而和者，有兼表而和者，有兼攻而和者，和之义则一，而和之法变化无穷焉。

【方歌】柴胡羚角归桃红，膏皮碧玉穿山集，人参锦纹牛黄膏，此方和解兼破结。

第三节　攻 下 剂

攻下，亦称下法。下法是通过荡涤肠胃，泻出肠中积滞或积水、虾血，使停留于肠胃的宿食、燥屎、冷积、瘀血、痰结、停水等有形实邪从下窍而出，以祛邪除病的一种治疗方法。属于"八法"中的下法。

凡以攻下泄浊药为主组成的，具泻下通便作用，主治宿食、积滞壅结于肠胃，症见大便秘结，脘腹胀硬痛的方剂，为攻下（泻下）剂。其证属实，发病部位在里偏下。故"六腑以通为用"。

攻下（泻下）剂的临床应用早在《素问·至真要大论》就有记载："其下者，引而亡竭之"，"中满者，泻之于内"。《伤寒论》有"伤寒六七日，目不了了，睛不和，无表里证，大便难，身微热者，此为实。急下之，宜大承气汤。"张从正善用汗、吐、下三法，认为："凡宿食在胃脘，皆可下之；则三部脉平，若心下按之而硬满者，犹宜下之……若杂病腹中满痛不止者，此为内实也。"《金匮要略》说："痛而腹满者，按之不痛为虚，痛者为实。"《难经》也说："痛者为实，腹中满痛，里壅为实，故可下之，不计杂病伤寒，皆宜急下之。"由于积滞有寒、热之分，病情有急、缓之别，因此下法又有寒下、温下、润泻的不同。俞氏经验方有峻下大肠结热的大承气汤、直下小肠结热的小承气汤、峻下三焦毒火的解毒承气汤、清下胃腑结热的白虎承气汤、缓下胃腑结热的调胃承气汤、急下肠中瘀热的桃仁承气汤、缓下脾脏结热的三仁承气汤、攻里兼和解的柴芩清膈煎、急下停饮的蠲饮万灵汤、润燥兼下结热的养荣承气汤、增液润肠兼调气的张氏济川煎、心与小肠并治的犀连承气汤等。热结旁流也用下法，以导涤肠胃。

绍派伤寒寒温成一统，对下法尤为重视，尤其对于温病之危重证，以下法急救。吴瑭在《温病条辨·中焦篇》中说："在温疫为内发伏邪，脉厥体厥，乃阳郁热极，气道壅闭之危候，自宜大承气汤急下存阴。"泻下通便的同时，热邪亦从下窍排出体外，致使"邪有出路"；由于热邪极易伤阴，阴液耗竭，以"急下"之"釜底抽薪"，则可达"存阴"之目的。俞根初攻下类的经验方，正好也说明了这一点。

调胃承气汤（缓下胃腑结热法）

【来源】《通俗伤寒论》，俞氏经验方。

【组成】生大黄（酒浸）一钱（3g），清炙草五分（1.5g），鲜生姜六分（1.8g），元明粉五分（1.5g），大红枣四枚。

【功效】缓下胃腑结热。

【主治】阳明病胃肠燥热。阳明腑实证，大便秘结，蒸蒸发热，濈然汗出，口渴心烦，或腹中胀满，或为谵语，舌苔正黄，脉滑数者；肠胃热盛而致发斑吐衄，口齿咽喉肿痛者。

【解读】关于本调胃承气汤，邹澍云谓：其所以名"调胃承气"，其承气之功皆在于大黄。本方与小承气汤相比，泻下导滞之方弱，尤适于症轻而体弱者。由于本方能调和肠胃，承顺胃气，驱除肠胃积热，使胃气得和，气机相接，从而诸证蠲除，故名"调胃承气汤"。但本方又别于《伤寒论》调胃承气汤，俞根初乃用大承气汤去枳实、川朴加甘草、红枣而成，为治阳明腑实证的缓剂。热蒸于里，气蒸于外，故蒸蒸发热，濈然汗出；胃家实热上扰，故口渴心烦；燥热内结，气滞不畅，则腹痛胀满，大便秘结。其病机主要为燥热内结，而胀满之证亦是由内结所致。

【释方】方中仅用大黄、芒硝以泻热结，配以甘草，缓中调胃，使泄下正气不伤。诸药合用，共奏泄下燥实、调和胃气之功。何秀山说："调胃者，调和胃气也。"大黄虽为荡涤胃肠之君药，而用酒浸，佐甘草者，一借酒性上升，一借炙草甘缓，皆以缓大黄之下性。然犹恐其随元明粉咸润直下，故又使以姜、枣之辛甘，助胃中升发之气。元明粉之分量减半于大黄，合而为节节弥留之法，否则大黄随急性之元明粉一直攻下，而无恋膈生津之用，何谓"调胃"耶？此为阳明燥热初结胃腑之良方。

【应用】本方通用于阳明燥热结实，或大便燥坚，痞满不甚，或腑实重症下后邪热宿垢未尽者。此方有两种服法：一是用温药复阳后致胃热谵语，取"少少温服之"；二是用于阳明实热之证，取其泻热和胃，用"温顿服"之法。目前一般多采用后法。

【新用】胆道疾病、急性胰腺炎、胆囊炎、单纯性肠梗阻、细菌性痢疾、结肠炎、糖尿病、产后癃闭及流行性出血热、肺炎、扁桃体炎等符合方证或病机者。

【验案】

非典型热结旁流案

男，68岁，1998年3月15日就诊。主诉：腹泻纯稀水便伴腹痛5天。患者10天前发热，38～39℃，伴恶寒、身痛、咳嗽等症，某医院按感冒治疗（具体用药不详），延5日，虽发热、身痛、咳嗽消失，但出现腹泻，泻下稀水，伴有腹痛，遂按肠炎治疗，未效而来就诊。时下症：腹泻，纯稀水便，日行3～4次，腹痛隐隐，不思饮食，舌黯淡，苔薄黄，脉沉。查：左脐周轻度压痛，无腹肌紧张及反跳痛。考虑或系先前治疗过用寒凉，斫伤脾胃，遂诊为：脾虚泄泻。遣方参苓白术散加减：党参15g，白术10g，薏苡仁20g，白扁豆15g，茯苓15g，山药10g，陈皮10g，黄芪15g，泽泻10g，厚朴10g，葛根10g，甘草3g。3剂后，症状并未改观，思应是辨证失误，再细询病史，揣摩再三，虑或有实邪作祟，姑且投石问路，予调胃承气汤：大黄10g，芒硝20g，甘草3g。1剂，嘱患者务必复诊。次日，患者满面春风，言服药后肠中雷鸣，旋即泻下粪块数枚，状如羊屎，恶臭无比，诸症遂消，病瘥，始恍然大悟，此热结旁流之证也。

按：患者初病，恰逢三月，叶桂言"春月受风，其气已温"。病邪外袭肺卫，卫气郁于内而生热，郁则不能行外以"温分肉"，肌表失于温煦，故发热、恶寒并见；肌表经络受邪，经气往来不利则身痛不舒；咳嗽自为肺卫受邪，肺失宣降之象。此乃邪袭肺卫证，当用银翘、桑菊之属宣肺泻热，驱邪外出。推前治未能开门逐寇，反闭户留贼，邪气内陷，肺失宣降，其合大肠传导失司，谷反为滞，积滞与内传邪热搏结，终成燥屎，内阻胃肠，粪水自旁而下，形成热结旁流证。典型症状应为：
日晡潮热，时有谵语，腹满胀痛拒按，下利纯稀水，苔黄燥，
脉沉有力等。而本病例并非典型，既无发热谵语，又仅见腹痛
不著，压痛轻微，是以余首诊见稀便，误认脾虚见症，取参苓
白术散以健脾止泻，无效后试投调胃承气汤，燥屎得下。何以
该病例大异于常？盖患者年近七旬，天癸早竭，肾阳已亏，而
燥屎内阻，扰乱气机，气乱于下则传导失司，肠中津液不留，
下出成泄；气乱于上则腹痛、不思饮食，饮食不入则脾胃尤损。
此先后天之本俱损，先天之本损则启动不行，营气无源；后灭
之本损则精微难生，卫气不充，正气渐衰，难以奋起拒邪。邪
结肠中，亦难透发于外，故热不生。日晡阳明经气旺盛，热稍
起即随"旁流"而出，是以热不现、神不昏，至于腹痛隐隐，
亦为病胜形，像不应内之战。"大实有羸状，至虚有盛候"，此
之谓欤。[苏奎国，安潇，董锡玑．非典型热结旁流案．山东中
医杂志，2000，19（9）：566—567]

【方歌】调胃承气酒漫黄，元明性急草先防，再加姜枣甘辛
味，恋膈生津缓下方。

小承气汤（直下小肠结热法）

【来源】《通俗伤寒论》，俞氏经验方。

【组成】生大黄（酒洗）三钱（9g），枳实二钱（6g），厚朴
一钱（3g）。

【功效】泻热通便，消胀除满。

【主治】阳明腑实之轻证。谵语潮热，大便秘结，胸腹痞满，
舌苔黄，脉滑数者。痢疾初起，腹中疞痛，或脘腹胀满，里急后
重者。

【解读】《医方考》曰：邪在上焦则作满，邪在中焦则作胀，

胃中实则作潮热，阳乘于心则狂，热干胃口则喘。枳、朴去上焦之痞满，大黄荡胃中之实热。此其里证虽成，病未危急，痞、满、燥、实、坚犹未全俱，以是方主之，则气亦顺矣，故曰小承气。《伤寒论》之小承气汤，由大黄、厚朴、枳实组成，有轻下热结之功。治阳明腑实轻证。证见谵语潮热，大便秘结，胸腹痞满，舌苔老黄，脉滑而疾；或痢疾初起，腹中胀痛，里急后重者。俞氏宗仲景之法，小承气汤不用芒硝，且三味同煎，枳、朴用量亦减，故攻下之力较轻，称为"轻下剂"。方中大黄泻热通便，厚朴行气散满，枳实破气消痞。诸药合用，可以轻下热结，除满消痞。本小承气汤乃俞氏经验方，即大承气去芒硝，减枳、朴之量而成，为治阳明腑实证之轻剂。用于肠胃积滞与热邪相搏，津伤肠燥，腑气不通出现的脘腹痞满、大便秘结；浊气上攻，心神被扰，而发的谵语。其腑实证虽具，而证势轻缓。

【释方】何秀山说："方中用泻下实热的大黄，虽腑实而肠中燥结不甚，故不用润燥软坚之芒硝。因痞满程度较轻，所以枳实、厚朴之用量亦较大承气汤为少。三药合用，共奏泻热通便、消胀除满之功，为轻下热结之良方。"《伤寒附翼》说："夫诸病皆因于气，秽物之不去，由于气之不顺，故攻积之剂必用行气之药以主之，亢则害，承乃制，此承气之所由。又病去而元气不伤，此承气之义也；大黄倍厚朴，是气药为臣，名小承气。味少、性缓、制小，其服欲微和胃气也，故名曰小。三物同煎，不分次第，而服只四合，此求地道之通，故不用芒消之峻，且远于大黄之锐矣，故称为微和之剂。"《古方选注》也说："承气者，以下承上也，取法乎地，盖地以受制为资生之道，故胃以酸苦为涌泄之机。若阳明腑实，燥屎不行，地道失矣，乃用制法以去其实。大黄制厚朴，苦胜辛也，厚朴制枳实，辛胜酸也。酸以胜胃气之实，苦以化小肠之糟粕，辛以开大肠之秘结，燥屎去，地道通，阴气承，故曰承气。独治胃实，故曰小。"

【应用】本小承气汤主要针对痞、满、实之阳明腑实之轻证。仲景有云："微和胃气，与小承气汤。"可见本方功能仅在轻下而已。

【加减】①热结旁流（热邪传入少阴，逼迫津水注为自利，质清而无赤黄相兼）者，加川连。②中风入腑，邪气内实，热势极盛，二便不通，及阳明发狂谵语者，加羌活。取羌活以化风，厚朴、大黄以化滞，枳实以化痰，故称三化汤。

【新用】急慢性胃炎、胃切除术后排空延迟症、急性阑尾炎、胆囊炎、慢性肝炎、肠梗阻轻症、急性肺炎、肺心病急性发作、慢性肾炎、手术后肠麻痹、细菌性痢疾、高脂血症等符合方证或病机者。

【方歌】小承气汤酒洗军，佐以枳实达幽门，火腑非苦难通下，川朴加之合奏功。

大承气汤（峻下大肠结热法）

【来源】《通俗伤寒论》，俞氏经验方。

【组成】元明粉三钱（9g），生大黄四钱（12g），枳实二钱（6g），厚朴一钱（3g）。

【功效】峻下热结，消胀除满。

【主治】阳明实热痉病。症见壮热汗多，心烦口渴饮冷，项背反张，卧不着席，四肢挛急，口噤齘齿，胸腹满胀，大便秘结，小便短赤，舌苔黄厚而干，或绕脐痛，拒按，舌苔干黄或焦燥起芒刺，脉沉迟，或迟而滑，或沉实有力。热结旁流，下利清水，色纯青，臭秽难闻，脐腹疼痛，按之坚硬有块，口舌干燥，脉滑数。里热实证之热厥，痉病或狂。

【解读】大承气汤方证在《伤寒论》中主治阳明腑实证。其邪传阳明之腑，入里化热，与肠中燥屎相结而成里热实证。前人将其归纳为"痞、满、燥、实"四字。由于实热与积滞互结，浊气填塞，腑气不通，故大便秘结，频转矢气，脘腹痞满疼痛；里热消灼津液，糟粕结聚，燥粪积于肠中，故出现腹痛硬满而拒按；邪热盛于里，上扰心神，故现谵语；四肢禀气于阳明，阳明里热炽盛，蒸迫津液外泄，则手足濈然汗出；热盛伤津，燥实内结，舌苔黄燥，甚或焦黑起刺，脉沉实。或里热炽盛，燥屎结于肠中不得出，但自利清水，色青而臭秽不可闻，并见脐腹部疼痛，按之坚硬有块；热灼津液，阴精大伤，不能上承，故口燥咽干，舌苔焦黄燥裂。如实热积滞闭阻于内，阳气受遏，不得达于四肢，则出现热厥之症；热盛于里，阴液大伤，筋脉失养，又可出现抽搐，甚至胸满口噤，卧不著席，脚挛急之痉病；如邪热内扰，则见神昏至发狂。本大承气汤为俞氏之经验方，取峻下大肠结热之法。

【释方】何秀山认为，大肠与胃同为燥金之腑，《易》曰："燥万物者莫熯乎火。"燥非润不降，火非苦不泻，故君以元明粉润燥软坚，生川军荡实泻火，臣以枳实去痞，厚朴泄满，合而为痞满燥实坚、大肠实火之良方。何廉臣说，唐容川曰：三承气汤不但药力有轻重之分，而其主治亦各有部位之别。故调胃承气汤，仲景提出"心烦"二字，以见胃络通于心，而调胃承气是在治胃燥也，故以大黄、芒硝泻热润燥，合之甘草，使药力缓缓留中以去胃热，故名调胃也。大承气汤，仲景提出"大便已硬"四字，是专指大肠而言，大肠居下，药力欲其直达，不欲其留于中宫，故不用甘草。大肠与胃同禀燥气，故同用硝、黄以润降其燥，用枳、朴者，取木气疏泄，助其速降也。若小承气汤，则重在小肠，故仲景提出"腹大满"三字为眼目，盖小肠正当大腹之内，小肠通身接连"油网"，"油"是脾所司，"膜网"上连肝系，肝气下行，则疏泄脾土，而膏油滑利，肝属木，故枳、朴秉木气者，能疏利脾土，使油膜之气下达小肠而出也；又用大黄归于脾土者，泻膏油与肠中之实热，此小承气所以重在小肠也；其不用芒硝，以小肠不秉燥气，故不取硝之威润。至大承气亦用枳、朴者，以肝木之气从油膜下接大肠，《内经》所谓"肝与大肠通"也。并说三承气汤，药力皆当从胃中过，从大肠而去，但其命意，则各有区别，用者当审处焉。大承气汤为阳明腑实证，其邪传阳明之腑，入里化热，与肠中燥屎相结而成里热实证，实热盛而津液大伤。方中大黄泻热通便，荡涤肠胃，为主药；芒硝助大黄泻热通便，并能软坚润燥，为辅药。二药相须为用，峻下热结之力甚强。积滞内阻，则腑气不通，故用厚朴、枳实行气散结，消痞除满，并助芒硝、大黄推荡积滞以加速热结之排泄，共为佐使药。诸药合用，共奏峻下热结之功。

【加减】①若兼气虚者，加人参。②阴津不足者，加玄参、生地等。

【新用】①急性单纯性肠梗阻、粘连性肠梗阻、蛔虫性肠梗阻、急性胆囊炎、急性胰腺炎、幽门梗阻等胃肠急腹症以发热、呕吐、腹痛、便秘为主要表现者。②某些感染性疾病如乙型脑炎、重症肝炎、伤寒、副伤寒、急性细菌性痢疾、感染性中毒性休克等病程中出现高热、谵语，神昏谵语，惊厥，发狂而见大便不通，苔黄脉实者。③泌尿系统疾病如急慢性肾功能衰竭、尿路结石合并感染等热毒湿浊壅盛者，及流行性出血热的急性肾功能衰竭。④呼吸系统疾病如肺炎等急性肺部感染患者，喘促常伴腹胀、便秘等症。⑤神经系统疾病如急性缺血性脑血管病及高血压、高脂血症、心肌梗死等属风痰上扰，痰热腑实者。

⑥皮质醇增多症，急、慢性铅中毒，精神分裂症等属里热（毒）实证者。

【方歌】大承气汤原峻剂，君以元明合锦纹，枳朴为臣除痞满，须知急下可存津。

三仁承气汤（缓下脾脏结热法）

【来源】《通俗伤寒论》，俞氏经验方。

【组成】麻仁（炒香）三钱（9g），松子仁（研透）三钱（9g），枳实钱半（4.5g），大腹皮（炒香）二钱（6g），光杏仁（炒香）三钱（9g），生大黄（蜜炙）一钱（3g），木香五分（1.5g），猪胰（略炒）一钱（3g）。

【功效】扶正通腑，攻补兼施。

【主治】胆火炽盛，烁胃熏脾，胃中燥者。

【解读】三仁承气汤取缓下脾脏结热之法，用于胆火炽盛，烁胃熏脾，胃中燥者。何秀山说：脾与胃以膜相连。膜者脂膜也，上济胃阴，下滋肠液，皆脾所司。若发汗利小便太过，则胆火炽盛，烁胃熏脾，胃中燥而烦实，实则大便难，其脾为约，约则脾之脂膜枯缩矣。

【释方】方中君以麻、杏、松仁等多脂而香之物，濡油脾约，以滋胃燥；然胃热不去，则胆火仍炽，又必臣以生军、枳实，去胃热以清胆火，所谓釜底抽薪是也；佐以油木香、大腹皮者，以脾气喜焦香，而油木香则滑利脂膜，脾络喜疏通，而大腹皮又能直达脾膜也；妙在使以猪胰，善去油腻而助消化，以洗涤肠中垢浊。故此方为胃燥脾约，液枯便闭之良方，具有扶正通腑、攻补兼施之效。

【应用】用于肺热日久，正虚邪实的大便秘结，满腹胀痛，神倦乏力，口渴欲饮者；胃燥脾约，液枯便秘者。

【新用】老年性便秘、习惯性便秘、热病后大便秘结等符合方证或病机者。

【方歌】三仁承气松麻杏，军枳腹皮油水香，方用猪胰资洗涤，不使垢浊稍留肠。

陷胸承气汤（肺与大肠并治法）

【来源】《通俗伤寒论》，俞氏经验方。

【组成】瓜蒌仁（杵）六钱（18g），枳实钱半（4.5g），生大黄二钱（6g），制半夏三钱（9g），川连钱半（4.5g），风化硝钱半（4.5g）。

【功效】开肺通肠。

【主治】肺胃合病的痰火，外感伤寒；肺伏痰火，肺气上逆，咯痰黄厚，或白而黏，胸膈满痛，神昏谵语，腹满胀疼，便闭尿涩，舌苔黄滑，扪之糙手，脉右滑数而实，甚则两寸沉伏。

【解读】陷胸承气汤取肺与大肠并治之法，用于太阴阳明证。其人素有痰火，外感伤寒，一转阳明，肺气上逆，咯痰黄厚，或白而黏，胸膈满痛，神昏谵语，腹满胀疼，便闭尿涩，舌苔黄滑，扪之糙手，脉右滑数而实，甚则两寸沉伏。此为肺中痰火与胃中热结之证。

【释方】太阴阳明，肺与大肠合病。肺伏痰火，则胸膈痞满而痛，甚则神昏谵语；肺气失降，则大肠之气亦痹，肠痹则腹满便闭。方中以蒌仁、半夏辛滑开降，善能宽胸启膈，为主药；取枳实、川连为辅药，苦辛通降，善能消痞泄满；然下既不通，必壅乎上，又以芒硝、大黄为佐药，咸苦达下，使痰火一齐通解。故为开肺通肠、痰火结闭之良方。

【方歌】陷胸承气蒌仁枳，连夏生军风化硝，痰火中停胸痞满，苦咸直达一齐消。

犀连承气汤（心与小肠并治法）

【来源】《通俗伤寒论》，俞氏经验方。

【组成】犀角汁（冲）钱半（4.5g），川黄连钱半（4.5g），枳实钱半（4.5g），鲜地黄汁（冲）一两（30g），生大黄三钱（9g），真金汁（冲）一两（30g）。

【功效】泻心通肠，清火逐毒。

【主治】厥阴阳明之证。肝风未息，神识时清时昏，二便不通，舌卷囊缩，少腹热痛不能暂忍者。

【解读】犀连承气汤取心与小肠并治之法，主治热结在腑，上蒸心包。心与小肠相表里，热结在腑，上蒸心包，出现神昏谵语，甚则不语如尸，即人们俗称的蒙闭证。便通者宜芳香开窍，以通神明。若便秘而妄开之，势必将小肠结热一齐送入心窍，是开门揖盗。

【释方】方中以大黄、黄连味苦泄热，凉泻心、小肠之火；以犀、地二汁通心神而救心阴，为辅药；佐以枳实，直达小肠幽门，俾心与小肠之火作速通降之用。然后火盛者心必有毒，又必使以金汁润肠解毒。故此为泻心通肠、清火逐毒之良方。

黄金入药，由来已久，多以金箔入药，但现今少用。查金箔效用，据《本草蒙筌》记载："除邪杀毒，祛热驱烦，安魂魄，养精神，坚骨髓，和血脉，禁癫狂疾走，止惊悸风痛，幼科药作锭丸，必资此以为衣饰。"《本草再新》谓："舒肝气，定心智，安魂魄，资肾水。"《圣济总录》有金箔煎，用金箔100多片，以治风邪发狂；《证治准绳》金箔丸用金箔200片，治心脏风邪，恍惚狂言，意志不定之证。今人董汉良主任医师用单方（灯心草一束，金戒指一只，水煎服）治日夜怕死，惊恐不宁一老妇人，达到重镇安神之作用而愈。黄金入药，是因其含微量元素之一的金元素，取其质重能降之意。

【新用】高热、重症肝炎、弥漫性血管内凝血、尿毒症、败血症等符合厥阴阳明之病证或病机者。

【方歌】犀连承气枳实黄，地汁还借金汁尝，小肠热结迷心窍，便秘断宜用此方。

白虎承气汤（清下胃腑结热法）

【来源】《通俗伤寒论》，俞氏经验方。

【组成】生石膏（细研）钱半（4.5g），生大黄三钱（9g），生甘草钱半（4.5g），白知母四钱（12g），元明粉二钱（6g），陈仓米（荷叶包）三钱（9g）。

【功效】清胃火，化燥热。

【主治】邪火壅闭，昏不识人，谵语发狂，大热大烦，大渴大汗，大便燥结，小便赤涩等症。

【解读】以白虎汤合调胃承气汤，名白虎承气汤，为清下胃腑结热之法。俞根初说：厥阴阳明有轻重危三证。轻者，其人素有肝气，病伤寒六七日，热陷在里，气上撞心，心中疼热，呕吐黄绿苦水，胸膈烦闷，气逆而喘，四肢微厥，腹满便闭，舌边紫，苔黄浊，脉右滑，左弦数。此厥阴气结，合阳明热结而成下证，仲景所谓厥应下之是也。法当苦辛通降，下气散结，六磨饮子去木香，加广郁金（三钱，磨汁）主之。重者，热陷尤深，四肢虽厥，指甲紫赤，胸胁烦满，神昏谵语，消渴恶热，大汗心烦，大便燥结，溲赤涩痛，舌苔老黄，甚则芒刺黑点，脉右滑大躁甚，左弦坚搏数。此厥阴火亢，合阳明热结而成下证，仲景所谓"脉滑而厥""厥深热亦深"也。法当清燥泻火，散结泄热，四逆散缓不济急，白虎承气汤加广郁金（三钱磨汁冲）润下之。

【释方】胃之支脉上络心脑，一有邪火壅闭，即堵其神明出入之窍，故可见昏不识人、谵语发狂、大热大烦、大渴大汗、大便燥结、小便赤涩等症。方中以白虎汤合调胃承气汤，一清胃经之燥热，一泻胃腑之实火，故此方为治胃火炽盛、液燥便闭之良方。

【应用】胃热化燥成实而兼见大便秘结者。

【方歌】白虎承气膏知米，锦纹甘草及元明，泻烦汗热证俱见，清下为宜效自呈。

桃仁承气汤（急下肠中瘀热法）

【来源】《通俗伤寒论》，俞氏经验方。

【组成】光桃仁（勿研）三钱（9g），五灵脂二钱（包）6g，生蒲黄钱半（4.5g），鲜生地二钱半（4.5g），生大黄（酒洗）二钱（6g），元明粉一钱（3g），生甘草六分（1.8g），犀角汁（冲）钱半（4.5g）。

【功效】破血逐瘀，清热润燥。

【主治】伤寒外证不解，热结膀胱，少腹胀满，大便结，小便自利，烦渴发热，及血瘀或产后恶露不下，少腹胀满疼痛或蓄血证。

【解读】《伤寒论》第106条指出："太阳病不解，热结膀胱，其人如狂，血自下，下者愈。外解已，但少腹急结者，乃可攻下，宜桃核承气汤。"本桃仁承气汤无桂枝，取急下肠中瘀热之法，具有荡热去实的功能，所加的桃仁能破蓄血，驱除血中结秘。

【释方】本方主治瘀热互结于下焦。下焦瘀热，热结血室，非速通其瘀，而热不得去。瘀热不去，势必上蒸心脑，蓄血如狂，或谵语；下烁肝肾，多见小腹串疼，带下如注，腰痛如折，病最危急。本桃仁承气汤乃原方去桂枝，合犀角地黄及失笑散，可谓是峻猛之剂，治急下肠中瘀热之证。《医方考》说："桃仁，润物也，能泽肠而滑血；大黄，行药也，能推陈而致新；芒硝，咸物也，能软坚而润燥；甘草，平剂也，能调胃而和中。"《古方选注》说："桃仁承气治太阳热结解而血复结于少阳枢纽间者，必攻血通阴，乃得阴气上承。大黄、芒硝、甘草本皆入血之品，必主之以桃仁，直达血所，攻其急结……"

【应用】用于下焦瘀热，热结血室，谵语如狂，小腹串痛，带下如注。

【方歌】桃仁承气即调胃，犀角地黄失笑同，三方合一颇峻猛，急证自宜用急攻。

解毒承气汤（峻下三焦毒火法）

【来源】《通俗伤寒论》，俞氏经验方。

【组成】银花三钱（9g），生山栀三钱（9g），川黄连一钱（3g），生黄柏一钱（9g），连翘三钱（9g），黄芩二钱（6g），枳实二钱（6g），生大黄三钱（9g），西瓜硝钱半（4.5g），金汁（冲）一两（30g），白头蚯蚓两支。先用雪水六碗，煮生绿豆二两，滚取清汁，代水煎药。

【功效】辟秽解毒，通腑泄热。

【主治】温病三焦大热，痞满燥实，谵语狂乱不识人，热结旁流，循衣摸床，舌卷囊缩，及瓜瓤疙瘩温，上为痈脓，下血如豚肝，厥逆，脉沉伏者。

【解读】解毒承气汤主治火毒炽盛，搏结肠腑，温病三焦大热，痞满燥实，谵语狂乱，不识人，热结旁流，循衣摸床，舌卷囊缩，及瓜瓤疙瘩温，上为痈脓，下血如豚肝，厥逆，脉沉伏者。何秀山云：疫必有毒，毒必传染，症无六经可辨，故喻嘉言从三焦立法，殊有卓识。在《伤寒温疫条辨》卷五，有同名解毒承气汤，由白僵蚕、蝉蜕、黄连、黄芩、黄柏、栀子、枳实、厚朴、大黄、芒硝而成。功能辟秽解毒，通腑泄热。主治温病三焦大热，痞满燥实。

【释方】解毒承气汤方中用银、翘、栀、芩轻清宣上，以解疫毒，喻氏所谓"升而逐之"也；黄连合枳实，善疏中焦，苦泄解毒，喻氏所谓"疏而逐之"也；黄柏、大黄、瓜硝、金汁咸苦达下，速攻其毒，喻氏所谓"决而逐之"也；即雪水、绿豆清，亦解火毒之良品，合而为泻火逐毒、三焦通治、升清降浊之良方。

【应用】用于火毒炽盛，搏结肠腑。身热不退，谵语狂乱，昏不识人，循衣摸床，腹硬满疼痛，大便秘结或热结旁流，小便赤涩，或有痈脓，舌卷囊缩，苔焦黄起刺，脉沉伏。

【方歌】解毒承气生军枳，芩连栀柏与银翘，瓜硝金汁白蚯蚓，绿豆清同雪水熬。

养荣承气汤（润燥兼下结热法）

【来源】俞氏经验方，载吴又可《温疫论》。

【组成】鲜生地一两（30g），生白芍二钱（6g），枳实钱半（4.5g），厚朴二钱（6g），当归三钱（9g），知母三钱（9g），生大黄一钱（3g）。

【功效】养荣润燥，攻下热结。

【主治】阳明热实，荣阴枯涸，大便燥结者。

【解读】养荣承气汤主治温病数下亡阴，里证仍在，并见热渴，热结液枯者。火郁便闭，不下则无以去其结热；液枯肠燥，不润则适以速其亡阴。

【释方】养荣承气汤方中以四物汤去川芎，重加知母，清养血液以滋燥，即所谓增水行舟；然徒增其液，而不解其结，则扬汤止沸，转身即干，故又以小承气去其结热。故此为火盛烁血，液枯便闭之良方。何廉臣说，吴鞠通重用细生地、元参、麦冬合调胃承气，增液承气汤从此方套出，皆为热结液枯，肠燥便闭而设。

【应用】用于阳明热，荣阴枯涸，大便燥结，病势尚缓者。

【方歌】养荣承气地芍归，参合小承加知母，液枯肠燥最为宜，方能解结兼滋补。

厚朴七物汤（攻里兼解表法）

【来源】俞氏经验方，载《金匮要略》。

【组成】厚朴二钱（6g），生大黄（酒浸）一钱（3g），鲜生姜一钱（3g），大红枣四枚，枳实钱半（4.5g），川桂枝钱半（4.5g），清炙甘草六分（1.8g）。

【功效】解肌散邪，清调肠胃。

【主治】太阳中风证与阳明热证相兼，见腹满气胀，或腹痛，大便硬，或不大便，饮食尚可，发热，恶风寒，汗出，脉浮数者。

【解读】风寒乘营卫虚弱而侵袭，营卫受邪而抗邪，阳明胃气不和，郁热内生，浊气内结，以此而演变为营卫不和，阳明浊热郁滞的病理病证。风寒侵袭，营卫受邪，正邪斗争，则发热；卫气抗邪而固护不及，则恶风寒；营卫虚弱，卫不守营，营阴外泄，则汗出；邪热侵扰，壅滞阳明气机，则腹满胀，腹痛；浊气不降，腑气不行，则大便硬或不大便。其治当解肌散邪，清调肠胃，然后营卫调和，阳明通降有序。故厚朴七物汤取攻里兼解表之法，为腹满而痛、大便不通者而设。

【释方】腹满胀而痛，大便不通为内实气滞之证，故方中厚朴行气消满，导滞下气；大黄泻热通便，通降浊气，疏气机以泄里实；肢冷身热，表邪未净，故佐桂枝汤去白芍之酸收，解表邪而和营卫。故此为太阳阳明攻里解表之良方。

【应用】治疗太阳病，发其汗，汗先出不彻，表邪未净，肢冷身热，微微恶风，腹满而痛，大便不通，舌苔浅黄薄腻，黄中带白，脉右洪数，左尚浮缓，胃中干燥，因转阳明，不更衣内实，大便难者。太阳伤寒证与阳明热证相兼者，慎用。

【加减】呕者，加半夏、陈皮，以降逆止呕；下利，去大黄；寒多者，加重生姜，或加附子以散寒温中；饮食不佳者，加麦芽、神曲以消食和胃；夹湿热者，加黄连、黄芩以清热燥湿。

【新用】习惯性便秘、痔疮、慢性结肠炎、慢性肠胃炎、胃及十二指肠溃疡、肠胃痉挛、幽门水肿以及肠胃型感冒、功能性消化不良等符合方证或病机者。

【方歌】厚朴七物枳实草，锦纹桂枝合姜枣，身热腹满便不通，此方攻里兼解表。

柴芩清膈煎（攻里兼和解法）

【来源】《通俗伤寒论》，俞氏经验方。

【组成】柴胡钱半（4.5g），生大黄（酒浸）钱半（4.5g），生枳壳钱半（4.5g），焦山栀六分（1.8g），淡黄芩二钱（6g），薄荷钱半（4.5g），苦桔梗一钱（3g），连翘二钱（6g），生甘草六分（1.8g），鲜淡竹叶钱半（4.5g）。

【功效】清宣攻里。

【主治】少阳阳明，热结膈中，膈上如焚，寒热如疟，热重寒轻，心烦懊恼，口苦而渴，大便不通，腹满而痛，舌赤苔黄，脉弦数者。

【解读】柴芩清膈煎为攻里兼和解之法，主治少阳表邪所致之证。少阳表邪内结膈中，膈上如焚，寒热如疟，心烦懊恼，大便不通，故治以凉膈散法。凉膈散，方名不下十首。医家各有所论：①《医方考》：黄芩、栀子，味苦而无气，故泻火于中；连翘、薄荷，味薄而气薄，故清热于上；大黄、芒硝，咸寒而味厚，故诸实皆泻；用甘草者，取其性缓而恋膈也；不作汤液而作散者，取其泥膈而成功于上也。②《医方集解》：此上中二焦泻火药也。热淫于内，治以咸寒，佐以苦甘，故以连翘、黄芩、竹叶、薄荷升散于上，而以大黄、芒硝之猛利推荡其中，使上升下行，而膈自清矣；用甘草、生蜜者，病在膈，甘以缓之也。③《张氏医通》：硝、黄得枳、朴之重着，则下热承之而顺下，得芩、栀、翘、薄之轻扬，则上热抑之而下清，此承气、凉膈之所攸分也；用甘草者，即调胃承气之义也；《局方》专主温热时行，故用竹叶。④《古方选注》：薄荷、黄芩，从肺散而凉之；甘草从肾清而凉之；连翘、山栀，从心之少阳苦而凉之；山栀、芒硝，从三焦与心包络泻而凉之；甘草、大黄，从脾缓而凉之；薄荷、黄芩，从胆升降而凉之；大黄、芒硝，从胃与大肠下而凉之。上则散之，中则苦之，下则行之，丝丝入扣，周遍诸经，庶几燎原之场，顷刻为清虚之腑。⑤《成方便读》：以大黄、芒硝之荡涤下行者，去其结而逐其热，然恐结邪虽去，尚有浮游之火散漫上中，故以黄芩、薄荷、竹叶清彻上中之火，连翘解散经络中之余火，栀子自上而下，引火邪屈曲下行，如是则有形无形、上下表里诸邪悉从解散。⑥《方剂学》：方中重用连翘清热解毒，配栀子、黄芩以清热泻火，又配薄荷、竹叶以清疏肺、胃、心胸之热；胃热伤津而腑实证尚未全具，不宜峻攻，方中芒硝、大黄与甘草、白蜜同用，既能缓和硝、黄之急下，更利于中焦热邪之清涤，又能解热毒、存胃津、润燥结，使火热之邪借阳明为出路，及俞氏的柴芩清膈煎主治少阳表邪之证，均体现了"以下为清"之法。

【释方】少阳表邪,内结膈中,膈上如焚,寒热如疟,心烦懊憹,大便不通,故方中以凉膈散为主药;生大黄领栀、芩之苦降,荡胃实以泄里热;佐以枳、桔,引荷、翘、甘、竹之辛凉,宣膈热以解表邪;妙在柴胡合黄芩,分解寒热。此为少阳阳明攻里清膈之良方。

【应用】用于少阳阳明,热结膈中,膈上如焚,寒热如疟,热重寒轻,心烦懊恼,口苦而渴,大便不通,腹满而痛,舌赤苔黄,脉右弦大而数,左弦数而搏者。

【方歌】柴芩清膈薄荷翘,栀桔生军枳壳标,引用生甘鲜竹叶,清宣攻里法兼操。

六磨饮子（下气通便法）

【来源】《通俗伤寒论》,俞氏经验方。

【组成】沉香一钱（3g）,槟榔一钱（3g）,枳实一钱（3g）,广木香一钱（3g）,台乌药一钱（3g）,生大黄一钱（3g）。各用原支,用开水各磨汁两匙,仍和开水一汤碗服。

【功效】破气宽中通便。

【主治】郁火伤中,痞满便秘而有热者。

【解读】六磨饮子,应从四磨汤说起。宋代医家严用和为治疗"七情伤感,上气喘息,妨闷不食"所拟四磨汤,始载于《济生方》卷二。斯方行气、降气、补气三法并用,不仅遣药配伍颇具特色,各药磨汁再煎的服药方法亦别具一格。《古今名医方论》卷二中王又原赞其曰:"四品气味俱厚,磨则取其味之全,煎则取其气之达,气味齐到,效如桴鼓矣。"本方原书未载用量,《医方集解》收录时增加了各药等分。后世医家在应用本方时常根据气滞之微甚酌情增损,其加减衍化方中亦有与本方齐名者。如

《不知医必要》卷四，将原方之人参易为党参，再加木香，诸药等分为末，每次二钱，淡姜汤送下，名"五磨饮"；原方减去人参，加木香、枳实，各药等分，白酒磨服，名"五磨饮子"，载录《医便》卷三；原方加枳壳、木香，磨汁服，名为"六磨饮"，载录《太平惠民和剂局方》。《证治要诀类方》卷二，称之"六磨汤"。上述方剂或增加行气药物的数量以加强理气之功，或减去人参而使之专行滞气，从而将本方广泛用于多种气滞、气逆证候。本六磨饮子，俞根初加用生大黄汁，则疏气滞，降实火，尤为得力。

【释方】六磨饮子主治气滞腹痛，大便秘涩而有热。胃为阳腑，宜通宜降，四磨汤行气降逆，宽胸散结。五磨饮子，行气降逆，为气郁上逆而设。功效顺气开郁，降逆调肝。主治肝郁气逆攻冲。平素忧思抑郁、善叹息、胸胁胀痛，突受情志刺激，或肝气侮肺而致喘，突然呼吸短促，息粗气憋，或肝气犯胃而呃逆连声，甚或气机逆乱，上壅心胸而气厥，突然昏倒，不省人事，呼吸气粗，或四肢厥冷。舌苔薄白，脉伏或沉弦。原治"七情郁结等气，或胀痛，或走注攻冲"。《医方考》移治"暴怒暴死者，名曰气厥"。

【应用】郁火伤中，痞满便秘而有热者。

【方歌】六磨饮用沉木香，锦纹乌药枳槟榔，各磨浓汁水和服，郁火伤中法最良。

枳实导滞汤（下滞通便法）

【来源】《通俗伤寒论》，俞氏经验方。

【组成】枳实二钱（6g），生大黄（酒洗）钱半（4.5g），山楂肉三钱（9g），槟榔钱半（4.5g），厚朴钱半（4.5g），川黄连六分（1.8g），六和曲三钱（9g），连翘钱半（4.5g），老紫草三钱（9g），细木通钱半（4.5g），生甘草六分（1.8g）。

【功效】 下滞通便。

【主治】 伤寒兼湿，湿遏化燥，内夹食滞，症见斑疹，不能速透，大便秘结者。

【解读】 枳实导滞汤为下滞通便之法，主治温病热症，结滞不下者。而同名枳实导滞汤为李杲所创，出自《内外伤辨惑论》卷下。从组成分析，张璐认为"此枳术丸合三黄汤而兼五苓之制，以祛湿热宿滞也。"若上溯其源，则以《金匮要略》枳术汤合泻心汤化裁而成。对其主治证，原书着重描述了气滞症状："伤湿热之物，不得施化，而作痞满，闷乱不安。"《中药制剂手册》记载其用于"脾胃湿热引起的胸满腹痛，消化不良，积滞泻泄，或下痢脓血，里急后重"。关于枳实导滞丸的组成变化，《医学正传》卷二增木香、槟榔两味，名为"木香导滞丸"，则行气消胀之功益著。另外，《张氏医通》卷十三将本方由丸剂易为汤剂，加生姜三片，名"枳实导滞汤"，主要取其效速之意。

【释方】 本枳实导滞汤主治温病热症，结滞不下者。何秀山释曰：凡治温病热症，往往急于清火，而忽于里滞，不知胃主肌肉，胃不宣化，肌肉无自而松，即极力凉解，反成冰伏。此方俞氏用小承气合川黄连、槟榔为君，苦辛通降，善导里滞；臣以山楂、六和曲疏中，连翘、紫草宣上，木通导下；佐以甘草和药。开者开，降者降，不透发而自透发。每见大便下后，而疹瘫齐发者，故为消积下滞、三焦并治之良方。

【验案】

1. 中毒性麻痹性肠梗阻

何某，男，50岁。1970年11月2日初诊。因饮食不洁、起居无常，1周前出现肠鸣腹痛，大便稀薄，挟有黏冻，日多次。因未能及时治疗，续之发热恶寒，腹部胀满疼痛，压之痛剧，肠鸣音消失。拟由中毒性麻痹性肠梗阻收入院。采取保守治疗，予胃肠减压、肛门排气、肌注新斯的明、抗生素等治疗，病情仍无缓解。会诊证见患者神疲气衰，呼吸急促，腹部高度膨胀，全腹压痛，血压下降，欲便不得出，间或水样便，挟有黏冻，时或呕吐，呻吟低沉。脉细数、舌苔薄黄腻。此乃饮食污秽，停留胃肠，湿热内生，壅塞肠道。治以消食化滞，清热化湿，畅中通腑。方选枳实导滞丸化裁：枳实、黄芩各 10g，大黄 8g，黄连、甘草各 6g，焦六曲、焦山楂、白术、茯苓、槟榔、莱菔子、山药、薏苡仁各 12g。服上药 3 剂，大便得通，便下甚多，旋即腹满胀减，已能进食稀粥，精神好转，肠鸣音恢复。舌苔薄、质淡，脉细弱。再拟健脾运中为主，佐以消食化滞，续服 6 剂而愈。

按：中毒性麻痹性肠梗阻是由于严重肠道感染造成肠道功能失常，使其处于麻痹状态，而致肠内容物通过障碍而梗阻，非因肠腔狭窄所致。本例因饮食不洁，起居无常，致食积不化，邪毒壅塞肠道而发病。正虚邪实之证，治当急下湿热积滞，畅通腑气，佐以健脾益气，用枳实导滞丸化裁治疗。待积去肠通之后，再拟健脾消食之法收功。

2. 结核性粘连性肠梗阻

石某，男，15 岁。1985 年 4 月 12 日初诊。患者 3 月前出现腹胀痛，大便秘结，经检查拟为结核性腹膜炎、粘连性肠梗阻入院。经抗痨、肛管排气、通便等治疗，腹痛便秘等症有所改善，但效果不佳。刻下腹部胀满疼痛，触之有揉面团感，可触及包块，大便 7 日未解，纳差泛恶，口干欲饮。舌苔黄腻，脉细滑。此乃邪热挟食阻于肠道，气机壅塞，腑气不通。治以清热化湿，消食化滞，理气通腑。方选枳实导滞丸加减：大黄、厚朴各 8g，枳实、黄连各 6g，黄芩、黄柏、大腹皮、丹参、郁金、六曲各

10g，莱菔子 12g，薏苡仁 15g。服 3 剂后，腹胀痛好转，大便仍未解，苔黄腻。乃宗上方加芒硝 8g，并将大黄加至 10g，续服 6 剂。药后大便已解，腹胀痛大减，纳谷增加，精神好转，苔转薄。上方去芒硝，再服 6 剂后诸症悉除，别无不适，嘱续带药 4 剂出院，作巩固治疗。

按：结核性腹膜炎合并粘连性肠梗阻是由于结核致使纤维组织增生，腹膜增厚，形成广泛的粘连，从而引起肠蠕动障碍，形成粘连性肠梗阻。中医辨证认为是由于湿热久蕴，气机不畅，以致气滞血瘀，不通则痛、胀、闭、呕等诸症悉现。本例病情也大致如此，故治用枳实导滞丸加减，重在清热通腑，活血理气，宣通闭阻，痛、胀、闭、呕诸症除而病获愈。

3. 蛔虫性肠梗阻

王某，男，74 岁。1992 年 12 月 27 日初诊。患者 4 天前突然腹痛剧烈，呕吐蛔虫 3 条，拟由蛔虫性肠梗阻收入院。入院后患者 3 天未大便，经过灌肠、肛管排气，腹胀痛稍有减轻，时而腹胀痛甚，辗转不安，纳差泛恶，腹胀可见肠型，大便不通。舌苔腻，脉结代。此乃食滞虫积阻滞肠道，气机不通，腑气壅塞。治以通腑化滞，兼以去虫安蛔。方选枳实导滞丸加减：枳实、连翘、厚朴各 10g，大黄、甘草各 6g，六曲、茯苓、槟榔、木香、乌梅、莱菔子各 12g，白术 15g。服 2 剂后，便下甚多，腹胀痛随之而减，唯有心烦不宁。上方去大黄、乌梅、白术，加焦山楂、焦麦芽、大腹皮各 12g，远志 8g，沉香 4g，服 2 剂而愈。

按：本例肠梗阻是虫积、食滞壅塞肠道，致使腑气不通。治当驱虫化滞，开通腑气。故用枳实导滞丸通腑导滞，再佐以乌梅、槟榔等杀虫安蛔除积，而使病愈。

4. 术后粘连性肠梗阻

潘某，男，44 岁。1991 年 11 月 18 日初诊。1 年前做过阑尾炎手术。6 天前突然腹痛而胀，辗转不安，经当地医院治疗，腹痛不见好转，来我院诊治。经检查拟由粘连性肠梗阻收入院治疗。经胃肠减压等，腹痛而胀，时轻时重，大便不通，时见肠型，邀中医会诊。症见：面黄消瘦，精神欠佳，腹脘胀满，时见肠型，疼痛难忍，大便不通，或通而不爽，夹有黏冻，间或呕吐，心烦不宁。舌苔腻，脉细弱。此乃湿热夹滞阻于胃肠，腑气不通，气机壅滞。治以清热化湿，通腑导滞。方选枳实导滞丸加减：枳实、大黄、黄芩、连翘、白术、厚朴、砂仁、香附各 10g，焦六曲、焦麦芽、茯苓、槟榔各 12g，甘草 6g。服药 3 剂，矢多便通，腹痛陡止，纳谷增加，痊愈出院。

按：本例粘连性肠梗阻是由于阑尾手术中损伤经脉气血脏腑，以致气血运行不畅，经脉痹阻，气机不利，加之饮食生冷，起居失常，致使食滞痰积阻于肠道，腑气不通，引起梗阻。故治用枳实导滞丸加减理气畅中，通腑消导，佐以健脾化湿，而获全功。[姚公树．枳实导滞丸治疗肠梗阻的体会．浙江中医杂志，1997，（3）：138—139]

5. 肛周湿疹

乔某，男，44 岁，2004 年 3 月 14 日初诊。肛周顽固瘙痒 20 余年。病起于 20 年前，冬夜暴食后受风寒而致。近 10 余年来逐年加重，夜不能寐，曾以肛周湿疹多方治疗，无明显效果。刻诊：面色晦滞，精神不安，肛周瘙痒难忍，夜不能寐，肛周皮肤增厚、潮湿，严重时烦躁，腹胀，畏寒，口疮频生，大便每日 2～3 次，黏滞不爽，舌绛，苔根部厚，脉沉而濡数。辨证属湿热停积肠道，久而伤及脾阳营阴。治以祛湿清热导滞，拟枳实导滞丸加减。药用：枳实、大黄（后下）各 10g，黄芩、黄连各 8g，干姜 5g，泽泻、云苓各 6g，厚朴、焦术、苦参各 9g，土茯苓 20g。3 剂，每日 1 剂，水煎服。连服 3 剂后瘙痒明显减轻，夜能稍瘥。继以上方党参 9g，生地 12g，白鲜皮 12g。加减进退 60 余剂，诸症渐愈。为防复发，予益气健脾养阴之丸药收功。

按：大肠者，传导之官。大肠湿热由脾胃虚弱、运化失司或暴饮暴食，导致大肠传导糟粕功能受损，酿湿生热。本例患者初因饮食不节，风寒侵袭，以致大肠食滞，生湿化热，病久湿热进而伤及脾阳营阴，故湿热生虫，下注肛周，见瘙痒、烦躁、口疮等湿热内停之症及舌绛、脘腹胀满、畏寒之正虚之症。本病湿重热轻，病情历久，宜先治致病之本湿热，缓调正气不足。以枳实导滞丸之大黄祛湿热积滞，予病邪以出路；以黄芩、黄连清热燥湿，枳实、厚朴行气，使湿浊得化；苦参、土茯苓去湿止痒；茯苓、泽泻淡渗利湿；焦术兼顾脾虚。本方虽初服小效，但湿性缠绵，湿热合邪如油入面，祛湿清热非一日之功，如图一时之快，反伤正气。故嘱其坚持服药 2 个多月，又以益气健脾养阴之丸药收功。

6. 腹痛

关某，男，37 岁，2004 年 5 月 22 日初诊。腹痛 3 年，近日因饮酒过度腹痛加重，故来就诊。诊见腹痛，大便黏腻臭秽异常，便后腹痛得减，每日 2～3 次，伴口臭，消食，善饥，舌暗红，苔黄腻，根部尤重，脉来滑数。证属湿热停滞大肠，治以祛湿清热导滞，予枳实导滞丸加味。药用：大黄（后下）、枳实、葛根各 12g，泽泻、云苓、焦槟榔、黄芩、黄连各 9g。每日 1 剂，水煎 150mL，早晚分服。服药期间严禁油腻与饮酒。5 剂后脘腹舒适，大便畅快，舌根腻苔渐退，嘱其续服 20 余剂，最后以健脾丸善后。

按：本证发病原因乃酒积内停，湿热为病，而热重于湿，病缘酒起，故以茯苓、泽泻、葛根等化湿醒酒；大黄、黄芩、黄连清热燥湿，通因通用，使湿热之邪由大便而泄；枳实、槟榔行气化湿。本病病因单纯，病机明确，故收效较好。［花亚历，刘爱萍．枳实导滞丸治验 2 则．山西中医，2004，20（12）：62—63］

【方歌】枳实导滞生军朴，楂曲槟连紫草翘，甘草木通成一剂，三焦并治积全消。

加味凉膈煎（下痰通便法）

【来源】《通俗伤寒论》，俞氏经验方。

【组成】风化硝一钱（3g），煨甘遂钱半（4.5g），葶苈子钱半（4.5g），薄荷钱半（4.5g），生大黄（酒洗）一钱（3g），白芥子钱半（4.5g），黄芩钱半（4.5g），焦山栀三钱（9g），连翘钱半（4.5g），枳实钱半（4.5g），鲜竹沥四瓢（40mL），生姜汁（同冲）三钱（9g）。

【功效】下痰通便。

【主治】太阴阳明病证。温热夹痰火壅肺的痰多咳嗽，喉有水鸡声，鼻孔煽张，气出入多热，胸膈痞胀，腹满便秘，甚则喘胀闷乱者。

【解读】凉膈散首见于《太平惠民和剂局方》卷六，原治"大人小儿脏腑积热，烦躁多渴，面热头昏，唇焦咽燥，舌肿喉闭，目赤鼻衄，颌颊结硬，口舌生疮，痰实不利，涕唾稠黏，睡卧不宁，谵语狂妄，肠胃燥涩，便溺秘结，一切风壅。"其主治证候，既有无形散漫浮游之火，又夹肠腑积滞有形之热，组方用药重在清解上、中二焦之热毒，辅以泻火通便，可使有形无形、上中表里诸邪热悉数解散，合乎《素问·至真要大论》"热淫于内，治以咸寒，佐以苦甘"之旨。凉膈散的组方用药实从《伤寒论》调胃承气汤加连翘、栀子、黄芩、薄荷、竹叶等变化而来，其立法则是上承于《金匮要略》泻心汤之清热解毒与泄热通便并举。俞根初加味凉膈煎方宗仲景，主治太阴阳明病证。一为肺胃合病，一转阳明。凡温热者，多夹痰火壅肺，其证痰多咳嗽，喉有水鸡声，鼻孔煽张，气出入多热，胸膈痞胀，腹满便秘，甚则喘胀闷乱，胸腹坚如铁石，胀闷而死。俞氏立此方以急救。于方中加羚羊角一味，兼可凉肝息风，名凉膈加羚羊汤，治疗积热发痉、便闭。

【释方】加味凉膈煎方中以凉膈散（川大黄、朴硝、甘草、山栀子仁、薄荷、黄芩、连翘）为主药，以去其火；枳实、葶苈子、白芥子、甘遂逐其痰而降其气，为辅药；竹沥、姜汁辛润通络，为佐药。其取下痰通便之效，速投之，庶可转危为安。

【应用】肺胃合病。其人素有痰火，外感伤寒，转阳明，肺气上逆，咯痰黄厚，或白而黏，胸膈满痛，神昏谵语，腹满胀疼，便闭尿涩，舌苔黄滑，扪之糙手。脉右滑数而实，甚则两寸沉伏；或肺中痰火，与胃中热结而成下证，兼鼻孔煽张，喉间有水鸡声，喘胀闷乱，胸腹坚如铁石者。

【注意事项】本加味凉膈煎有通腑之力，但重在凉膈之热。方中有芒硝、大黄，孕妇患本证，宜少用或不用。

【验案】

1. 伤食咳喘

某女，3岁，1990年5月13日初诊。因伤食，咳喘3天，经肌注青霉素及口服止咳平喘药治疗无效。查患儿面红气粗，以夜间为甚，形体较胖，喜肉食，大便3日未解，唇红。治宜清火泻肺，通腑平喘。处方：大黄（后下）2g，竹叶、芒硝（冲服）各3g，黄芩、桔梗、枳壳、栀子各6g，薄荷、连翘、炒莱菔子、桑白皮各10g。服1剂后患儿大便通畅，喘咳明显减轻。于上方减大黄、芒硝，再服1剂而愈。[四川中医，1994，（3）：44]

2. 脑鸣

某男，61岁，1992年2月初诊。患者自觉头内如虫蛙鸣叫，伴有咳嗽、失眠、多梦，住院以脑动脉硬化治疗，先后用复方丹参针、低分子右旋糖酐注射液，服中药《金匮》肾气丸、鹿茸丸等，月余仍不见好转。现患者仍觉脑鸣如虫叫，伴有眩晕，昼夜均发作，体胖，口干，大便秘结，小便黄，舌红，苔略白带黄，脉弦数。脑鸣症有虚实之分，据证分析此患者属实，即用凉膈散泻之。处方：连翘、大黄各 15g，芒硝 20g，竹叶 6g，生甘草、薄荷各 10g，山栀子、黄芩各 12g。上方服 3 剂后大便泻下 3～4 次，胸中略轻快，脑鸣大减，去芒硝加钩藤 15g。继服上方 3 剂，脑鸣基本消失。为巩固疗效，照方又服 3 剂，脑鸣眩晕已罢，随访半年，未见复发。[新中医，1994，(7)：21]

3. 大叶性肺炎

刘某，男，15 岁，学生，因发热 5 天于 1983 年 5 月 2 日入院。发病前 3 天咳嗽咯痰，恶寒发烧，头痛，全身无力，就诊于某医院，给予口服复方扑尔敏，止咳糖浆，治疗 2 天，恶寒已罢，但体温渐增高，夜间高达 40.1℃。头痛咳嗽，咳时牵引中上腹部疼痛，胸透：双下肺炎症，急诊入院。入院后，壮热不恶寒，面部红赤，呼吸急促，汗出，咳嗽，痰吐黄稠，夹有血丝，咳时牵引中上腹部疼痛，口干引饮，四天未解大便，舌质红，苔黄燥，脉象弦数，体温 39.1℃。白细胞 20400/mm^3，杆状 8%，分叶 80%，淋巴 10%，单核 2%。胸片报告：双下肺点状及斑片状模糊阴影。证属气分热盛，痰热蕴肺，阳明燥结，用清肺化痰、通腑泄热法，予凉膈散加减。处方：黄芩、山栀、竹叶、川贝各 9g，连翘、千里光、野菊花各 24g，杏仁 6g，大黄 15g，生石膏 60g。每日 2 剂（上下午各 1 剂）。2 剂后，泻下两次粪便，身热降至 37.8℃，余恙尚在，守方续服 2 剂，咳嗽明显减轻，腹痛缓解，热退身凉，体温 36.8℃。因有咳嗽咯黄痰，原方改用每日 1 剂，连服 10 剂，咳嗽腹痛消失，痰转白，舌红转淡。复查血

象，白细胞 $6800/mm^3$，中性 54%，嗜酸性 14%，淋巴 32%。X
线复查，双下肺炎症病灶完全吸收，痊愈出院。

按：中医学虽无大叶性肺炎这一病名，但此病临床症状与风
温大致相似。根据肺与大肠相表里的关系，凡见卫气分热盛，邪
热相搏于胃肠，大便秘结，选用凉膈散加减治疗，经临床观察，
效果显著。凉膈散治风温之邪传入上、中二焦。热蕴肺气，最易
传阳明腑证而致里结，药取黄芩、山栀、竹叶、连翘、野菊花、
千里光等苦寒之剂清肺解毒，重用大黄，贵在通腑，使邪热得以
下泄。全方共奏上清下泄、泻火通便之功。［王学章. 凉膈散加
减治疗大叶性肺炎 13 例. 福建中医药，1985，2（2）：43］

4. 心火亢盛型失眠

陈某，女，37 岁。失眠病史 3 个月。曾服用安定、谷维素、
维生素 B 等效差，遂来就诊。现诊见：入寐困难，寐后易醒，梦
多，每晚睡 3~5 小时，胸膈烦热，口舌生疮，头晕，便干溲黄，
纳食不香，舌质红，苔黄，脉滑数。诊为失眠，属心火亢盛型，
予以加味凉膈散：栀子、酒黄芩、焦麦芽、带心连翘各 15g，大
黄（后下）9g，芒硝（冲服）6g，薄荷 9g，焦神曲、酸枣仁各
30g。每日 1 剂，水煎 2 次，取汁 500mL，分早晚两次服用。3 小
时后恢复正常，病情减轻，去大黄、芒硝继服。1 周后病情明显
减轻，2 周后症状全部消失。停药 3 个月未见复发。

按：《景岳全书·不寐》对形成不寐的原因作了精辟的论述：
"不寐虽病有不一，然惟知邪正二字则尽之矣。""痰火扰乱，心
神不宁，思虑过伤，火炽痰郁而致不眠者多矣。"心火亢盛证是
心火内炽所表现的证候，常因七情郁结，气郁化火，或火热之邪
内侵，或嗜肥腻厚味以及烟酒等物，久而化热生火所致。由于心
位居胸中，心火内炽故自觉心胸部烦闷发热；心主神明，火热内
扰心神则失眠；火热循经上炎则口舌生疮；心热下移小肠则小便

发黄；热盛伤津则口渴便秘；舌红、苔黄脉滑数均为里热之象。凉膈散方中栀子、连翘清泄心火为主，配酒黄芩以助清心火之力，竹叶、薄荷内清外疏，用芒硝、大黄荡涤胸膈邪热，导热下行，配以白蜜、甘草，既能缓和硝、黄峻泻之力，又可助硝、黄以推导。又将连翘易为带心连翘，专清心火，黄芩酒制后专清上焦之热，更用焦神曲、焦麦芽消食和胃，酸枣仁养心安神，使邪热得去，胃气调和，心神自安。[王秀珍，高效祥．加味凉膈散治疗心火亢盛型失眠 52 例．陕西中医，2003，24（2）：118]

【方歌】加味凉膈芩黄硝，芥遂栀芩枳薄翘，竹沥还同姜汁入，胸痞腹胀此为昭。

陶氏黄龙汤（攻补兼施法）

【来源】俞氏经验方，载陶氏《伤寒六书》。

【组成】生大黄（酒浸）钱半（4.5g），厚朴六分（1.8g），人参（另煎）钱半（4.5g），清炙甘草钱半（4.5g），元明粉一钱（3g），枳实（蜜炙）钱半（4.5g），当归身二钱（6g），大红枣四枚。

【功效】气血双补，攻补兼施。

【主治】热邪传里，胃有热，肠燥粪结，心下硬痛而下利纯清水，身热谵语发渴者。

【解读】陶氏黄龙汤为攻补兼施之法，俞根初宗陶氏《伤寒六书》之经验，用于失下证循衣撮空，神昏肢厥，虚极热盛之证。俞氏用大承气汤急下以存阴，用气血类药攻补兼施。

【释方】热邪传里，胃有热，见肠燥粪结，心下硬痛而下利纯清水，身热谵语发渴。方中俞根初用大承气汤（大黄、厚朴、枳实、芒硝）急下以存阴，又用人参、当归、甘草、红枣气血双补以扶正。此为气血两亏，邪正合治之良方。

【验案】

1. 慢性支气管炎并发肺部感染

颜某，男，68 岁，农民。患者有慢性咳嗽史多年。于六七天前突作恶寒发热，咳嗽咯痰，气急，周身疼痛。体温 39.5℃，口唇轻度紫绀。两肺呼吸音低，两肺底可闻及干湿罗音，心率 110 次/分，心音低，心律齐，肝肋下 4cm，质软，脾肋下 1.5cm，下肢轻度浮肿。白细胞总数 24500/mm³，中性 85%，淋巴 15%。诊断：①慢性支气管炎并发肺部感染。②阻塞性肺气肿。先后给青霉素、氯霉素、四环素和磺胺类药物抗感染并对症治疗，体温稍有降低，余症有增无减，神识时清时蒙，谵语，烦躁不安，气促喘粗，口唇干燥，唇色暗晦，腹部胀满，大便五六日未解，小溲黄少，舌苔黄燥带有芒刺，脉细软数。证属阳明温病，应下失下，气阴耗伤，燥实热结内闭。拟扶正攻下法。药用：大黄、硫黄（代芒硝，分冲）各 10g，枳实、厚朴各 6g，党参 12g，甘草 6g，生地 15g，麦冬 10g。2 剂，日 3 服。药后解大便一次，质干艰，量不多。患者神识得清，谵语止，余症亦减。原方加花粉 15g，杏仁 10g，大黄生用后下。复进药 1 剂，得畅解大便一次，量多，质胶黏臭秽。患者热退净，喘平体安。复查血象正常，两肺干湿啰音消失，心率 88 次/分，肝肋下 2.5cm，下肢浮肿不显。

2. 手术后肠麻痹

胡某，男，6 个月。患儿于就诊前一天下午时时哭闹不安，呕吐一次，量不多。入夜睡眠不安。晨起泻稀便和血便各一次。查：体温 36.5℃，精神不振，腹部膨胀，在腹近脐旁可扪及一条索状包块，约 8cm×4cm，肛门指诊可见血样便。拟诊：肠套叠。即行手术治疗，手术过程顺利。术后诊断与术前相符。术后两日多未现肠鸣音，腹部膨胀较甚。曾两次给新斯的明，并行腹部热敷和肛门排气，均未效。患儿腹部膨胀趋重，病情危笃。外科会诊，拟行第二次手术，又邀中医诊察。证见患儿时时躁动不安，面色㿠白，腹部膨隆如釜，延及胸部，按之濡软，术后两天未解大便，亦未转矢气，苔白薄，舌质淡，尚有津，脉沉细数。胃肠气机阻滞，腑气失于通降，复因手术创伤，乃致气血亏虚。治以益气养阴、通腑泄浊法。药用：党参 6g，甘草 3g，熟地、麦冬各 6g，生大黄 9g（后下），芒硝、川朴各 6g，枳实 3g。将药煎两汁合和约 200mL，入芒硝待化，鼻饲 50mL，每半小时一次。上药进两服后即闻及腹中鸣响，移时排暗黄绿色黏性稀便一次，量较多，并频出矢气。患儿腹胀渐消，转危为安。一个多星期后痊愈出院。

按：陶氏黄龙汤为明代陶节庵《伤寒六书》方，由大黄、芒硝、厚朴、枳实、桔梗、甘草、生姜、大枣、人参、当归组成。吴又可去其桔梗、甘草、姜、枣，加熟地，亦谓黄龙汤。二方均以扶正攻下为旨，用于燥实热结壅闭、津伤气耗、"元神将脱"之候。"补之则邪毒愈甚，攻之则几微之气不胜其攻。"然大虚不补，则虚无以回；大实不泻，则邪无以祛。故用大承气汤通腑泄热，急下以救阴，用参、地、归、草培补气阴以扶正，使下不伤正，补不留邪。

例 1 患者年老体弱，精气素亏，复感于风温邪毒，在卫表失治入里而成燥实热结，津气耗伤，乃致正虚邪实，元气衰败之象，故重用党参、甘草大补元气，用生地、麦冬、花粉以复其阴，以大承气泻下热结，用杏仁意在开肺，以助通腑之功。例 2 虽为实邪积滞，但因年幼体弱，复受创伤，气血亏耗，气机难予调顺，乃致气机阻滞，终为正气虚惫、腑气不通之候，故用是方亦效。经谓："谨守病机，各司其属。"此二者其始（病因）不同，其终（病机）若一，故用相同的治疗方法，都取得了满意的疗效，说明"辨证施治"确为治病之宗。〔吴正江．陶氏黄龙汤

加减治疗急症二例．江苏中医药，1985，111（3）：15—16］

【方歌】陶氏黄龙军枳朴，元明参草枣归身，应下失下成昏厥，邪盛正虚法可循。

五仁橘皮汤（滑肠通便法）

【来源】《通俗伤寒论》，俞氏经验方。

【组成】甜杏仁三钱（9g）研细，松子仁三钱（9g），郁李净仁（杵）四钱（12g），桃仁（杵）二钱半（7.5g），柏子仁（杵）二钱（6g），广陈皮（蜜炙）钱半（4.5g）。

【功效】润肠通便。

【主治】津枯肠燥，大便艰难，以及年老或产后血虚便秘。舌燥少津，脉细涩。

【解读】五仁橘皮汤的沿革，首见于宋《杨氏家藏方》卷四，名"滋肠五仁丸"，主治"老人及气血不足之人，大肠闭滞，传导艰难"。元《世医得效方》卷六始称"五仁丸"。此后诸多医家在本方基础上增损药味，衍化出许多新方。如《杂病源流犀烛》卷十以本方去陈皮，改作汤剂，名"五仁汤"，治证类同，不过汤剂效捷，丸剂效缓，各有所宜。《医级》卷七的五仁丸由本方去桃仁、杏仁、陈皮，加瓜子仁、麻仁组成，主治肠胃热结，燥闭不便。《增订喉科家训》卷四的五仁丸由本方去桃仁、陈皮、松子仁，加火麻仁、瓜蒌仁组成，主治痧后燥结。《通俗伤寒论》将五仁丸剂变为汤剂，并调整药量，更名为五仁橘皮汤，方后云："若用急下，加元明粉二钱，提净白蜜一两，煎汤代水可也；挟滞，加枳实导滞丸三钱；挟痰，加礞石滚痰丸三钱；挟饮，加控涎丹一钱；挟瘀，加抵当丸三钱；挟火，加当归龙荟丸三钱；挟虫，加椒梅丸钱半，或吞服，或包煎。"功用、主治与五仁丸相同，然临床加减大有发挥，是五仁橘皮汤应用之发展。

五仁橘皮汤主治津枯肠燥。肺燥而影响肠，肠中缺乏津液，与阳明燥实内结者不同。《素问·灵兰秘典论》说："大肠者，传导之官，变化出焉。"素体阴虚，或病中治疗过用汗、利、燥热之剂，损伤阴津，或年老阴气自半，津液日亏，或产后失血，血虚津少，均可导致津枯肠燥，大肠传导无力，大便艰难。此时不宜用峻药攻逐，恐重伤津液，并且即使暂通，亦每复秘，甚至变生他证，故只宜润肠通便。

【释方】五仁橘皮汤方中杏仁味苦而性微温，功能滋肠燥，降肺气，利大肠传导之职，《本草从新》说："润燥……通大肠气秘"；桃仁味苦性平，功能润燥滑肠，"润燥……通大肠血秘"。二药共用为君。柏子仁性味甘平，质润多脂，润肠通便，《本草纲目》谓其"润肾燥……治老人虚秘"；郁李仁味辛、苦而性平，质润性降，润滑肠道，功效类似麻仁而较强，《本草从新》谓其"润燥，治大肠气滞"；松子仁润五脏，《本草从新》谓其"润燥……治大肠虚秘"。三味共为臣药。佐以陈皮理气行滞，使气行则大肠得以运化，《本草纲目》谓其治"大肠闭塞"。使以炼蜜和丸，调和诸药，更能助其润下之功。五仁合用，取其润肠通便而不伤津液，用于津枯肠燥便秘，奏功甚捷。何秀山认为，俞根初方中杏仁配橘皮，以通大肠气闭；桃仁合橘皮，以通小肠血秘，气血通润，肠自滑流，故以为君；郁李仁得橘皮，善解气与水互结，洗涤肠中之垢腻，以滑大便，故以为臣；佐以松、柏通幽，幽通则大便自通。此为润燥滑肠，体虚便闭之良方。

【注意事项】五仁橘皮汤中桃仁能祛瘀通经，郁李仁通便作用较强，孕妇便秘当慎用。

【加减】①体虚便秘需急下者，加元明粉、白蜜适量，煎汤代水服。②夹滞者，加枳实导滞丸。③夹痰者，加礞石滚痰丸。④夹饮者，加控涎丹。⑤夹瘀者，加代抵当丸。⑥夹火者，加当归龙荟丸。⑦夹虫者，加椒梅丸，或吞服，或包煎。

【新用】体虚及产后便秘，痔疮便秘、习惯性便秘等属于津枯肠燥者。

【验案】

1. 气虚便秘

某男，5 岁半。门诊号：33787。1978 年 12 月 11 日就诊。便秘，初用开塞露、甘油栓外导，久而外导已无效，需灌肠方能解出。灌肠后往往又泄泻不止，1～2 日后泻止而复便秘，已持续 3 年多。患儿形瘦气弱，食少神倦，已 3 日未大便，面色㿠白，易出汗，指纹淡红，舌质淡苔薄，脉弱。证属脾虚气弱，津亏肠燥。投以五仁橘皮汤合补中益气汤加减。炙黄芪 4.5g，白术 9g，柴胡 4g，苏条参 9g，陈皮 4.5g，炙升麻 4.5g，杏仁 6g，郁李仁 7g，火麻仁 4.5g，柏子仁 8g，豆蔻 6g，炙甘草 3g，桃仁 4.5g。水煎服，日 3～4 次。服药次日大便即能自行解出。共服 2 剂。12 天后复诊，其父代叙：服药期间以及停药后大便都能自行，每日 1 次，便润。患儿精神较佳，活泼，脉息调和，食增，但与同等儿童比较，胃口欠佳，频伸欠。再进 4 剂而愈。

按语：本案患儿气虚脾弱，运化无力，又经常使用药物外导，迫使其努挣而更耗其气。采用灌肠办法虽能暂时令其大便，却因强令其泻而更损脾阳，再耗肠津，犯虚虚之戒。以本方（因松子仁缺药改用火麻仁）生津养液，润肠通便，用补中益气汤补益脾肺，升阳举陷，直接加强脾胃之运化能力，加速糟粕的排泄，从而收效。

2. 血虚便秘

某女，75 岁。1972 年 5 月就诊。上月因胆结石手术后，饮食减少，腹胀便秘，自服牛黄解毒丸通便，致泄泻不止，3 日后大便复秘。现觉心悸难眠，食少神倦，面色苍白，舌淡无苔，脉芤。治宜养血润燥通便。拟五仁橘皮汤合四物汤加味。当归 30g，熟地 30g，杭芍 15g，川芎 10g，火麻仁 30g，郁李仁 10g，杏仁 10g，桃仁 9g，柏子仁 15g，陈皮 10g，波蔻 9g，炙黄芪 30g。服 2 剂，大便通。连服 6 剂，大便恢复正常。

按语： 本例为手术后血虚津伤便秘，又因年老之人正气渐衰，误服泻热通下之牛黄解毒丸，伤其正气，重耗肠津，大便更秘，故用上方养血润燥而效。方中桃仁除润肠通便外，尚可祛瘀生新，用黄芪、波蔻以益气健脾而增强养血润燥之力。

3. 气血两虚便秘

某女，37 岁。1978 年 10 月 17 日初诊。12 年前，产后（第 3 胎）不久即涉水劳动，后又患痢疾，迁延日久不愈。以后大便时干时稀。多年来按慢性结肠炎治疗，曾经钡餐、结肠镜及钡剂灌肠检查，消化道、结肠、直肠未发现病变。妇科检查：子宫后位，右侧附件增厚粘连，宫颈 II 度糜烂。现证：大便艰难，干硬，常便秘 6～7 日，临厕努挣 1～2 小时后方能解出，但解而不净，挣后全身出汗，头晕目眩，平时肛门急胀重坠难忍，频频临厕而解不出，为此坐卧不安，食欲不振，心悸失眠，时腹胀痛，形体消瘦，面色萎黄，憔悴，犹如 50 余岁之老妇。时头昏气短，耳鸣、恶寒，尿频，夜尿多。苔薄白，舌体瘦而尖略红，脉沉细。证属久病体虚，气血虚弱，肠津干枯。拟方：炙黄芪 30g，白术 15g，陈皮 10g，潞党参 20g，柏子仁 15g，杏仁 9g，桃仁 9g，火麻仁 15g，当归 30g，熟地 30g，炙首乌 15g，肉苁蓉 15g，砂仁 10g，炙草 6g。1 剂后大便已解且润，日 1 行。坠胀感大减，全身症状及精神面貌明显好转。连服 10 余剂而愈。

按语： 本案因产后气血不足，复感外邪而泻痢不止，令其更虚，久之气血虚弱过度，而致便秘久治不愈。故以五仁润肠通便，八珍加减补益气血润燥，肉苁蓉补肾益精，润肠通便，加砂

仁以理气。本案患者有肛门急胀重坠感，曾怀疑因子宫后位压迫
乙状结肠所致。经妇科检查，子宫后位但不致于成后倒，压迫乙
状结肠造成急胀感，而且大便不应干涩艰难。所以，本案显然是
由于气血虚弱，津枯肠燥引起。

4.热病后阴虚便秘

某男，8 岁。1977 年 11 月 3 日因高热 3 日不退，以"高热待
查"入院治疗。入院时体温 39.7℃，咽部中度充血，心肺正常，
缺乏体征，神志清楚。当时因白细胞总数稍高，西医采用抗生素
治疗 3 日，体温不退，反而继续升高，一度达到 40℃。患儿肌肤
灼手，面色潮红，舌红绛无苔，口干思饮不多，脉细数。中医认
为系温病热入营分，服清营汤后热退。惟大便 5 日未行，腹部硬
痛，食少神倦，口舌咽干燥，舌红少苔，脉沉弱。此乃热病阴伤
便秘。服增液汤 1 剂（生地 15g，玄参 9g，麦冬 15g）不效。改
用五仁橘皮汤合增液汤：甜杏仁 9g，桃仁 5g，郁李仁 6g，柏子
仁 9g，火麻仁 12g，橘皮 6g，生地 12g，玄参 6g，麦冬 9g。1 剂
后得大便 1 次，量少微干黑，津液有所回复，口已不甚干，再服
2 剂，大便通畅。

按语：本例虽服增液汤，大便不下，但无阳明邪热见证，故
无须硝、黄攻下，以免伤正。直须增水行舟，润肠通便。

5.温燥后肺燥肠闭便秘

某男，35 岁。1971 年 9 月 21 日就诊。初因外感发热头痛，
咳嗽少痰，气逆胸痛，咽喉干痛，口渴思饮，口唇干裂，舌红苔
白而干，脉浮细数而诊为温燥。经疏表润燥剂治之，热退身凉。
现咳嗽痰黏难咯，大便燥结，5 日未行，腹满似胀，口干咽燥，
小便短涩，脉细数沉滞。用五仁橘皮汤合沙参麦冬汤 2 剂后，大
便通畅，余症悉减。

按语：此例属温燥后期，肺燥肠闭证，用五仁橘皮汤已属对

证，但因患者燥伤肺津较甚而干咳口渴，故与沙参麦冬汤合用。
[云南中医杂志，1990，（5）：28]

【方歌】五仁橘皮君杏橘，松桃郁李柏仁嘉，肠中秘结须通润，速下元明白加蜜。

雪羹合更衣丸（肝与小肠并治法）

【来源】《通俗伤寒论》，俞氏经验方。

【组成】淡海蜇四两（120g），荸荠一两（30g），更衣丸钱半（4.5g），或吞服，或包煎。

【功效】清肝泻火，通便。

【主治】厥阴火亢，合阳明热结，出现热陷尤深，四肢虽厥，指甲紫赤，胸胁烦满，神昏谵语，消渴恶热，大汗心烦，大便秘结，尿赤涩痛，舌苔老黄，甚则芒刺黑点，脉弦滑。或兼少腹攻冲作痛，呕酸吐苦，诸药不效者。

【解读】雪羹合更衣丸为肝与小肠并治之法，主治厥阴火亢，合阳明热结。雪羹为汤，用海蜇、鲜马蹄果（荸荠、地力）、是一道常见的药膳，系著名的食疗古方，由清代名医王士雄所创，具有清热涤痰、养阴生津之功效，用于消化不良、肠胃积滞、面黄消瘦、泄泻等症。更衣丸（朱砂、芦荟）有泻火通便安神之功。古人入厕必更衣，故名"更衣丸"。雪羹汤合更衣丸为俞根初经验方，用于厥阴阳明之证。他说：（此证）有轻重危三证。轻者其人素有肝气。病伤寒六七日，热陷在里，气上撞心，心中疼热，呕吐黄绿苦水，胸膈烦闷，气逆而喘，四肢微厥，腹满便闭，舌边紫，苔黄浊，脉右滑，左弦数。此厥阴气结，合阳明热结而成下证，仲景所谓厥应下之是也。法当苦辛通降，下气散结……若兼少腹攻冲作痛，呕酸吐苦，诸药不效者，更投雪羹合更衣丸（包煎，钱半至二钱，极重三钱），屡奏殊功。

【释方】雪羹之方，何秀山说始见于王晋三《古方选注》，谓海蜇味咸，荸荠味甘微咸，皆性寒而质滑，有清凉内沁之妙。凡肝经热厥，少腹攻冲作痛，诸药不效者，用以泄热止痛，捷如影响。然以予所验，功不止此，凡痰喘胸痞、呕吐胀满、便闭滞下、癥瘕疳黄等病，由于肝火为患者，皆可酌用。即宜下之证，而体虚不任硝、黄者，随证佐以枳、朴等品，每收默效。惟俞氏谓其力薄，辄佐以更衣丸，屡奏殊功。何氏释方已明了了。

【方歌】海蜇荸荠号雪羹，更衣丸入效弥彰，包煎吞服皆从便，抑木还偕治小肠。

蠲饮万灵汤（急下停饮法）

【来源】《通俗伤寒论》，俞氏经验方。

【组成】芫花（酒炒）六分（1.8g），煨甘遂钱半（4.5g），姜半夏六钱（18g），浙茯苓八钱（24g），大戟（酒炒）一钱（3g），大黑枣十枚，炒广皮三钱（9g），鲜生姜一钱（3g）。

【功效】急下停饮。

【主治】停饮为患，轻则痞满呕吐，重则腹满肢肿，甚则化胀成臌者。

【解读】蠲饮万灵汤为急下停饮之法。主治停饮为患，轻则痞满呕吐，重则腹满肢肿，甚则化胀成臌，非峻逐之，无以奏功。蠲，祛除、除去之意。《素问遗篇·刺法论》有"泻盛蠲余，令除斯余"之说。

【释方】俞根初以芫花之辛辣轻清入肺，直从至高之分，去郁陈莝，又以甘遂、大戟之苦泄，配大枣甘而润者缓攻之，则自胸及胁腹之饮皆从二便而出，为主药，此为仲景十枣汤之功用。以二陈汤去甘草，遵仲景痰饮以温药和之之法，为辅药。佐以生姜之辛，合十枣之甘，则辛甘发散，散者散，降者降，停饮自无容留之地，故名曰万灵。

【应用】用于太阴阳明证素有痰饮，适患伤寒，不先解表，或发汗不透，而反下之，阳气内陷，心下因硬，从脘至少腹坚痛拒按，申时小有潮热，但头上微汗出，不大便五六日，渴不欲饮，舌燥苔白，脉右沉弦而紧者；邪传厥阴，寒格于上，热结于下的上寒下热，水结胸胁，热结在肠，呕吐清水，或吐黄水黑浊饮，饥不欲食，食则吐蛔，肢厥心悸，腹痛热泻，泻而不畅，或便脓血，里急后重，尿短赤热，舌苔前半白滑，后根黄腻而厚，脉右弦迟，左沉弦数者。

【方歌】蠲饮万灵遂芫花，夏苓大戟广皮夸，鲜姜十枣同加入，停饮渐成胀满嘉。

张氏济川煎（增液润肠兼调气法）

【来源】俞氏经验方，方载《景岳全书》。

【组成】淡苁蓉四钱（12g），淮牛膝（生）二钱（6g），升麻（蜜炙）六分（1.8g），油当归三钱（9g），福泽泻钱半（4.5g），枳壳（蜜炙）六分（1.8g）。

【功效】温肾益精，润肠通便。

【主治】肾阳虚衰，精津不足的便秘。症见老年肾虚，大便秘结，小便清长，腰膝足软，背冷畏寒，舌淡苔白，脉沉迟。

【解读】"济川煎"用于因肾虚气弱，津化无力而引起的便秘。张景岳通过温肾化津，调补（济）水液（川），予以润肠通便。"济川"，本意是指渡河。方名为"济川"者，是指调补水液而言。由于本方是通过温补肾阳而使津化复常、水液得以补益，从而达到润肠通便的目的，故方以"济川"名之。

根据《素问·三部九候论》"虚者补之"的治疗原则，治宜温肾益精，润肠通便。本为肾阳虚衰，精津不足，大便秘结，小便清长，腰膝酸软者而设。《内经》有"肠胃为海，六经为川"之说。《景岳全书》第三十四卷《秘结》中将大便秘结分为两种，即有火的"阳结"和无火的"阴结"。张景岳认为秘结除阳明热结外，均与肾有关。肾主二阴而司开合，如果肾之开合失司，势必引起二便失调。济川煎证以大便秘结，小便清长，腰膝酸软，舌淡苔白，脉沉迟或沉涩为临床特征，以肾阳虚弱，摄纳无权，气不化津，肠失濡润为病机。中医认为，肾主五液，司二便开阖。肾阳虚衰，开阖失司，致气不化津，肠失濡润，故大便秘结；肾虚失摄则小便清长，并进而导致肠中津液亏损，加重大便秘结。如《诸病源候论》所谓："肾脏受邪，虚而不能制小便，则小便利，津液枯燥，肠胃干涩，故大便难。"张景岳认为："三阴三阳，同流气血，故为人之川。"又说："济川"者，乃资助河川以行舟车之义，本温润之中而寓有通便之功，服之可使肾复精充，五液并行，开合有序，肠得濡润而大便自调，故方名"济川"。

【释方】张景岳在《景岳全书·新方八阵》中说："济川煎：凡病涉虚损而大便闭结不通，则硝黄攻击等剂必不可用，若势有不得不通者，宜此主之，此用通于补剂也。最妙！最妙！"《素问·逆调论》："肾者水脏，主津液。"今因肾阳虚衰，下元不温，则津化无力，津亏液乏，而形成大便秘结。故宜温肾益精，润肠通便。方中君以苁蓉温肾益精，暖腰润肠。《本草从新》谓其"补命门相火，滋润五脏……峻补精血，滑大便"。牛膝补肾壮腰，善于下行以通便；肝主疏泄，当归养血润肠，共为臣药。枳壳一则辛润肝阴，一则苦泄肝气，妙在升麻升清气以输脾，泽泻降浊气以输膀胱；佐苁蓉、牛膝以成润利之功。张景岳说："凡病虚损而大便不通，则芒硝、大黄攻击等剂必不可用；若势有不得不通者，宜此主之。此用通于补之剂也。"可见俞根初引用之妙。何秀山认为，大便秘一证，有热结，有气滞，有液枯。热结则诸承气为正治，固已气滞必求其所以滞之者，而为之去其滞……若液枯而兼气滞，轻则五仁橘皮，重则张氏济川。本方补中有泻，降中有升，"寓通于补之中，寄降于升之内"。

济川煎具有温肾益精、润肠通便之功效。主治老年肾阳虚弱，精津不足证。见口干舌燥，心烦不寐，便秘日久，频转矢气，液枯肠燥，欲下不能，舌前半绛嫩，后根黑腻，脉细而涩者；或大便秘结，小便清长，腰膝酸软，头目眩晕，舌淡苔白，脉沉迟者。是寓通于补，欲降先升之温润通便的特色之剂，治疗肾虚便秘的常用方。临床应用以大便秘结，小便清长，腰膝酸软，舌淡苔白，脉沉迟为辨证要点。常用于习惯性便秘、老年便秘以及妇人产后便秘等属于肾虚精亏肠燥者。

【应用】阴亏甚而邪实，口干舌燥，心烦不寐，便闭日久，频转矢气，液枯肠燥，欲下不下，舌前半绛嫩，后根黑腻，脉细而涩者；便秘有不得不通者，凡伤寒杂证等病，但属阳明实热可攻之类，皆宜以热结治法通而去之。若察其元气已虚，既不可泻而下焦胀闭，又通不宜缓者，但用济川煎主之，则无有不达（《景岳全书》卷五一）。

【加减】①气虚者，加人参、黄芪；如有火加黄芩。虚甚者，枳壳不宜，以免伤气。②腰膝酸痛，筋骨软弱者，加杜仲、桑寄生、续断以强筋壮骨。③肾虚加熟地、何首乌等以补肾滋阴，润肠通便；小便清长而频数者，加益智仁、桑螵蛸涩精止遗。④肠燥便秘日久，去泽泻，加锁阳、火麻仁。⑤热邪伤津、阳明实热及阴虚肠燥所致便秘、阴虚者忌用本方。

【新用】济川煎用于治疗老年性便秘、习惯性便秘以及妇人产后肾气虚弱，大便秘结等属肾虚津亏肠燥者。

【验案】

1. 便秘（阳虚寒凝）

钱某，男，76 岁。长期大便干结不畅，重则排出困难，腰膝酸软，面色不华，四肢不温，腹中时有冷痛，畏寒喜暖，小便清长，苔薄白舌淡，脉沉细。中医诊断：便秘。辨证属阳虚寒凝，治宜益气温阳，济川煎加减。药用：党参 15g，生黄芪 18g，当归 12g，淮牛膝 10g，升麻 9g，枳壳 10g，苁蓉肉 10g，肉桂 3g，熟地黄 12g，制首乌 12g。7 剂。复诊：上药服后大便干结不畅、排出困难明显改善，面色欠荣、四肢欠温、腹中冷痛、畏寒喜暖已瘥七八，小便偏多，腰膝酸软不显，舌淡苔薄白，脉沉细。治宜宗前法。药用：党参 15g，生黄芪 18g，当归 12g，淮牛膝 10g，升麻 10g，苁蓉肉 12g，肉桂 6g，熟地黄 12g，炒杜仲 15g，覆盆子 15g。7 剂。三诊：经治两周，诸羔均瘥，面色转华，四肢转温，腹中冷痛、畏寒已除，二便正常。嘱归脾丸善食 1 月。

按：老年肾阳虚弱，精津不足，致大便秘结不畅，小便清长，伴有腰膝酸软，头目眩晕，舌淡苔白，脉弦细滑，方用济川煎收效。方论说：肾司二便。肾气亏虚，下元不温，五液不化，肠道失润而大便不通，法当温肾润肠。方中肉苁蓉温肾益精，润燥滑肠；当归养血和血，辛润通便；牛膝补肾强腰，其性下降；枳壳宽肠下气；泽泻入肾泄浊；少加升麻以升清阳，使清升而浊降。诸药合用，既可温肾益精治其本，又能润肠通便以治标，用药灵巧，补中有泻，降中有升，"寓通于补之中，寄降于升之内"。总之，本在温补之中，寓有通便之功，名为济川煎。济，相助也，益也；川，一作水之所聚，此处指肾，一指尾窍，此处指后阴。顾名思义，可知本旨在温肾益精，润肠通便，为用通于补之剂。对年老肾虚而大便秘结者，颇为适用。张景岳提出："如气虚者，但加人参无碍；如有火加黄芩；若肾虚加熟地"；

"虚甚者，枳壳不必用"。临证加减予以借鉴。本方对热邪伤津及阴虚者不宜（沈元良案）。

2. 慢性肾功能不全

刘某，男，56岁，1997年6月20日初诊。发现肾功能不全1年。1周前查血肌酐350μmol/L，尿素氮12.6mmol/L，血色素8g/L。诊见颜面浮肿，头晕目眩，下肢肿胀，腰酸楚不适，疲倦少力，四肢不温，自汗，腹胀，恶心欲呕。辨证属脾肾阳虚，肝血不足。予济川煎加大黄9g，积雪草15g，六月雪15g，麦冬9g，元参12g。服药1月后，上述诸症皆除，复查肾功能：血肌酐260μmol/L，尿素氮9.6mmol/L，血色素11g/L。继续以济川煎加减治疗。随访1年，病情稳定。

按：慢性肾功能不全致使尿酸、肌酐、尿素氮等毒素潴留，从而抑制了骨髓的造血功能，并对其他脏器造成损害，所以排毒是治疗的关键，只有排除毒素才能改善贫血和整体的状态。在肾功能受损，不能正常排除废物的情况下，通过肠道排出废物就显得格外重要。济川煎温肾养血，既可治疗颜面浮肿、疲倦少力、下肢肿胀、腰际酸楚、头晕目眩等症状，又能增加肠蠕动，润肠通便，排除废物及毒素。

3. 高血压（肾精亏虚，腑气不通）

池某，男，55岁，1997年10月12日初诊。患者原有高血压病史5年，近1月来自感头晕目眩，耳如蝉鸣，乏力懒动，食纳欠馨，腰膝酸软，大便秘结，小便清长，手足怕冷，舌淡，脉沉细。证属肾精亏虚，腑气不通。治宜温肾益精，润肠通便，方用济川煎加杜仲10g，仙灵脾15g，枸杞子15g。服3剂药后大便通畅，眩晕、腰膝酸软较前好转，惟耳鸣不减。守方续服1周后耳鸣渐少，大便趋于正常。守方加减连服3个月，诸症消失而愈。随访1年，未见复发。

按：患者肾精亏虚则髓海不足。《灵枢·海论》云："髓海不足，则脑转耳鸣。"肾气不足，气化无权，五液无所主，则聚湿成痰。痰浊内扰，枢机不利，清阳不升，亦是形成眩晕的主要原因。本案的眩晕一证属肾虚浊阻，清阳不升，治选济川煎化裁，切中病机，而获满意疗效。

4. 尿道综合征

卢某，女，45 岁。1998 年 8 月 5 日初诊。主诉反复尿频、尿急、尿痛 10 年余。患者焦虑，见水思尿，每日小便频数，夜晚加剧，伴尿急、尿灼热、尿痛，少腹坠胀不适，大便秘结，遇劳及性生活后症状均有所加重，舌质淡，苔白，脉细。尿常规检查未发现异常，清洁中段尿培养阴性，诊断为尿道综合征。辨证属肾阳亏虚，肾失气化。治宜温肾通阳，予济川煎加柴胡 10g，黄芪 15g，白术 15g，党参 10g。服药 1 周，诸症消失。续服 1 个月，巩固疗效，随访半年，未见复发。

按：尿道综合征是女性常见的疾病，是有下尿路刺激症状，而无膀胱尿道器质病变及明显菌尿的临床综合征。尿常规检查正常，清洁中段尿培养阴性。有遇劳则发、缠绵难愈的特点。中医学将其归入"劳淋"范畴，肾阳虚、肾失气化是本病的主要病机。肾者主水，与膀胱相表里，膀胱气化依赖命门火旺，命门火旺则气化通，气化一通则膀胱通。济川煎使肾阳旺，气化复，小便自可通利矣。[董飞侠.济川煎临证验案三则.中国中医药报，2004－10－21]

【方歌】张氏济川苁蓉膝，当归枳壳炒同煎，升麻主升泽泻降，润肠调气法俱全。

第四节　温热剂

温法，又称温里法。是通过温中、祛寒、回阳、通脉等作用，使寒邪去，阳气复，经络通，血脉和，适用于脏腑经络因寒邪为病的一种治法。属"八法"中的温法。

凡由具有温散寒邪，扶助人体阳气作用，专治里寒证的药物组成的方剂，称为温热剂。清·程钟龄在《医学心悟》中说："温者，温其中也。脏受寒侵，必用温剂。"

寒证的发病原因不外乎素体阳虚，寒从里生，或寒邪直中于里。临床主要表现为畏寒、肢冷、口不渴、面色苍白、舌淡苔白、脉沉迟或微弱。早在《素问·至真要大论》中就提出"寒者热之""劳者温之""治寒以热""热因寒用"。清罗国纲曰："以寒者阴惨肃杀之气也，阴盛则阳衰，所以昔贤皆重救里，宜及时而用温也。"根据里寒证的轻重缓急不同，温法有强弱缓峻之别，罗氏又提出了"温有大温、次温之殊"；认为"大温者，以真阳将脱，须回阳以固中元；次温者，正气犹在，宜扶阳以顾将来，庶转凶为吉，而生机勃然矣"。由于里寒证发病部位的不同，因此有温中祛寒、温经散寒、回阳救逆之法。如治中焦虚寒证出现的吐泻腹痛、食欲不振、四肢不温等，温中祛寒为法，用理中汤。张景岳在《景岳全书·伤寒典》也明确提出："凡见下利中虚者，速当先温其里。"而温经散寒则主治寒凝经脉证，多伴有血虚或阳虚。属次温的，症见四肢厥冷，脉微欲绝，或四肢疼痛麻木，用较为缓和的当归四逆汤主治之；发为阴疽、贴骨疽、鹤膝风等，治以阳和汤。回阳救逆，属于大温，作用峻烈，又多用于急救，通过破阴逐寒，摄纳浮阳，以挽回衰微或欲绝的阳气，适用于恶寒蜷卧、呕吐不渴、腹痛下利、冷汗不止、四肢厥逆、脉微细欲绝的阳衰阴盛或阴盛格（戴）阳之类的危重证，以四逆汤为主治之。《伤寒贯珠集》说："少阴病，下利脉微者，寒邪直中，阳气暴虚，既不能固其内，复不能通于脉，故宜姜、附之辛而温者，破阴固里；葱白之辛而通者，入脉引阳也。"因阴盛格阳戴阳证属于真寒假热之类，临床表现可见下利清谷、脉微欲绝、反身不恶寒、面红如妆者，治以通脉四逆汤为主。寒病的发生，常常可见阳虚与寒邪并存，所以温法又常与补法配合运用。俞氏以温中祛寒法为多，并加以深化，如温化湿热的大橘皮汤，温健脾阳的香砂理中汤，温和脾胃的加味小建中汤，热壮脾肾的附子理中汤等，有些方剂在临床上广为应用。

藿香正气汤（温中化浊法）

【来源】《通俗伤寒论》，俞氏经验加减方。

【组成】广藿梗三钱（9g），厚朴钱半（4.5g），广陈皮二钱（6g），白芷二钱（6g），嫩苏梗钱半（4.5g），姜半夏三钱（9g），浙茯苓皮四钱（12g），砂仁（分冲）钱半（4.5g）。

【功效】芳香化湿，辟秽和中，解表散寒。

【主治】外感风寒，食滞内停，或兼湿邪，或吸秽气，或伤生冷，或不服水土等证。

【解读】气，原为我国古代哲学用语。正气，古人认为是充塞于天地之间的至大至刚之气。易家认为，由东方和南方直出之气，才称为正气。

《素问·刺法论》通过对运气失常的论述，说明"其气不正，故有邪干"，同时又提出了"不相染者，正气存内，邪不可干"。正气一般是与邪相对而言的，中医学将致病的六淫之气称为邪气，把机体的生理活动和抗病能力称为正气。本方名为"正气散"者，含有正其不正之意，用解表化湿、理气和中之剂以"正其不正之气"，使气机通畅，而诸证自愈，故名为"正气散"。

【释方】本藿香正气汤为俞氏经验加减方，与《太平惠民和剂局方》之藿香正气汤略有异处。前者方中有春砂仁，后者有大腹皮、苦桔梗、炙甘草。俞根初根据绍兴地居卑湿及时令，作了充分发挥，从加减正气散运用中可以看出，其加减变通，圆机活法。何秀山诠释说：吾绍地居卑湿，时值夏秋，湿证居十之七八，地多秽浊，人多恣食生冷油腻，故上吸秽气，中停食滞者甚多。方中以藿、朴、二陈温中为君，臣以白芷、砂仁芳香辟秽，佐以苏梗、苓皮辛淡化湿，合而为温化芳淡、湿滞夹秽之良方。温热暑燥，不夹寒湿者，不可妄用。何廉臣就藿香正气汤作了更为详细的论述，他说：藿香正气散原方有桔梗、甘草、苏叶，同为粗末，每服三钱，用姜三片、红枣一枚煎服。治风寒外感，食滞内停，或兼湿邪，或吸秽气，或伤生冷，或不服水土等证。故叶案（指叶天士）引用颇多，以治温热寒湿等症。吴鞠通新定其名：一加减正气散（藿香梗二钱，厚朴二钱，光杏仁二钱，茯苓皮二钱，广皮二钱，六神曲钱半，麦芽钱半，绵茵陈二钱，大腹皮一钱）为苦辛微寒法，治三焦湿郁，升降失司，脘连腹胀，大便不爽等症；二加减正气散（藿香梗三钱，广皮二钱，厚朴二钱，茯苓皮三钱，木防己三钱，大豆卷二钱，川通草二钱，生苡仁三钱）为苦辛淡法，治湿郁三焦，脘闷便溏，脉缓舌白，一身尽痛等症；三加减正气散（杜藿香三钱，茯苓皮三钱，厚朴二钱，广皮钱半，苦杏仁三钱，滑石五钱）为苦辛寒法，治秽湿着里，脘闷舌黄，气机不宣，久则酿热等症；四加减正气散（藿香梗三钱，厚朴二钱，茯苓三钱，广皮钱半，草果一钱，炒楂肉五钱，六神曲二钱）为苦辛温法，治秽湿着里，脉右缓，舌白滑，邪阻气分等症；五加减正气散（藿香梗二钱，广皮钱半，茯苓三钱，厚朴二钱，大腹皮钱半，生谷芽一钱，苍术二钱）为苦辛温法，治秽湿着里，脘闷便泄等症。前五法均用正气散加减，而用药丝丝入扣，叶氏可谓善用成方，精于化裁者矣。惟昔老名医赵晴初先生《存存斋医话》三集云：吴鞠通《温病条辨》中，正气散加减有五方，主用藿、朴、陈、苓。一加神曲、麦芽，升降脾胃之气，茵陈宣湿郁，大腹皮泄湿满，杏仁利肺与大肠；二加防己、豆卷，走经络湿郁，通草、苡仁淡渗小便，以实大便；三加杏仁利肺气，滑石清湿中之热；四加草果开发脾阳，楂、曲运中消滞；五加苍术燥脾湿，大腹皮宽肠气，谷芽升胃气。细参五方，虽无甚精义，然治湿温症，亦大都如是也。但就廉臣所验，湿温变症最多，首辨其湿重热轻，热重湿轻，湿热并重；次辨其兼风、兼寒、兼暑、兼秽；三辨其夹症，如夹宿痰、停饮、生冷、油腻、气郁、血瘀、房劳、失血、脾泄、内痔、脚气、七疝等，及经水适来适断、崩漏淋带、胎前产后、痘瘄惊痫等；四辨其变症，如变疟痢、肿胀、黄疸、霍乱、沉昏、咳嗽、痰饮、水气、疝气、着痹、淋带、使血、痔疮、痈脓等。全在医者对症发药，药随病为转移，方随症为增减，庶几因物付物，而不为病变所穷。吴氏加减五方但治湿温、寒湿本症耳，他未之及。以上所述阐释了本藿香正气汤及其加减，有利于临床的应用与发挥。

【应用】本藿香正气汤具有芳香化湿，辟秽和中，兼以解表散寒之功效，具有以下特色：一是表里双解而以化湿和中治里为主；二是升降并用而以降为主；三是三焦同调而以畅运脾为主；四是邪正兼顾而以祛邪为主。风湿伤寒，其先受湿，继受暑，复感暴寒而触发；亦有外感暑湿，内伤生冷，夏月最多，初秋亦有。而暑湿兼外寒者，初起即头痛发热，恶寒无汗，身重而痛，四肢倦怠，手足厥冷，小便已，洒洒然毛耸，但前板齿燥，气粗心烦，甚则喘而嘘气。继则寒热似疟，湿重则寒多热少，暑重则热多寒少。胃不欲食，胸脘痞满，便溏或泄，尿短黄热，舌苔先白后黄，带腻而糙；伤寒头疼，憎寒壮热，上喘咳嗽，五劳七伤，八般风痰，五般膈气，心腹冷痛，反胃呕恶，气泻霍乱，脏腑虚鸣，山岚瘴疟，遍身虚肿；妇人产前、产后，血气刺痛；小儿疳伤；水土不服，感冒时气夹食，中暑头痛等证；夏月伤暑，最多兼夹之证。凡暑湿轻而寒湿重者，暑即寓于寒湿之中，为寒湿吸收而同化。故散寒即所以散暑，治湿即所以治暑。何廉臣说此惟阳虚多湿者为然。俞氏方法固为正治。若其人阴虚多火，暑即寓于火中，纵感风寒，亦为客寒包火之证。初用本可酌加益元散、葱、豉、薄荷，令其微汗，以解外束之新寒。

【注意事项】热霍乱之吐泻者不宜，阴虚火旺者忌用。

【加减】风湿伤寒，先伤于湿，复兼风寒。伤湿分内外，湿从外受者，多由于居湿涉水，汗雨沾衣；湿从内伤者，多由于恣饮酒茶，贪食瓜果。《内经》通称曰"痹"，又分其同中之异，有行痹、着痹、痛痹。实为风寒湿三气所袭，流注经络而成。湿痹则一身重痛，关节尤疼，肢体麻木不仁，头痛恶寒，身热心烦，小便不利，大便反快，脉沉而细。而所谓湿气胜者为着痹。治着痹以燥为主，佐以祛风散寒，本藿香正气汤加羌活、防风治之。

【新用】急性胃肠炎、夏季等四时胃肠型感冒、胃痛、消化不良属湿（食）滞脾胃或兼感风寒者；寒哮（哮病急性发作期，表现为内外皆寒的一类病证）；湿邪重浊，困阻脾阳所致的嗜睡；思虑过度，劳伤心脾，心神失养，复加外受湿邪，困遏中州，浊邪害清，内外相困，致使心神不宁的失眠证，见头重身困，胸闷不思饮食，泛恶欲呕，苔白腻，脉濡滑者；胆石症伴感染、乙型肝炎、糖尿病、食物中毒、美尼埃综合征、风湿头痛、痹证；湿困脾胃的妊娠恶阻；眶上神经痛、荨麻疹以及动物蛋白过敏症、空调病等。

【验案】

1. 急性胃肠炎（寒湿阻滞）

王某，男。36 岁。1993 年 6 月 26 日初诊。主诉：昨天下午吃羊肉串及冷饮后，晚上 10 时左右开始胃脘胀痛，恶心呕吐 3 次，吐出酸腐食物，随后腹痛，肠鸣，腹泻稀水样便，至次日早达 8～9 次，伴头昏，乏力，微恶寒，纳呆，口淡不渴，舌淡红苔白腻，脉浮缓。T37.5℃，Bp12/8kPa。实验室检查：血象正常，大便黏液（＋）。临床诊断：急性胃肠炎。中医诊断：急性泄泻（寒湿阻滞）。辨证分析：由于饮食不节，感受风寒湿邪客于胃，寒主收引，胃失和降，不通则痛；湿阻于胃则胀，水谷随气上逆则恶心、呕吐；寒湿之邪影响胃肠功能，传化失常，清浊不分，故泄泻为稀水样便；寒湿凝滞于肠则腹痛、肠鸣；寒邪束于表，阳气不能通达于外则恶寒发热；清阳不振则头昏；脾为湿困则纳呆、口淡；舌淡红、苔白腻、脉浮缓，均为寒湿内盛之象。治以芳香化浊，温中止泻。用藿香正气汤 3 剂，每日 1 剂，早晚水煎服。嘱其服药期间忌食生冷、油腻之品。6 月 29 日复诊。患者服药后恶心呕吐、腹泻停止，诸症消失，精神好转，想吃东西，舌淡红苔薄白，脉沉细。遂改用香砂六君子汤健脾和胃，以善其后。

按： 急性胃肠炎属于中医学"胃脘痛""呕吐""泄泻"范畴，多由于饮食不洁，或感受风、寒、湿等外邪，导致寒湿内盛，胃肠功能失调而产生胃脘痛胀、恶心呕吐、泄泻等。治疗上一般采用散寒止痛、疏邪解表、芳香化浊等方法。常用良附丸、藿香正气汤治疗。笔者以芳香化浊，温中止泻法，应用藿香正气汤加减，即在原方基础上加桂枝、砂仁、吴萸、焦三仙，去桔梗、白芷、枳壳、大腹皮，以增强温中和胃、降逆止泻之功，大大提高了原方的治疗效果。应用藿香正气汤加减治疗急性胃肠炎，不仅能止痛、止吐、止泻，减少患者痛苦，而且胃肠功能恢复较快，免除了服用西药止泻所致的胃肠功能障碍、食欲不振、腹胀等副作用。在服药过程中，嘱咐患者调节饮食，以温暖、清素、易消化食物为主，忌食生冷和肥甘厚腻之品，对治疗效果有着直接的影响。[范荣康.藿香正气汤加减治疗急性胃肠炎 112 例.陕西中医，1994，15（7）：299]

2. 顽固性便秘

某男，50 岁，农民，2001 年 6 月 1 日就诊。患者近 10 年来大便一直不畅，数日一行，干结难下，平时虚坐努争，须蹲厕 1 小时以上，剧时胀满闭塞难忍，必辅以抠掏等法，十分痛苦。曾常服果导、中药通腑泻下之品及外用开塞露之类，只能取效一时，旋即如故。近日服中药通腑泻下之品罔效，故前来就医。刻诊：患者近 8 日不大便，腹微胀，体倦身困，口黏口干不欲饮，恶心纳呆，舌淡红，苔白厚腻，脉濡。遂投藿香正气汤加减治疗。方药：藿香 20g，佩兰 20g，大腹皮 15g，苏叶 9g，生甘草 3g，桔梗 9g，陈皮 12g，茯苓 15g，生白术 60g，厚朴 15g，半夏 12g。1 剂，水煎，分 2 次服。药后次日解出棉条状软便 1 次。守方 3 剂，大便自调，日行 1 次，恶心减，纳食增加。效不更方，再服 3 剂，以巩固疗效。随访 1 年未复发。

按：本例患者为湿浊内阻，气机郁滞，通降失调，传导失职，导致便秘。方中藿香、佩兰芳香化湿，内化湿浊；苏叶、半夏、陈皮和胃止呕；桔梗开宣肺气，即所谓"开上窍以通下窍"，"釜上揭盖"之法；大剂量生白术，是取自魏龙骧经验，魏氏治便秘，概以生白术为主，少则 30～60g，重则 120～150g；茯苓、厚朴、大腹皮健脾行气祛湿；甘草调和诸药。诸药合用，湿浊得化，气机通畅，大便则下，诸症可愈。[张兴会.藿香正气汤加减治疗顽固性便秘 1 例.中国社区医师，2002，18（22）：39]

3. 癫狂（痰热扰心）

某男，18 岁，学生。因精神失常 8 个月，于 1987 年 11 月 21 日就诊。其母述：同年 2 月中旬某日早晨，患者跑步时被一具死婴绊倒，惊叫急奔回家，而后沉默不语，无精打采，嗜睡而辍学。其父不知情由，恼怒责骂，患者突然双目怒视，暴跳毁物，骂詈号哭。送四川省自贡市精神病医院诊断为"躁狂症"。经住院治疗两月余，症状基本控制而要求出院。以后时悲时哭，时歌时笑。既往无相同病史，家族中无类似病史。诊见患者形体稍胖，面色不华，左顾右盼，时坐时立，时卧时起，时而沉默，时而欢歌，舌体胖大，舌质淡红，苔微黄腻，脉滑稍数。以痰热扰心之癫狂辨治，用温胆汤加郁金、黄连、菖蒲等清热化痰，开窍宁心。药进 8 剂，诸症有减但不显著。一日因吃苹果过量（连吃 5 个）及洗澡受凉而致头痛、吐泻，故投藿香正气汤加神曲、菖蒲，2 剂后头痛吐泻止。令人惊奇的是，自此患者判若两人，行为、表情正常，应答切题。自述头昏、乏力、眠差。受此启发，此后便以藿香 18g，苍术、法半复、厚朴各 15g，紫苏、枳壳、桔梗、白芷各 12g，茯苓 20g，菖蒲 6g，陈皮、炙远志各 10g，加减续服，共进 22 剂，诸症消失。次年 9 月跨级升读高三，成绩优秀。随访 5 年来身体健康，并已结婚有子。1992 年 11 月其父病故，悲痛之余，仍未复发。

4. 癫狂（气血两亏，心脾失养）

某女，20 岁。农民，已婚。因哭笑通宵不眠 2 天，于 1993 年 12 月 13 日就诊。其夫述：12 月 11 日晚上 2 点钟左右，患者无诱因突然起床，哭笑不休，持续到 12 日晚上哭止但笑。患者于 7 个月前顺产一男婴，健在，夫妻和睦，否认其他精神刺激因素。本人既往无相同病史，家庭中无类似病史。诊时见精神疲惫，面色不华，表情淡漠，不停痴笑，食少，二便可，舌淡红，苔薄白,脉细。此乃气血两亏,心脾失养之癫证。本应以健脾养血,益气安神治之。因受例3启示,试投:藿香、白芷、桔梗、炙远志各15g,紫苏12g,白术、僵蚕、白芍各20g,菖蒲6g,南沙参40g,菟丝子18g。2剂,煎服。结果服完2剂后痴笑断然若失。15日复诊,患者已应答如常人,自述疲乏、头昏、记忆力减弱。其夫述,14日晚已能安睡,仅白天时发呆。考虑药已中病,故守方重用藿香25g,配炙首乌、女贞子加减6剂。药后精神转佳,已不发呆,头已不昏。22日晚夫妻赴婚宴(喝冷饮约500mL)归来,患者觉头昏、胃脘不舒、呆坐约半小时,遂予藿香、紫苏、白芷、桔梗、茯苓、苍术、厚朴、法半夏、陈皮、磁石、黄连、菖蒲2剂。药后随访至今未复发。

按:以藿香正气汤加减治愈癫狂例3,实属偶得。此以痰湿而论治,《本草正义》曰:"藿香,清芬微温,善理中州湿浊痰涎"。然例4乃产后阴伤,气血两亏之体,况藿香还有伤阴之弊。出于对例3的进一步验证,妄以藿香正气汤为主;辅以沙参、白芍、炙首乌、女贞子以护阴,结果药进病退,收效甚捷。阅古今,求前贤。未有同调者,故报之同道,以期深究。[凌华.藿香正气汤加减治癫狂2例.四川中医,1994,(12):36—37]

5. 低血钾症(夹湿外感,脾虚湿困)

朱某,男,32岁,农民,1995年4月20日诊。患者5天来四肢远端困乏,腹胀,纳差,嗜睡,无力,某医按上感服西药3天无效。刻诊:心肺正常,肝脾不大,肠鸣音减弱,膝反射减弱。化验肝功能正常,HBsAg(-)。心电图示:ST段压低,U波增高。舌苔薄白微腻,脉濡缓。诊为"低钾血症"(夹湿外感,脾虚湿困型),用藿香正气汤治之。7天后自觉症状及体征消失,化验及心电图正常。加减法:纳差恶心加三仙、佩兰、竹茹;湿重加六一散;汗出不畅加桂枝;软瘫型加仙灵脾、仙茅、防己、

猪苓、薏米仁、砂仁。[张云龙. 藿香正气汤治疗低血钾症. 实用中医内科杂志, 1997, 11（2）：44]

6. 子宫腺肌病、子宫内膜异位症（寒凝血瘀）

某女, 42 岁。1996 年 8 月 6 日初诊。患者痛经渐进性加剧 17 年。妇科检查：后穹窿骶韧带增粗，触疼明显，可触及硬结。子宫呈球形增大，活动欠佳，有压痛。左侧附件可触及囊性包块，张力增高，与周围组织粘连，有压痛。B 超提示：卵巢子宫内膜囊肿、子宫腺肌症。经中西药多方消炎止痛治疗乏效。诊见：患者月经来潮第 1 日，量少，有血块，色暗，伴腹部剧痛，肛门及腰骶部坠胀酸痛，头晕恶寒，汗出肢冷，倦怠嗜卧，恶心呕吐，便溏、排便时疼痛加剧，里急后重，舌质紫暗，有瘀斑，苔厚腻。脉沉紧。诊断：子宫内膜异位症、子宫腺肌病。证属寒凝血瘀，复感外邪。治宜解表化湿，温经活血。方用藿香正气汤加减。处方：藿香 25g，白术 15g，茯苓 15g，三棱 15g，莪术 15g，元胡 15g，白芷 10g，陈皮 10g，厚朴 10g，半夏 10g，桂枝 10g，炮姜 10g，小茴香 5g。水煎服，每天 1 剂。服药 1 剂后，诸症明显好转。又服 3 剂，诸症痊愈。为巩固疗效，于下次经前 4 天开始服药，连服 7 剂，经期无任何不适感。随访半年未再复发。

按：本例为寒凝血瘀，久瘀成痛，复感外邪，寒湿之邪客于脾胃，脏腑功能失去调和，气机不畅所致。予藿香正气汤加减，既解表寒，又祛内湿，佐以温经活血，疏通经络，达到以通为用的止痛目的。虽然中医称"瘀"是产生子宫内膜异位症症状及体征的主要原因，但只是从"瘀"论治，收效不大，本着"急则治其标，缓则治其本"的原则，标本兼治，才能收效良好。

7. 原发性痛经（寒湿凝滞，复感外邪）

张某，女，30 岁。1999 年 6 月 5 日初诊。自初潮后每于经期腹部剧痛 15 余载。妇科检查阴性。B 超检查未发现异常。常服中西药及止痛药治疗，无效或短效。诊见：月经来潮第 1 日，经量少，色暗滞，挟有小血块。伴腹部坠胀绞痛，辗转不安，痛苦面容，头昏头晕，面色苍白，冷汗出，形寒肢冷，乏力肢软，恶心呕吐，便溏，舌质淡，苔白厚腻，脉沉迟。诊为原发性痛经。证属寒湿凝滞，复感外邪。治宜解表和中化湿，温经散寒止痛。方用藿香正气汤加减。处方：藿香 20g，丹参 20g，茯苓 15g，白芷 10g，陈皮 10g，白术 10g，厚朴 10g，炮姜 5g，半夏 10g，桂枝 5g，官桂 5g，小茴香 10g，炙甘草 15g。水煎服，每天 1 剂。服药 1 剂后诸症明显缓解，又服 2 剂，诸症痊愈。为防下次复发，于经前 2 天始，照服此方 5 剂，患者经期无任何不适感。随访一年未再发病。临床上遇此证型患者亦可用藿乔正气水或藿香正气胶囊，疗效均佳。

按： 本例为寒湿凝滞，复感外邪，寒湿之邪客于脾胃、胞中，脾失健运，胃失和降，血凝胞中，运行不畅，发为痛经。藿香正气汤加减既辛温而散在表之风寒，又芳香而化在里之湿浊，诸药合用，达到降逆和胃、健脾化湿、温经散寒、行血止痛之功效。国内外研究表明：原发性痛经的发生与子宫内膜前列腺素的含量过高有关，由此导致子宫肌肉痉挛，造成子宫局部缺血而发生疼痛。而温经散寒、活血化瘀的中药具有降低前列腺素的作用，从而缓解子宫肌肉的痉挛。动物实验表明：此类中药有扩张家兔阔韧带的微血管，加快微血流，从而缓解疼痛的作用。

8. 急性胃肠炎（风寒湿滞）

某女，45 岁。1998 年 5 月 5 日初诊。慢性胃肠炎病史多年，感寒或过食寒凉、不洁食物经常急性发作。诊见：发热恶寒，无汗，恶心呕吐，脘腹绞痛，坠胀难忍，里急后重，大便稀，甚则便稀如水，欲便不尽，欲蹲不起，舌质淡，苔白厚腻，脉沉无力。诊断：急性胃肠炎。证属外感风寒，过食寒凉，湿滞脾胃。治宜解表化湿，理气和中。方用藿香正气汤加减。处方：藿香25g，白芷15g，白术15g，茯苓15g，香附15g，玄胡15g，紫苏10g，半夏10g，陈皮10g，厚朴10g，大腹皮10g，木香10g，生姜3片。水煎服，每日11剂。服药1剂后症状明显缓解，汗出热退，便次大减。又服2剂后诸症痊愈。随访2月未再复发。

按：本例证属素体脾胃虚寒，又感寒食凉，风寒外束，内伤湿滞，脾胃失和，升降失常。用藿香正气汤加减，重用藿香，具有表里双解、化湿避秽、升清降浊、理气和中之功，能使风寒外散，湿浊内化，气机通畅，脾胃调和，则寒热吐泻自愈。[高明景.藿香正气汤临证新用三则.实用中医内科杂志，2005，19(6)：541]

9. **外感寒邪，内伤食滞**

黄某，男，40岁，1978年9月25日就诊。4天前夜间受寒，次同早餐过食油腻，至中午遂恶寒发热（体温38℃），头身重痛，鼻塞流涕，无汗，脘腹满闷，恶心呕吐，舌苔白腻，脉浮紧滑。证属寒邪客表，食滞内停。治宜解表散寒，化滞畅中。方用藿香正气汤加减。处方：藿香9g，厚朴9g，化橘皮9g，姜半夏9g，湘曲9g，焦山楂9g，枳壳9g，紫苏叶6g，白芷6g，砂仁3g，生姜3片。服1剂痛减，进2剂痛除。

按：本案为寒邪外侵，郁闭卫阳，内伤饮食，阻滞中焦，胃失和降，而见高热无汗、脘满呕吐之表里皆病。用藿香正气汤去茯苓皮，加湘曲、山楂消食化滞，枳壳行气宽中，生姜发表散寒，温胃止呕。表解寒散，滞化胃和，则诸症霍然。

10. **泄泻（过食瓜果，肠失传导）**

肖某，女，59岁，1980年7月16日就诊。恣食瓜果生冷，泄泻5天，大便清稀，泻10余次，泻前腹痛肠鸣，泻后痛减，脘腹胀满，饮食少进，舌苔白腻，脉细缓。纯属过食瓜果，损伤脾阳。治宜温中祛寒，化浊运脾。方用藿香正气汤加减。处方：藿香梗9g，佩兰9g，陈皮9g，厚朴9g，茯苓9g，湘曲9g，扁豆9g，煨葛根9g，紫苏梗6g，砂仁6g，甘草2g。服2剂，大便日泻2次，质稀薄，腹满少食，头晕体倦，舌苔白滑，脉细缓。以原方去紫苏梗，加党参9g，续进3剂病愈。

按：本案为杂食瓜果生冷，损伤中阳，脾胃气滞，传化失司，水液趋奔大肠，而致泄泻。用藿香正气汤去白芷，将茯苓皮改为茯苓补脾渗湿，加佩兰醒脾化浊，湘曲化滞运脾，扁豆补脾止泻，煨葛根升脾而止泻，甘草和中。复诊时，泄泻次数显减，但脾气已亏，故以原方去紫苏梗，加党参补脾养胃而告愈。

11. 泄泻（恣饮泉水，中阳受伤）

龙某，男，34岁，农民，1976年7月10日就诊。时值盛夏，昨日入山中劳动，恣饮泉水，晚上过食西瓜，至午夜呕吐不消化食物，下利清稀，约1小时泻一次，胸脘痞满，腹中绞痛，四肢末端欠温，舌苔白滑，脉细缓。证属冷伤中阳，升降悖逆。治宜温中化浊，和胃止泻。方用藿香正气汤加减。处方：藿香梗9g，佩兰9g，厚朴9g，陈皮9g，法半夏9g，力曲9g，干姜6g，砂仁4.5g，甘草3g。服2剂，呕吐止，大便稀薄，日3次，腹满微痛，纳少，精神疲乏，舌淡苔白，脉细缓。以原方去干姜，加党参、扁豆各9g续进3剂，泻止病愈。

按：本案为饮食生冷，损伤脾胃，中阳受遏，运化失司，发生吐利。用藿香正气汤去苏梗、白芷，加干姜、佩兰温化寒湿，力曲运脾化滞，甘草和胃调中。复诊时寒湿式微，脾胃虚滞，以原方去干姜，加党参、扁豆各9g补脾益胃，续进3剂，泄止能食。

12. 赤白下痢（风寒挟湿，损伤肠络）

郑某，男，54岁，工人，1982年9月12日就诊。本月9日夜寐之后突然下雨，气候转冷，身上仅盖一层被单，醒来身冷不适，次日过食肥腻，至夜7时恶寒发热（体温38℃），肢节酸痛，腹中胀痛，遂下利稀黄，第2天转为下痢赤白，白多赤少，日10余次，里急后重，饮食少进，舌苔白腻，脉浮紧。大便镜检：红细胞（+）、白细胞（++）、脓细胞（+）。证属风寒挟湿，损伤肠络。治宜解表散寒，温中化滞。方用藿香正气散加减。处方：藿香9g，厚朴9g，化橘皮9g，苏叶9g，茯苓9g，葛根9g，大腹皮9g，山楂炭9g，广木香6g，砂仁6g，白芷6g，当归6g。服3剂，寒热及肢节痛解，大便日3次，带有白色黏液，后重不爽，腹满，纳呆，舌苔白滑，脉细缓。为寒湿留中，脾胃不健。治宜健脾胃，祛湿寒。拟方：佩兰9g，扁豆9g，茯苓9g，麦芽9g，枳壳9g，厚朴9g，煨葛根9g，陈皮9g，砂仁3g，广木香3g，甘草3g。服5剂，症状消失，大便镜检阴性。

按：本案风寒外袭，过食肥腻，腠理郁闭，肠胃阻滞，传导失常，损伤肠络，而成下痢。用藿香正气汤去半夏，加葛根解表止痢，大腹皮下气疏滞，山楂炭化积运脾，木香理气止痛，当归活血止痛。进3剂，表解痢转，以健脾和胃为主，佐以温中祛湿之剂调理而愈。

13. 湿阻病（寒湿困脾，气血凝聚）

李某，男，12岁，学生，1982年9月16日就诊。饮食不节，嗜食甘味，过食瓜果，脘腹胀满，饮食日减，屡投清热消导、杀虫攻积、补脾益胃药未效，已2月，脘腹膨隆，青筋暴露，扣之如鼓，形体消瘦，大便稀，日2～3次，舌苔白腻，脉细缓。寒湿中阻，气壅血涩，治宜温脾祛湿，行气活血。方用藿香正气汤加减。处方：藿香9g，厚朴9g，陈皮9g，姜半夏9g，茯苓9g，扁豆 9g，麦芽 9g，丹参 9g，苏梗 6g，砂仁 6g，广术香 6g，鸡内金 6g，丝瓜络 6g。服 12 剂，脘腹微胀，青筋消失，纳少，面色萎黄，大便稍稀，日 2 次，舌淡苔白，脉细缓。邪恋脾虚，治宜补脾健胃，祛寒化湿，方用白术和中汤加减。处方：白术 9g，化橘皮 9g，力曲 9g，茯苓 9g，扁豆 9g，佩兰 9g，砂仁 3g，佛手花 6g，鸡内金 6g，厚朴 6g。服 6 剂而愈。

按：本案为饮食不节，过食瓜果生冷，损伤脾胃，屡进苦寒攻伐之品，中阳受损，寒湿窒塞中焦，气壅血凝，而成臌胀。方用藿香正气汤去白芷，加麦芽、鸡内金运脾消积，扁豆补脾祛湿，广木香理气散满，丹参、丝瓜络活血通络。服后痛去七八，继用《通俗伤寒论》之白术和中汤去五谷虫、陈仓米，加扁豆扶脾化湿，佩兰、厚朴化湿宽中，鸡内金运脾化食。寒湿去，脾运健，气机畅，则臌胀自消。

14. 眩晕（寒湿困脾，气血凝聚）

赵某，男，50 岁，农民 1982 年 3 月 10 日就诊。4 天前上山挖土，气候突然转冷，加之刮风下雨，衣服湿透，次日觉头晕眩重，视物发花，胸脘痞闷，恶心欲吐，身重恶寒，舌苔白滑，脉浮紧滑。证属风寒湿浊阻遏清阳。治宜疏风散寒，祛湿定眩。方用藿香正气汤加减。处方：藿香叶 9g，厚朴 9g，陈皮 9g，佩兰叶 9g，白芷 9g，紫苏叶 9g，姜半夏 9g，茯苓 9g，白菊花 9g，蔓荆子 9g，甘草 2g。服 3 剂，眩晕已定。

按：本案为风寒湿邪外袭，上扰于头，阻遏清窍，发为眩晕。用藿香正气汤去砂仁，加佩兰宣散湿浊；白菊花、蔓荆子祛风邪，利头目；甘草和缓养胃。风寒湿邪得以宣散，则眩定晕止。[彭述宪.藿香正气汤治验.湖南中医杂志，1998，14（6）：47—48]

【方歌】藿香正气朴苓苏，广夏春砂白芷俱，吸受湿秽兼停食，温化芳香辛淡扶。

一加减藿香散　化湿除满，宣畅气机。

第一加减藿香散，杏朴三皮曲麦茵，便不爽兮脘腹胀，三焦湿郁症堪陈。

二加减藿香散　化湿行气，通络宣痹。

藿香第二正气方，广茯朴通薏豆防，脘闷便溏身又痛，更兼舌白脉微茫。

三加减藿香散　化湿行气，兼以消热。

第三加减正气方，杏朴陈苓滑藿香，脘闷舌黄湿着里，气机宜用苦辛凉。

四加减藿香散　化湿行气，温运脾阳。

第四正气藿苓陈，朴果神桂气分因，脉右缓兼苔白滑，苦辛温法变通神。

五加减藿香散　燥湿运脾，行气化滞。

加减藿香第五方，腹陈苓朴谷芽苍，湿邪着里从何见，脘闷还兼便泄溏。

仁香汤（温中流气法）

【来源】《通俗伤寒论》，俞氏经验方。

【组成】白蔻仁（分冲）六分（1.8g），广藿香钱半（4.5g），广木香六分（1.8g），砂仁（同煎）钱半（4.5g），生香附钱半（4.5g），白檀香二钱（6g），母丁香六分（1.8g），广陈皮钱半（4.5g），生甘草三分（1g），淡竹茹三钱（9g）。

【功效】疏肝快脾，辟秽散痧。

【主治】素有肝气，一受痧秽，即胸膈烦闷，络郁腹痛。

【解读】本方以仁香汤为名，取温中流气之法，为伤寒兼痧、寒湿凝滞脉络之证而设。俞根初说："伤寒兼痧者，先去外寒……寒湿凝滞脉络者，急用辛温流气，以芳香仁香汤加浙苓皮、生薏苡仁主之。"

【释方】仁香汤主治伤寒兼痧，寒湿凝滞脉络之证。何秀山说，凡素有肝气，一受痧秽，即胸膈烦，络郁腹痛，夏秋最多，吾绍通称"痧气"。故以二仁、五香为君，芳香辟秽，辛香流气；臣以广皮疏中，竹茹通络；使以些许生甘草，缓和辛散之气。此为疏肝快脾，辟秽散痧之良方。

【应用】用于暑湿秽浊，呕恶少食，胸膈烦闷，腹痛泄泻，头胀晕痛，发热恶寒，胸闷气逆，腹痛胀满，甚则上下不通，吐泻不得，四肢厥逆，绞肠剧痛，或夹臭毒，或夹食滞之冷痧证。

【加减】夹痧伤寒，症见郁怒不泄，昏厥不语者，先用通关取嚏，然后用仁香汤去丁香、白蔻仁，加紫金片（烊冲）。

【注意事项】本方药物香燥，勿过投，以免致耗气劫液。

【方歌】仁香砂蔻藿檀丁，木附陈皮茹草斟，脘闷腹疼痧秽杂，疏中通络气流行。

神术汤（温中疏滞法）

【来源】《通俗伤寒论》，俞氏经验方。

【组成】广藿香三钱（9g），制苍术钱半（4.5g），广陈皮（炒香）二钱（6g），炒山楂肉四钱（12g），砂仁（杵）一钱（3g），厚朴二钱（6g），清炙甘草二钱（6g），焦六曲三钱（9g）。

【功效】温中疏滞。

【主治】素禀湿滞，恣食生冷油腻而成湿霍乱，陡然吐泻腹痛，胸膈痞满。

【解读】神术散同名方有七，如《阴证略例》方：制苍术60g，防风60g，炒甘草30g。主治外感风寒，内伤饮冷，发热恶寒，无汗，脉浮而紧，或风湿表证，恶寒无汗，身体疼痛者。加生姜、葱白，水煎服。《圣济总录》卷十方：苍术锉碎四两，甘草三两，麻黄去根节三两，猪牙皂荚四挺去皮子。主治外伤风邪，百节疫痛，头痛身重，遍体发热，气粗眼疼。用法每服三钱匕，水一盏，煎至七分，去滓温服，不拘时候。厚被盖出汗。加葱白三寸，杏仁二枚，豆豉七粒，尤佳。《伤寒全生集》卷二方：九味羌活汤加石膏、知母。功效：发汗。主治：夏月感冒风寒。用法：加生姜、葱白，水煎服。加减：自汗，暑泻，不加葱。《症因脉治》卷三方：苍术、石膏。主治湿温疫软症。头痛项强，骨节烦痛，两胫逆冷，遍身疫软，不汗者，脉左浮数。用法与九味羌活汤同服。《伤寒大白》卷一方：苍术、石膏、防风、干葛。主治湿温见风项强。症兼太阳少阳，加羌活、柴胡。《伤寒大白》卷四方：防风、熟苍术、石膏、甘草。主治疫病湿热在表。本神术汤方为素禀湿滞，恣食生冷油腻，而致湿成、霍乱者，或陡然出现吐泻腹痛，胸膈痞满之证而设。俞根初说：凡身受寒邪，口食冷物，陡然腹痛吐泻，肢厥脉沉，此为两感伤寒，轻者神术汤加干姜、肉桂。

【释方】方中藿香、厚朴、橘红、制苍术温理中焦，为主药；以山楂肉、焦六曲消滞，为辅药；佐以砂仁辛、温，入脾、胃经，化湿运气，温中；甘草甘缓，调和诸药燥烈之性，为使。诸药合用，具有温中疏滞之效。此为温中导滞、平胃快脾之良方。

【应用】用于体湿盛，恣食生冷油腻，吐泻腹痛，胸膈痞满，食气相搏之夹痞伤寒。

【方歌】神术藿香楂草朴，春砂新会妙同陈，霍乱湿盛胸中痞，法用温中导滞灵。

术苓二陈煎（温中利湿法）

【来源】俞氏经验方，载景岳《新方八阵》。

【组成】带皮苓四钱（12g），淡干姜（炒黄）二钱（6g），广皮二钱（6g），泽泻钱半（4.5g），生晒术一钱（3g），姜半夏三钱（9g），猪苓钱半（4.5g），清炙草二钱（6g）。

【功效】温中利湿。

【主治】治痰饮水气停蓄心下，呕吐，吞酸。

【解读】苓术二陈煎出《景岳全书》卷五十一《新方八阵》。由《太平惠民和剂局方》二陈汤（半夏、橘红、茯苓、甘草）合《丹溪心法》四苓汤（茯苓、猪苓、泽泻、白术）加干姜而成。前者燥湿化痰，理气和中，后者渗湿利水，用于各种水湿内停，小便不利者。

【释方】俞根初在论大伤寒中说：发汗不彻，表寒虽散，而水郁在里，渴欲饮水，水入则吐，小便不利，甚或短数淋涩。舌苔纯白而浓。脉左弦滞，右浮弦而滑。此水蓄膀胱，太阳经传里证本病也，法当化气利水，苓术二陈煎治之。何秀山认为，脾气虚寒者，最易停湿，往往腹泻溺少，脉缓舌白，肢懈神倦，胃钝气滞。故俞根初以茯苓、白术、干姜、半夏为主药，温中化湿；辅以二苓、泽泻，化气利溺；佐以橘皮疏滞；使以甘草和药。诸药合用，具有温脾健胃、运气利湿之功效。

【应用】用于脾气虚寒致水湿内停，胃钝气滞，腹泻溺少，肢懈神倦，脉缓舌白。

【加减】肝肾兼寒者，加肉桂3～6g。

【方歌】术苓二陈广夏猪，干姜泽泻草同施，此方疏滞兼利溺，湿泻脾虚胃钝治。

大橘皮汤（温化湿热法）

【来源】《通俗伤寒论》，俞氏经验方。

【组成】广陈皮三钱（9g），赤苓三钱（9g），飞滑石四钱

（12g），槟榔汁（冲）四匙（20mL），制苍术一钱（3g），猪苓二钱（6g），泽泻钱半（4.5g），肉桂三分（1g）。

【功效】温化湿热。

【主治】湿热内甚，心腹胀满，水肿，小便不利，大便滑泄。

【解读】大橘皮汤同名方有八：如《外台秘要》（橘皮、甘草、人参、生姜）治伤寒呕哕胸满，虚烦不安者；《宣明论方》（橘皮、茯苓、木香、滑石、槟榔、猪茯苓、泽泻、白术、肉桂、甘草）治湿热内盛，心腹胀满，水肿，小便不利，大便滑泄者；《杂病源流犀烛》（橘皮、竹茹、人参、甘草、生姜、大枣）治冲气犯肾，汗之必寒起，无汗，心中大烦，骨节疼痛，目晕，恶寒，食则反吐，谷不能进；误下腹胀满，卒起头晕，食则清谷不分，心下痞等。本大橘皮汤主治温化湿热，湿温初起之证。湿温初起，如湿重热轻，或湿遏热伏，必先用辛淡温化，始能湿开热透。

【释方】方中陈皮、苍术温中燥湿为君；臣以茯苓、猪苓、滑石、泽泻，化气利溺；佐以槟榔导下；官桂辛、甘、热，入肾、心、肝经，补火助阳，温通经脉，为诸药通使。诸药合用，具有温通中气、导湿下行之功效。

【应用】用于湿温初起，湿重热轻，或湿遏热伏，肢体肿胀，小便不利，脘腹胀满，及水肿等；伤寒呕哕，胸满虚烦不安及伤寒汗下后胃虚者。

【加减】暑湿兼内寒，初起即头痛身重，凛凛畏寒，神烦而躁，肢懈胸满，腹痛吐泻，甚则手足俱冷，或两胫逆冷，小便不利，或短涩热，舌苔白滑，或灰滑，甚则黑滑，或淡白，并出现阳和而暑湿渐从火化者，去桂枝、白术，加山栀、黄芩、茵陈之类以清化之。

【新用】用于各种急慢性肾炎、肾病综合征、尿毒症、顽固性肝硬化腹水等属本方证者。

【方歌】大橘皮汤术二苓，槟榔滑泽桂同烹，中焦气滞宜温运，湿热还须导下行。

桂枝橘皮汤（温调营卫法）

【来源】《通俗伤寒论》，俞氏经验方。

【组成】桂枝（蜜炙）一钱（3g），生白芍钱半（4.5g），鲜生姜一钱（3g），广陈皮（炒）钱半（4.5g），清炙甘草六分（1.8g），大红枣（去核）四枚。

【功效】温调营卫。

【主治】行痹，肩背麻木，手腕硬痛，头重鼻塞，恶风微汗，一身痛无定处。

【解读】桂枝橘皮汤系桂枝汤加广陈皮而成，为温调营卫之法。桂枝汤为太阳经中风而设，风寒表虚证之病机为卫强营弱。俞根初谓，仲景《伤寒论》名曰中风。因同一感受风寒，寒甚于风者为正伤寒，风重于寒者为冷伤风。冷伤风者，由其人猝伤冷风，或先感于寒，续伤于风，较四时感冒为重，故俗称"重伤风"。证见头痛身热，恶风怕冷，鼻塞声重，咳嗽清涕，痰多白滑而稀，或自汗而咳甚，或无汗而喘息，舌苔白薄而滑，甚或白滑而腻。脉左手当浮紧，今反浮缓，右手浮滑者，此伤寒见风脉。《内经》所谓"伤于风者，上先受之"。风寒客于人，患者舍于肺，乃营卫并伤之候，《难经》推为五种伤寒之一。与正伤寒同而不同者，正伤寒多先伤足太阳经，冷伤风多先伤手太阴经也。治自汗而咳者，先调营卫以治咳，桂枝橘皮汤加杏仁（去皮勿研，三钱）、前胡（二钱）。桂枝汤为太阳经中风而设，故俞根初据风寒表虚证卫强营弱之病机，创桂枝橘皮汤。

【释方】桂枝汤证为太阳经中风，风寒表虚证卫强而营弱。

方中桂枝助卫阳，通经络，解肌发表，祛在表之风邪，为主药；广陈皮和中，防甘草、大枣之甘滞，为辅药；白芍益阴敛营，敛固外泄之营阴，而白芍分量又重于桂枝，桂芍合用，发中有补，散中有收。诸药合用，具有邪正兼顾、补脾和胃之功效，故为脾受寒湿、营卫不和之良方。

【应用】用于脾受寒湿，营卫不和所致的行痹，肩背麻木，手腕硬痛，头重鼻塞，恶风微汗，一身痛无定处之证。

【加减】风湿伤寒，先伤于湿，复兼风寒。伤湿分内外，湿从外受者，多由于居湿涉水，汗雨沾衣；湿从内伤者，多由于恣饮酒茶，贪食瓜果。《内经》通称曰"痹"。又据其同中之异，有行痹、着痹、痛痹。实为风寒湿三气所袭，流注经络而成。风湿多伤在上，肩背麻木，手腕硬痛，头重鼻塞，恶风微汗，一身痛无定处。风胜则舌苔白薄而润，脉沉濡弦。风气胜者为行痹。行痹宜疏风为主，佐以散寒燥湿，故本桂枝橘皮汤加制川乌、制苍术。

【方歌】桂枝橘皮芍草襄，臣以大枣与鲜姜，脾受寒湿诚宜此，营卫调和法最良。

香砂理中汤（温健脾阳法）

【来源】《通俗伤寒论》，俞氏经验方。

【组成】广木香一钱（3g），东洋参钱半（4.5g）（一据何秀山按为人参；二为白肌人参，俗称牛蒡子根），炒干姜一钱（3g），砂仁一钱（3g），生晒术（炒）二钱（6g），清炙甘草钱半（4.5g）。

【功效】温健脾阳。

【主治】脾胃虚寒气滞，肠鸣泄泻，腹痛喜温喜按，或见呕吐，胸膈满闷，腹中雷鸣，小便短少色白，甚则肢厥自汗，神倦气怯，舌苔黑滑，黏腻浮胖，白带黑纹而黏腻，脉沉濡无力，甚则沉微似伏之证。

【解读】香砂理中汤同名有四：《医灯续焰》卷三（干姜炮、白术炒、甘草炙、人参、木香、砂仁）主治脾胃虚寒气滞，肠鸣泄泻，腹痛喜温喜按，或见呕吐，胸膈满闷，腹中雷鸣。《医学传灯》上卷（人参、白术、炮姜、甘草、砂仁、香附、藿香）主治伤食，生冷伤脾者。《医钞类编》卷五（理中汤加藿香、砂仁）主治腹中寒痛、水鸣，欲得热手按，及热物熨者。本香砂理中汤主治邪传太阴脏腑。脾为阴脏，宜温宜健，如夏月饮冷过多，寒湿内留，上吐下泻，肢冷脉微，脾阳愈甚，中气不支，则以理中汤为正治。如著名中医药专家俞长荣精于辨证，善用名方，认为香砂理中汤为脾胃虚寒气滞而设，尤应以"痛、胀、呕、泄"为辨证要领。①痛：一般只隐隐作痛，偶有痛较剧者，但还不致达到钻心彻背难以忍受程度。②胀：气滞而胀（饱满感），食后更显，病者常喜自己按抚胃脘，或有意识地嗳气觉舒。③呕：或呕痰沫，或呕清水，清涎自涌。④泄：指腹泄。大便次数不定，每日可一次或十余次，便质软或稀溏，易通，无里急后重或便不爽感。由此可见本方方证之要点。

【释方】香砂理中汤方中以人参、白术、清炙甘草守补中气，并以辛、微温之干姜温健中阳，佐以木香、砂仁，取其芳香悦脾，使脾阳升发合而为提补温运、暖培中阳之方。

【应用】本香砂理中汤用于邪传太阴脏腑证。太阳寒邪直入足太阴脏，出现口淡胃钝，呕吐清水，大腹痞满，满而时痛，自利不渴，或渴不喜饮，小便短少色白，甚则肢厥自汗，神倦气怯，舌苔黑滑，黏腻浮胖，白带黑纹而黏腻，脉沉濡无力，甚则沉微似伏之证。

【加减】痞满虽解，而胃脘胀痛者，加炒刺猬皮、炙延胡，疏畅中气以除痛。

【方歌】香砂理中温健方，实因生冷损脾阳，木香分量砂仁等，生术东参炙草姜。

理阴煎（温理脾阴法）

【来源】俞氏经验方，载景岳《新方八阵》。

【组成】直熟地四钱（12g），砂仁（拌捣）四分（1.2g），归身二钱（6g），清炙草一钱（3g），干姜（炒黄）六分（1.8g）。

【功效】益肾健脾，活血调经。

【主治】真阴虚弱，痰饮内停。胀满呕哕，恶心吐泻，腹中疼痛，妇人经迟血滞。

【解读】理阴煎同名方有二，本理阴煎出于《景岳全书》卷五十一，别名理营煎。《医略六书》卷二十六理阴煎（熟地、当归、炮姜、肉桂）主治女子鼻衄，阳虚血走，脉细数者。其认为阳虚之人，脉络空虚而荣血散溢，故血得上出于鼻，天癸不能下行焉。熟地补阴以吸经血之上溢，当归养血以归营血之乱行，肉桂盐水炒以统摄其血，炮姜盐水炒以止涩其血也。水煎温服，使血暖阳回，则阳能统血而血不外走，何有衄血之患，天癸无不渐来矣。至于熟地一药，明代张景岳视其为至宝，擅用熟地，故有"张熟地"之称。可清代陈修园却对其几乎是深恶痛绝。自然，以熟地为主药的理阴煎方也遭到了陈修园无情而尖刻的贬驳。陈修园在《景岳新方砭》中指出："……景岳以庸耳俗目论药，不识刚柔燥湿之本。素喜柔润，故以归、地易人参、白术，而改其名曰理阴煎。服之数剂则阴气内壅而为胀满，阴气上逆而为呕哕，阴水泛滥而为痰饮恶心，阴盛于中则上下不交而吐泻，阴凝于内则阳不通而腹痛，阴盛于下则关元不暖而血滞经迟。不但不能治病，且以增病……吾不解庸医惯用此方，日误数人而仍不改辙者，岂尽天良之斫丧？抑亦惑于景岳夸大之言，归咎于病之深而莫救？不自知其术之谬而杀人也。"陈氏之论及误用、滥用熟地等阴柔滋补致阴气内壅、阴水泛溢者，倒也欠妥。

【释方】本理阴煎主治脾胃虚寒，纳运无权，升降失常，温煦无能。何秀山认为，上焦属阳，下焦属阴，而中焦则为阴阳交会之枢。脾阳虚而胃阴尚可支持者，治以香砂理中汤，固已。若脾阴亏而胃阳尚能支持者，当君以归、地甘润和阴，佐以姜、草辛甘和阳，故景岳谓为理中汤之变方，与黑地黄丸药异法同。此为滋补脾阴、温运胃阳之良方。

【加减】命门火衰，阴中无阳者，加附子、人参；外感风寒，邪未入深，但见发热身痛者，加柴胡；寒凝阴盛而邪气难解者，加麻黄；阴盛之体外感寒邪，恶寒脉细者，加细辛，甚者加附子；阴虚内热者，去干姜；脾肾两虚，水泛为痰，或呕或胀，加茯苓或白芥子；泄泻不止者，当归量少或不用，加山药、扁豆、吴茱萸、肉豆蔻、附子；腰腹疼痛者，加杜仲、枸杞子；腹胀疼痛，加陈皮、木香、砂仁。

【方歌】理阴熟地与归身，方内干姜炙草呈，此是理中汤变法，辛温甘润补脾阴。

香砂二陈汤（温运胃阳法）

【来源】《通俗伤寒论》，俞氏经验方。

【组成】白檀香六分（1.8g），姜半夏三钱（9g），浙茯苓三钱（9g），春砂仁（杵）八分（2.4g），炒广陈皮二钱（6g），清炙草六分（1.8g）。

【功效】温运胃阳，消除积饮。

【主治】多吃瓜果或冷酒、冷菜，胃有停饮，或伤冷食，胸痞脘痛，呕吐黄水，感寒感热，俱能触发。

【解读】香砂二陈汤同名方有四，《笔花医镜》卷二方（木香、砂仁、制半夏、陈皮、茯苓、炙甘草）主治脾滞腹痛。《症因脉治》卷二方（二陈加藿香、砂仁）主治寒湿体虚呕吐者。《杏苑》卷四方（香附子、砂仁、半夏、茯苓、橘、甘草）主治噎塞不通，患者气血未衰，心痛喜按。本香砂二陈汤方系为身受阴寒之气，口食生冷之物，表里俱伤者而设。因胃有停饮，或伤冷食，每致胸痞脘痛，呕吐黄水，俗皆知为肝气痛，实则胃脘痛。而妇女最多，男子亦有，皆由多吃瓜果或冷酒冷菜等而成，感寒感热，俱能触发。

【释方】香砂二陈汤以二陈温和胃阳，为主药；茯苓化气蠲饮，为辅药；佐以香砂仁运气止痛；甘草和中，为使药。诸药合用，具有温运胃阳、消除积饮之功效。

【应用】用于头疼体痛，身重恶寒，目瞑嗜卧，少气懒言，手足微冷，虽身热亦不渴，下利清谷，甚则两脚筋吊，舌苔白而嫩滑，甚或灰而淡白，或灰黑腻苔，舌质嫩滑湿润，脉沉而迟，表解而胃口不开者；暑湿兼内寒，一起即头痛身重，凛凛畏寒，神烦而躁，肢懈胸满，腹痛吐泻，甚则手足俱冷，或两胫逆冷，小便不利，或短涩热，舌苔白滑，或灰滑，甚则黑滑，或淡白之寒水去，吐泻止者。

【加减】①痛甚者，可加白蔻末（拌捣）、瓦楞子（入煎）。②呕甚者，加控涎丹（包煎）。

【方歌】香砂二陈苓夏广，檀香炙草砂仁仗，脘痛实由饮冷多，胃阳虚弱宜温养。

胃苓汤（温利胃湿法）

【来源】俞氏经验方，载景岳《古方八阵》。

【组成】杜苍术钱半（4.5g），炒广皮钱半（4.5g），生晒术钱半（4.5g），泽泻钱半（4.5g），薄厚朴二钱（6g），带皮苓四钱（12g），猪苓钱半（4.5g），肉桂六分（1.8g）。

【功效】温利胃湿，利水止泻。

【主治】夏令恣食瓜果，寒湿内蕴，致胃阳被寒水所侵，累及脾阳，上吐下泻，肢冷脉伏；暑湿兼内寒的头痛身重，凛凛畏寒，神烦而躁，肢懈胸满，腹痛吐泻，甚则手足俱冷，或两胫逆冷，小便不利，或短涩热，舌苔白滑，或灰滑，甚则黑滑，或淡白者；脾湿过盛，浮肿泄泻，呕吐黄疸，小便不利。小便癃闭，大便飧泄，濡泻；及中暑夹食不消，吐泻腹痛。

【解读】胃苓汤同名方出于《丹溪心法》，多生姜、大枣、甘草三味，其运脾燥湿、和中利湿之功，治脾失健运，湿浊中阻所致脘腹胀满、呕吐泄泻、小便短少，或兼肿满，舌苔厚腻，脉濡或沉缓者。本胃苓汤系俞氏经验方，为夏令恣食瓜果，寒湿内蕴，每致上吐下泻，肢冷脉伏，胃阳为寒水所侵，累及脾阳，不得健运之证而设。

【释方】本胃苓汤以苍白二术、炒广陈皮、厚朴为主药，温胃健脾；又以猪苓、茯苓、泽泻为辅药，导水下行，利小便以实大便；佐以官桂暖气散寒，为诸药通使。具有温通胃阳、辛淡渗湿之功效。

【加减】呕甚者，加姜半夏、生姜；不思饮食者，加山楂、神曲；神疲乏力者，加党参、薏苡仁；脘腹胀满者，加枳壳、砂仁；腹痛甚者，加紫金片（烊冲）；足筋拘挛者，加酒炒木瓜、络石藤。

【新用】急慢性胃肠炎、急慢性肾炎水肿、夏秋季腹泻、食物中毒等属脾胃阳虚，运化失健者。

【验案】

1. 鼓胀（水湿停聚，气滞血瘀）

李某，男，58岁，1983年3月9日就诊。自述近2年来经常生闷气，继而胃脘胀满，纳食不香，倦怠乏力。1月前病情加重，渐觉腹部胀满，小便短少，气促而喘。经用中西药治疗近1个月，病情不见好转，而见腹部胀大，呈蛙状腹，皮色苍黄，脉络隐现，按之坚硬，有移动性浊音，两颧有血丝，左手背有蜘蛛痣数个，舌质淡红，苔白腻，脉沉弦而涩。B超提示为肝硬化腹水。证属脾失健运，水湿停聚，气滞血瘀。治用胃苓汤佐疏肝化瘀之品。处方：厚朴12g，陈皮10g，苍术12g，桂枝10g，泽泻12g，茯苓30g，猪苓10g，甘草6g，香附24g，大腹皮30g，丹参18g，白术12g。服上方6剂，腹水大减，喘促已半，小便量增，食欲转佳，舌苔白腻，脉弦滑。药切病机，守原方加郁金10g，当归10g。继服15剂后，腹已柔软，食欲接近正常，二便通调，舌苔白，脉细弦。B超提示腹水消失。此时邪退正衰，更方扶正为主。处方：党参15g，白术15g，茯苓15g，陈皮10g，大腹皮15g，郁金12g，丹参15g，白芍18g，鸡内金10g，黄芪21g，炙鳖甲15g，炙甘草6g。上方又服20剂，病告痊愈。嘱其继续用香砂六君子丸、舒肝丸调养，以巩固疗效。随访2年，未复发。

按： 鼓胀有虚实之别，多因食欲不节，劳倦伤脾，情志所伤或患黄疸、积聚后，遗气滞、血瘀、水聚而成。该患者情志不舒，嗜食生冷肥甘，致肝郁气滞，脾胃受损，湿浊不化，血瘀水结而成本病。用胃苓汤健脾和中，渗湿利水，蒸化肾气，使之开合有度，加香附、丹参、郁金、归芍之类以疏肝化瘀，继用舒肝健胃之品调治，而获临床治愈。

2. 水肿（水湿浸渍）

孙某，女，30岁，1985年7月30日就诊。1年半以前患急性肾小球肾炎，曾在某医院治疗。用西药治疗后复发。1周前查尿：蛋白（＋＋＋）、颗粒管型（＋）、RBC（＋＋）、WBC（＋＋＋）、上皮细胞（＋＋＋）。全身浮肿，下肢尤甚，按之没指，凹陷不起，小

便短少。舌淡红苔白腻，脉沉弦而缓。证属水湿下注，浸渍肌肤，壅塞不行。治以健脾渗湿，利水消肿，方用胃苓汤加减。处方：苍术 15g，炒白术 24g，杏仁 10g，陈皮 10g，猪苓 15g，泽泻 12g，厚朴 10g，茯苓 30g，桂枝 10g，赤小豆 24g，草豆蔻 10g，甘草 6g。服上药 5 剂，浮肿已消过半，尿量增加，欲进饮食，苔白，脉沉。上方加黄芪 30g，冬瓜皮 30g，继服 10 剂，浮肿全消，诸症皆除。查尿：蛋白（-）、WBC（+）、RBC（+-），但感腰膝酸软，嘱其服用香砂养胃丸、六味地黄丸调治数周。追访 1 年未见复发。

按： 张景岳云："凡水肿等证，乃肺脾肾相干之病……其本在肾……其标在肺……其治在脾。"三脏兼顾，而以治脾为主，故用胃苓汤加杏仁、草豆蔻、黄芪等健脾渗湿，宣肺利水，鼓舞肾阳，化膀胱之气，且重用炒白术以"健脾助土，助水之堤防以制水也"（《删补名医方论》），更用健胃补肾渗湿之丸药以善其后，痼疾得除。

3. 黄疸（湿热蕴结）

吴某，女，32 岁，1997 年 10 月 2 日就诊。食欲不振，恶心腹胀，胸脘痞满，头重身困，大便时溏，小便短少而黄 5 天。今晨梳洗时发现双目发黄，急来就诊。症见双目巩膜及全身皮肤发黄如橘皮色，右胁下有压痛，舌淡，苔厚腻而黄，左脉弦滑，右脉细濡而缓。证属湿热蕴结，阻遏肝胆，疏泄失常，胆液不循常道，溢于肌肤所致。治用利湿化浊，清热退黄。处方：苍术 10g，厚朴 10g，陈皮 10g，桂枝 3g，泽泻 12g，猪苓 10g，白术 15g，茵陈 30g，板蓝根 15g，郁金 10g，赤小豆 30g，茯苓 30g，甘草 10g。上方共服 10 剂，黄疸消退，二便如常，但仍食欲不振，舌苔白，脉左弦右细弱，此乃湿热去而伤中之故，用香砂六君子汤加茵陈、厚朴、大腹皮、焦三仙以善其后。

按：本例患者属黄疸，阳黄湿重于热，用胃苓汤加茵陈、板蓝根、赤小豆等助其清热利湿退黄，效如桴鼓。

4. 妊娠尿毒症（子肿）

高某，女，24 岁，妊娠 9 个月，腹泻 3 个月，浮肿 2 周，收住妇产科，按重度妊娠尿毒症治疗 4 天，病情未见明显好转，现已无尿 3 天。1989 年 10 月 9 日应邀会诊。症见高度浮肿，皮色薄白而光亮，如囊裹水，按之没指，神志恍惚，入夜谵语，欲动不能，胸闷气短，言语无力，有轻微痰鸣音，舌淡，苔白滑，脉沉细而滑。此乃脾虚日久，伤及肾阳，脾虚生湿，肾虚水泛。治宜温肾健脾，渗利水湿。处方：熟附子 12g，茯苓皮 30g，泽泻 10g，车前子 10g（包煎），炒薏苡仁 30g，炒白术 24g，桂枝 10g，厚朴 10g，陈皮 5g，炙甘草 6g，苍术 10g，猪苓 15g。上方药进 3 剂，尿量甚多，水肿明显消退。神志已清，欲进饮食，舌淡红，苔白，脉沉细而滑。上方熟附子量加至 15g，加白芍 30g，大腹皮 24g，阿胶 10g（烊化），黄芪 30g，继服 3 剂。9 月 15 日浮肿消退过半，尤以四肢消退明显，已能下床。惟自觉发热，烦渴引饮，舌红，苔薄白，脉细滑。调整处方：沙参 15g，白芍 15g，麦冬 10g，地骨皮 12g，杏仁 10g，茯苓 15g，大腹皮 15g，阿胶 10g（烊化），当归 6g，陈皮 10g，白术 15g，黄芪 15g，甘草 5g。上方加减又进 5 剂，水肿基本消失，于 10 月 24 日顺产一女婴。随访 3 个月，母女健康。

按：《医宗金鉴·妇科心法要诀》说"头面遍身肿，小水短少者，属水气为病，故名曰子肿。"本例患者脾伤日久，累及肾阳，水湿泛溢，故用胃苓汤合真武汤温阳利水，效果满意。方中用药量较大，有的且为妊娠禁用之品，但只要辨证准确，用法得当，无须虑其伤胎，经云"有是症，用是药"是也。［刘忠信. 胃苓汤治临证验案四则. 河南中医，1999，19（3）：54—55］

5. 湿温

李某，男，42 岁，诊于 1983 年 7 月 20 日。因持续高热、食欲不振 7 天入院，按"伤寒"予补液、氯霉素及激素等治疗 1 周，体温下降，但脘腹胀满，不思饮食，口淡无味，肢体困重，怠惰嗜卧，表情淡漠，大便清稀，日 2 次～3 次，肠鸣，午后低热，汗出而黏，渴不多饮，舌体胖有齿痕，质淡苔灰黑而腻，脉濡缓。查血白细胞 $3.5×10^9/L$。血清肥达反应："H" 1/320（++），"O" 1/160（+）。诊为伤寒。中医诊为"湿温"。此例经用大量激素，虽热退而湿滞，致中焦湿热，脾失运化，阻遏气机。治以运脾和中，利湿清热，方以胃苓汤加减。处方：藿香、茵陈、佩兰各 10g，六一散、厚朴、陈皮、苍术各 12g，甘草 6g，茯苓、泽泻、猪苓、白术、莱菔子各 12g，生姜 3 片，红枣 5 枚。取治湿利小便之意，每日 1 剂。服药 6 剂，精神好转，饮食增加，体温正常，再服 3 剂，临床症状消失，后经调理而出院。

6. 泄泻

常某，女，25 岁，诊于 1991 年 1 月 25 日。6 天前因进食油腻、饮冷受凉后开始腹泻稀水样大便，夹未消化物，日 3～4 次，量中等，腹痛肠鸣，胸闷胀满，嗳气、矢气暂缓，尿少而清，肢体倦怠，口微渴而不欲饮，口黏腻而不欲食，畏寒，苔白腻，脉濡。先予健脾利湿，投参苓白术散，5 剂不效。细思《素问·至真要大论》曰："诸病水液，澄彻清冷，皆属于寒。"《素问·阴阳应象大论》曰："湿胜则濡泄。"此乃寒湿困脾，阻滞气机，阳气被遏，升降失常，清浊不分，下趋大肠。《景岳全书·泄泻》曰："泄泻之病多见小便不利，水谷分则泻自止，故曰治泻不利小便，非其治也"，实为"利小便而实大便"之意，试取平胃散运脾燥湿，五苓散利尿渗湿，并加温中散寒之品。处方：厚朴、陈皮、苍术各 10g，甘草 6g，生姜 5 片，大枣 7 枚，茯苓、猪苓、

白术、桂枝、党参、干姜、苡仁各12g。服药6剂，稀大便日1～2次，胀满减轻，饮食增加，小便量多，以原方加建曲1钱半(4.5g)。再服3剂，二便调，饮食增，湿邪去，气机畅而获愈。

7. 痢疾（寒湿痢）

常某，男，14岁，于1991年7月5日诊。前天进食西瓜后开始痢下赤白黏冻，日10余次，白多赤少，里急后重，口淡乏味，渴不多饮，中脘痞闷，头身困重如裹，小便清，舌淡苔白腻，脉濡缓。查大便：脓细胞（++）、白细胞（+）。血白细胞13.5×10^9/L，N84%，L35%。曾服痢特灵、氟哌酸及马齿苋煎剂，不见效。中医诊为"寒湿痢"。寒湿客于肠胃，气血滞涩，肠中津液凝滞，运化传导失常。治宜温化寒湿，行气活血。予胃苓汤加减。处方：厚朴、陈皮、苍术各15g，甘草6g，生姜3片，大枣7枚，茯苓、泽泻、猪苓、白术、桂枝、当归、赤芍、木香、枳壳、炮姜、金银花各12g。服药3剂，下痢减为日3～4次，里急后重减轻。再服4剂，病已获愈。

8. 带下（寒湿困脾）

李某，女，32岁，诊于1987年5月。半月前下地劳动冒雨受寒而感冒发热，服"速效伤风胶囊"等药好转。近10天来白带增多，其质清，绵绵不断，无臭气，畏寒，四肢欠温，体重困倦，脘腹痞满，口淡无味，纳少便溏。舌质淡，苔白腻，脉濡。初断为脾虚生湿，投完带汤加味，3剂不效。《傅青主女科》曰"夫带下俱是湿症"，此乃寒湿困脾，运化失常，水谷之精不能上输以化血，反聚成湿，液注下焦，伤及任带而为患。遂予温中散寒，健脾燥湿。方以胃苓汤合理中汤加减。处方：厚朴、陈皮、苍术各12g，生姜3片，红枣7枚，茯苓、泽泻、猪苓、白术、桂枝、党参各12g，干姜6g。服药5剂，带下量少较稠，肢温纳香，继服5剂，体健带少，逐渐康复。

9. 湿疹（浸淫疮）

王某，男，6个月，诊于1991年5月。患儿2个月来反复发作臀部、阴囊对称性潮红，糜烂，渗液，其质黏量多，形体虚胖，吮乳减少，吵闹不安，大便呈蛋花样，日2～3次，量少，腹胀大。舌胖质淡，苔白中腻，小便少。曾用肤轻松软膏、绿药膏等治疗，效不显。中医诊为"浸淫疮"。伤于湿者，下先受之。此乃湿客肌肤，脾失健运，治以健脾利湿。予胃苓汤加味。处方：苍术、厚朴、陈皮、猪苓、泽泻、茯苓、白术、滑石各15g，防风、木通、灯心草、萆薢各12g，甘草6g。头煎适量，分3次口服。第二煎剂用消毒纱布块浸透药液湿敷，每次1小时，每日2次。经上法治疗15天而愈。随访1年，未见复发。

按：脾主运化水湿，脾喜燥而恶湿。湿邪有内外之分，均能伤脾，若脾为湿困，健运失职，湿浊内生，阻塞气机，湿邪外泛，浸淫弥漫，再则若脾阳虚损，则水湿不化，亦易感湿病，因此脾虚和湿滞互为因果。故以运脾和中、行气化湿为治疗大法，胃苓汤最为合拍。方中苍术苦温燥湿，厚朴行气化湿，陈皮理气化湿，泽泻利水渗湿，猪苓淡渗利湿，白术、茯苓健脾化湿，桂枝温阳化湿。诸药合用，使湿浊得化，气机调畅，脾胃得健，升降适度，以一方对诸症，则其症可除。［常亚平. 胃苓汤临床应用举隅. 湖北中医杂志，1993，15（4）：33—35］

10. 寒湿腹泻

王某，男，2岁，1989年1月28日初诊。昨天因洗澡受凉，腹泻日4～5次，大便清稀如水样，臭气不甚，伴鼻塞流清涕，恶寒发热，肠鸣腹痛，舌苔白滑，指纹浮红紫，属外感寒湿腹泻。治宜解表散寒，芳香化湿。方取胃苓汤合藿香正气散加减。泔苍术、川厚朴、藿香叶、紫苏叶、煮半夏各6g，盐陈皮4.5g，结茯苓10g，光泽泻9g，生苡米15g，车前草9g。服2剂，腹泻

即告痊愈。

11. 湿热腹泻

陈某,女,不足 2 岁,1989 年 7 月 26 日初诊。腹泻 2 天,日 10 余次,状如蛋花样便,气味臭秽,暴注下迫,发热面赤,口渴烦躁,肛门潮红,小便短赤,舌苔黄厚,质红,指纹浮紫。证属湿热腹泻,治宜清热利湿。方取胃苓汤合葛根芩连汤加减。粉葛根 9g、川黄连 3g,条黄芩、泔苍术、川朴花各 6g,盐陈皮 4.5g,光泽泻、车前草各 9g,结茯苓、生苡米、六一散各 12g。用 2 剂后,腹泻次数明显减少,发热退,小便增多。二诊守上方加麦谷芽各 9g,继服 2 剂,腹泻告愈。

12. 伤食腹泻

汪某,男,5 岁,1989 年 10 月 2 日初诊。患儿昨晚因赴宴,饮食失慎,今腹泻 7~8 次,粪便稀溏伴有不消化物,气味酸臭,腹胀疼痛,泻后痛减,嗳气呕吐,不思饮食,夜寐不安,小便短少,舌苔厚浊,脉滑有力。证属伤食腹泻,治宜和中化湿,消食导滞。方取胃苓汤合保和汤加减。泔苍术、川厚朴、藿香叶、煮半夏各 6g,盐陈 4.5g,结茯苓 4.5g,光泽泻、泉神曲、麦芽、谷芽、南楂肉各 9g,缩砂仁 4.5g(后入),广木香 4.5g。服 2 剂,腹泻即告痊愈。

13. 脾虚腹泻

林某,男,8 个月,1991 年 9 月 12 日初诊。患儿系人工喂养,半年前曾因腹泻在某医院住院 5 次,经输液、抗感染及支持疗法等治疗,疗效不佳。出院后经人介绍即来院就诊,辰下精神萎靡,面色㿠白,形体消瘦,毛发干枯带黄,皮肤粗糙,腹泻日 10 余次,大便清稀,色淡不臭,食后即泻,水谷不化,食欲不振,舌淡苔白,指纹淡红。证属脾虚腹泻,治宜健运脾胃,化湿止泻。方取四苓汤合参苓白术散化裁。西洋参 3g(另炖),苍白

术各 6g，结茯苓、淮山药、生苡米各 15g，白扁豆 10g，盐陈皮4.5g，缩砂仁（后入）、粉甘草各 4.5g。服药 2 剂，腹泻日仅 2～3 次，稀糊状便，精神面色转佳，胃纳好转。舌苔、指纹同前，守原法，上方西洋参改太子参 10g，加鸡内金 6g，麦谷芽各 9g，又服药 4 剂而泻止。[林启声. 胃苓汤化裁治疗小儿腹泻. 福建中医学院学报，1993，3（2）：133—134]

14. 胆囊摘除术后腹泻

（1）文某，女，62 岁，农民。腹泻反复发作 2 年余，多次做肠镜检查未提示异常。予多种西药及中药治疗未见明显好转，后来院就诊，以"胆石症胆囊炎"收入院治疗，查肠镜未见异常，于入院第 2 天行电视腹腔镜胆囊摘除术，顺利取胆囊（连同囊内结石）。术后第 3 天出现腹痛、腹泻，其腹泻较重，大便每日 10余次，多为水样便，食多则泻剧，伴呕吐 4 次，形瘦神疲，面色萎黄无华，少寐多梦，舌质淡，苔白腻，脉细数。证属脾虚湿盛，治以健脾除湿。处方：炒苍术 10g，厚朴 15g，陈皮 10g，甘草 6g，炒白术 30g，桂枝 15g，猪苓 20g，泽泻 15g，生姜 5g，红枣 30g，葛根 30g，黄连 6g，山药 30g，芡实 15g，茯苓 30g。此方服完 1 剂，腹泻减至每日 3 次，未见呕吐。两剂服完纳食增加，腻苔化薄，原方去芡实、桂枝，加炒防风 15g，乌药 20g，继服 2剂，大便成形，每日 1 次，腹痛消失，饮食增加，精神亦好，睡眠如常人。

（2）杨某，男，39 岁，因反复右上腹疼痛 3 年，以胆囊结石于 2012 年 3 月行电视腹腔镜胆囊摘除术，顺利取出胆囊（连同囊内结石）。术后 2 天大便次数明显增多，每日 5～6 次，无里急后重及便脓血，排便不爽。西医对症、支持、补液等治疗效果不佳。出院后曾服苯乙哌啶、黄连素、金双歧、泻痢停等药，腹泻时有发作，患者深感痛苦。5 个月后来院就诊。肠镜检查未提示

异常，肠鸣音稍活跃，舌苔白腻，舌质淡胖，边有齿痕，脉弦细。辨证为肝脾不和，湿热内蕴。以四逆散合胃苓汤加减：甘草 6g，厚朴 15g，藿香 15g，柴胡 15g，法半夏 10g，炒枳壳 20g，炒苍术 10g，炒白术 30g，猪苓 20g，泽泻 12g，生姜 10g，红枣 30g，乌药 20g，茯苓 30g。水煎服，日 1 剂，每日 3 次。服 2 剂后排尿增多，大便次数明显减少，再服 3 剂后巩固。随访 2 月余无复发。[王文余，赵云龙.胃苓汤治疗胆囊摘除术后腹泻 60 临床观察.亚太传统医药，2013，9（7）：154—155]

【方歌】胃苓苍朴广苓猪，桂术还兼泽泻施，脾胃两伤成吐泻，温中健运效原奇。

呕加半夏生姜汁，腹痛紫金片入宜，足筋拘挛加何品，络石藤与木瓜治。

白术和中汤（温和脾胃法）

【来源】《通俗伤寒论》，俞氏经验方。

【组成】生晒术钱半（4.5g），新会皮钱半（4.5g），焦六曲三钱（9g），佛手花五分（1.5g），浙茯苓四钱（12g），砂仁（杵）一钱（3g），五谷虫（漂净）三钱（9g），陈仓米（荷叶包）三钱（9g）。

【功效】温和脾胃，条畅气机。

【主治】太阳表证未罢，顺传阳明，表热里寒，肌肉烦疼，头身无汗，但手足濈然汗出，下利清谷，小便不利，舌苔白滑，脉浮而迟。

【解读】白术和中汤主治胃中虚冷，水谷不别之证。何秀山认为，脾胃主中气，过服消克，则中气虚，气虚则滞，滞则中满，甚或成臌，由湿聚为满，气壅为胀，中空无物，按之不坚，亦不痛，或时胀时减，病名为气虚中满。

【释方】湿证夹食中期最多此证，用药最难，纯补则胀满愈甚，分消则中气愈虚，故俞氏以茯苓、白术培中化湿为君；臣以陈皮、砂仁运中，神曲、谷虫导滞；佐以佛手花疏气宽胀；使以荷叶包陈仓米，升清气以和胃，补而不滞，疏而不削。此为温和脾胃，条畅气机之良方。

【加减】寒气盛者，加炒干姜、淡吴萸、紫猺桂（为上等肉桂）；如湿热盛者，加川黄连、厚朴；兼大便闭结者，吞服枳实导滞丸；如兼络瘀，加新绛（为降香）。据查阅，《本草乘雅半偈》降真香名下见有记载："降真，新绛也，新致陈推，降者大赤……"降香辛温归心、肝二经，有活血化瘀、止血化瘀、止血定痛作用。

【新用】据章光伟报道：由白术、陈皮、茯苓、佛手、砂仁、神曲、荷叶、陈仓米、五谷虫等药组成的白术和中汤，组方平淡轻灵，长于健脾行滞，用于治疗泄泻、便秘、头痛、咳嗽（慢性支气管炎、阻塞性肺气肿）等病，获满意疗效。

【方歌】白术和中苓广佐，谷虫六曲与春砂，培中消运兼疏导，陈米还偕佛手花。寒盛加姜吴黄桂，湿热川连厚朴佳，便闭导滞丸吞服，络瘀膏惹绛覆加。

加味小建中汤（温和肝脾法）

【来源】俞氏经验方，方载《医门法律》。

【组成】生白芍三钱（9g），饴糖三钱（9g），鲜生姜（蜜煨）八分（2.4g），广橘白、橘络（炒）各一钱（3g），桂枝（蜜炙）一钱（3g），清炙草钱半（4.5g），大红枣（去核）四枚，砂仁（分冲）六分（1.8g）。

【功效】温和肝脾，调剂营卫。

【主治】伤寒里虚邪乘，土衰木横，出现悸，衄，腹中急痛，

阳脉涩，阴脉弦。

【解读】加味小建中汤同名方有二：《三因极一病证方论》卷九方（桂心、炙甘草、白芍、远志）有温中补虚、缓急止痛之功，治脾胃虚寒，心腹切痛不可忍，按轻却痛，按重则愈，服热药并针灸不愈者。本加味小建中汤系为虚劳里急之证而设。虚劳里急而腹中痛，温按则减，是劳伤内损，中气虚寒，肝来乘脾之故。脾为生化之源，散精归肺，主肌肉四肢。脾虚气寒则生化之源不健，气血俱乏，营卫失调，所以四肢疲痛、手足烦热、咽干口燥。心为脾母，主血脉而藏神，其华在面。若脾虚累及于心，则见心中悸动、虚烦不宁、面色无华。何秀山说：脾主中气而统血，贯注四旁，输运上下，为胃行其津液，而主一身之营阴卫阳者也。故中气立，则营卫流行，而不失其和，阴阳相循，而不极于偏。如过服香燥，耗气劫阴，则营卫不和，症多出现寒热类疟，肝乘脾之症，见四肢酸疼，手足烦热，咽干口燥，里急腹痛。

【释方】虚劳里急证见腹中痛，温按则减，是劳伤内损，中气虚寒，肝来乘脾。故俞根初以白芍、甘草、饴糖为主药，酸得甘助而生阴，益脾气而养脾阴，又以缓肝之急，润肺之燥；辅以桂枝、干姜、大枣，甘与辛合而生阳，温阳气以健脾，生姜温胃，大枣补脾，合而升腾中焦生发之气而行津液，和营卫。而俞氏不加人参、白术扶气者，何秀山说：恐助肝气之横逆也，故但曰小建中。俞根初仿喻嘉言法，佐以橘白、橘络，使以砂仁者，深虑甘药太过，令人气滞中满耳。此为温和肝脾，调剂营卫之良法。

【应用】伤寒里虚邪乘，土衰木横。出现悸，衄，腹中急痛，阳脉涩，阴脉弦；平素气血不足之人感寒后，出现心中烦悸。

《金匮要略》中应用：一是虚劳里急。悸，衄，腹中急痛，

梦失精，四肢酸疼，手足烦热，咽干口燥。二是虚劳萎黄，小便自利。三是妇人里虚，腹中痛。本证还可出现神疲乏力，虚怯少气，盗汗，面色无华，饮食无味，胁肋腹胀，头重不举，少腹拘急，小便频数，久病羸弱等症状。

《千金方》中应用："凡男女因积劳虚损，或大病后不复常，苦四肢沉滞，骨肉疼痠，呼吸少气，行动喘惙或小腹拘急，腰背强痛，心中虚悸，咽干唇燥，面体少色或饮食无味，阴阳废弱，悲忧惨戚，多卧少起，久者积年，轻者百日，渐至瘦削，五脏气竭，则难可复振，治之小建中汤方。"

【加减】形寒饮，咳嗽兼腹痛，脉弦者，加桔梗以提肺气之陷；寒热自汗者，加黄芪。

【新用】胃及十二指肠溃疡、慢性胃炎、慢性肝炎、溶血性黄疸、神经衰弱、再生障碍性贫血、功能性发热等符合方证或病机者。

【方歌】方名加味小建中，橘络一钱橘白同，砂仁六分原方入，不令甘药滞中宫。

神香圣术煎（热通脾肾法）

【来源】俞氏经验方，载景岳《新方八阵》。

【组成】白术（炒香）五钱（15g），紫猺桂一钱（3g），公丁香二分（0.6g），干姜（炒黄）二钱（6g），广陈皮（炒）一钱（3g），白蔻仁六分（1.8g）。

【功效】热通脾肾。

【主治】寒湿霍乱。因恣食生冷油腻，或过用克伐，或寒中太阴，致伤脾阳以及肾阳者，症见上吐下泻，胸膈痞满，胁肋胀痛，气怯神倦，甚至眶陷膈癟，四肢厥冷，脉微似伏，证极危笃。

【解读】本神香圣术煎由《景岳全书》卷五十一圣术煎而来。原书载：白术（用冬术，味甘者佳，炒）15～60g，干姜（炒）一钱至二钱（3～6g），肉桂一钱至二钱（3～6g），陈皮酌用或不用。具有温中健脾之功。治饮食偶伤，或吐或泻，胸膈痞闷，或胁肋疼痛，或过用克伐等药，致伤脏气，有同前证，而脉息无力，气怯神倦者。亦用于寒湿泻痢呕吐。若治虚寒泻痢呕吐等证，则人参、炙甘草之类当任意加用。若治中虚感寒，则麻黄、柴胡亦任意加用。

【释方】神香圣术煎主治湿寒霍乱。本方中白术、干姜为主药，以暖脾培阳；辅以肉桂温肾助阳；陈皮和中为佐；妙在使以公丁香、白蔻仁，兴发气机，以速川姜、肉桂通阳之烈性。诸药合用，具有温通脾肾之功效。

【应用】用于因恣食生冷油腻，及过用克伐，或寒中太阴，致伤脾肾之阳，上吐下泻，胸膈痞满，胁肋胀痛，气怯神倦，甚则眶陷膈瘪，四肢厥冷，小便清白，大便有生菜汁腥气，舌苔白滑，或黑润胖大，脉微似伏，证及危笃之寒湿霍乱。

【加减】何廉臣认为，神香圣术煎能治直中阴寒，吐泻腹痛，脘满肢冷，俗名瘪螺痧证。一剂知，二剂已，曾用有验，不得因其虚痞虚胀，而畏重用白术也。呕甚者，加生姜汁（冲）；筋吊者，加酒炒木瓜、络石藤。但必辨其舌苔白滑，或黑润胖大，小便清白，大便有生菜汁腥气，始可用此方急救。

【方歌】神香圣术广皮姜，丁蔻功能桂术襄，方用扶脾温肾法，病伤寒湿效非常。若兼呕甚应开痞，姜汁一瓢加入良，筋吊还须添络石，木瓜酒炒品同商。

附子理中汤（热壮脾肾法）

【来源】《通俗伤寒论》，俞氏经验方。

【组成】黑附块五钱（15g），别直参三钱（9g），清炙草八分（2.4g），干姜（炒黄）三钱（9g），冬白术（炒香）三钱（9g），生姜汁（冲）二钱（6g）。

【功效】热壮脾肾，急救回阳。

【主治】阴证伤寒，亦称中寒，即直中阴经真寒之寒中太阴证，初起即怕寒战栗，头不痛，身不热，口不渴，四肢厥，上吐下利，脘满腹胀，小便不利，舌苔白腻，灰或淡白，脉濡而迟，甚或沉濡而微之极重之证。

【解读】附子理中汤同名方有十二首之多，如《奇方良药》《妇人大全良方》《三因极一病证方论》《时方歌括》《医方考》《瘴疟指南》《冯氏锦囊秘录》等。如《冯氏锦囊秘录》去附子即名人参理中汤。人有元阳，命曰真火，此火一衰则不能生土，而资生之本大虚。今以附子回少火，干姜暖中州，而参、术、甘草为火补气，气旺则火足而脾土自能健运。《经》曰"气主煦之"。又曰寒淫所胜，平以辛热，即补火之谓也。夫心上肾下肝左肺右，而脾独居中，中气空虚，四脏不能相生，得此方以理之，则万物之母安，而四脏皆得禀矣，故曰理中汤。去参术即名四逆汤，为四肢厥逆者设也。本附子理中汤取热壮脾肾之法，方证为猝中阴寒，口食生冷，病发而暴，忽然吐泻腹痛，手足厥逆，冷汗自出，肉眴筋惕，神气倦怯，转吟头项若冰，浑身青紫而死，惟陡进纯阳之药，迅扫浊阴，以回复脾肾元阳，乃得功收再造。

【释方】方中以附子、生姜辛热追阳，为主药；人参、白术培中益气，为辅药；炙草和中，为佐药；使以姜汁去阴浊而通胃阳，妙在干姜温太阴之阴，以生姜宣阳明之阳，使人参、白术、生姜、附子收功愈速。此为热壮脾肾，急救回阳之要方。

【加减】①呕甚兼呃者，加姜半夏、沉香、柿蒂。腹胀痛甚者，加川朴、乳香。泻多不止，加煨肉果。②何廉臣运用俞氏经

验方的心得是，脾主统血，非寒中太阴，其血必凝。王清任《医林改错》于方内加桃仁、红花，遵其法，加光桃仁九粒，杜红花八分，又灸中脘、丹田，治之多效。③附子理中汤加减方：熟附子9g，党参15g，白术12g，茯苓12g，补骨脂15g，肉豆蔻6g，五味子9g，吴茱萸3g，厚朴10g，山药30g，干姜6g，砂仁6g，黄柏炭9g，陈皮10g，甘草6g。具有温补脾肾、固涩止泻之功。主治久病不愈，黎明前脐腹作痛，肠鸣即泻，便中夹杂有黏液，泻后则安，形寒肢冷，面色㿠白，腰膝酸软，舌质淡胖，苔白滑，脉沉细无力者。方中补骨脂、吴茱萸、肉豆蔻、五味子取四神丸之意，温肾暖脾，涩肠止泻；党参、白术、茯苓、甘草益气健脾，与温中暖肠胃的熟附子、干姜、吴茱萸配合，健运脾土，振奋中阳，中阳振复，升发运转，可使清升浊降，肠胃功能恢复正常；陈皮、砂仁理气健脾开胃；厚朴调气导滞；黄柏炭清化湿热毒邪，又苦以坚阴；甘草、大枣益气和中，调和诸药。上药合用，脾肾两补，温中寓涩，调气导滞，兼能清化湿热毒邪，使肠胃功能协调，用于溃疡性结肠炎等。

【方歌】附子理中热补方，阴寒猝中此为长，妙在姜汁通阳气，术附参姜效倍彰。

第五节 滋 补 剂

滋补法，亦称补益法，是补益人体气血阴阳，主治各种虚证的一种治疗方法。属于"八法"中的补法。

凡以补益为主的药物组成，具有滋养、补益人体气血阴阳不足，用以治疗各种虚证的方剂，为补益剂。虚证为正气虚弱所致，包括脏腑气血阴阳的不足。早在《内经》就有补法的立法与

治则的记载，如《素问·三部九候论》说"虚则补之"，《素问·至真要大论》说"损则补之""劳则温之"。补法的目的，在于通过药物的补益，使人体脏腑或气血阴阳之间的失调重归平衡，同时，在正气虚弱不能祛邪时，也用补法扶助正气，配合其他治法，达到扶正祛邪的目的。

人体虚损不足诸证，类别很多，有气虚、血虚、阴虚、阳虚、气血两虚、阴阳两虚等，因此补法分为补气、补血、补阴、补阳以及气血双补、阴阳并补等。虚证的不同性质，在治法上有所区别。《素问·阴阳应象大论》说："形不足者，温之以气，精不足者，补之以味。"张景岳认为，"凡气虚者，宜补其上，人参、黄芪之属是也；精虚者，宜补其下，熟地、枸杞之属是也；阳虚者，宜补而兼暖，桂、附、干姜之属是也；阴虚者，宜补而兼清，门冬、芍药、生地之属是也。"补法可以间接收到祛邪的效果，但一般是在无邪时使用，以避免"闭门留寇"之弊。俞氏从滋阴润燥的清燥养营汤、滋阴息风的阿胶鸡子黄汤、滋阴复脉的复脉汤到回阳通脉的通脉四逆汤、补阳镇冲的新加八味地黄汤，对虚证及脏腑虚损诸证均作了充分的运用。尤其把温阳之方剂列入滋补中，可以看出滋补中偏于温阳，宗前贤而有所发挥。

清燥养营汤（滋阴润燥法）

【来源】俞氏经验方，方载吴又可《温疫论》。

【组成】鲜生地五钱至八钱（15～24g），知母三钱（9g），归身一钱（3g），新会皮钱半（4.5g），生白芍二钱至三钱（6～9g），花粉三钱（9g），生甘草八分（2.4g），梨汁（冲）四瓢（40mL）。

【功效】滋阴润燥。

【主治】秋燥伤寒。温燥，燥热之证间有夹暑湿内伏，见有

肺燥脾湿者，亦有肺燥肠热者，胃燥肝热者，脾湿肾燥者；秋燥伏暑，湿遏热郁者，浅则多肺燥脾湿，一起即洒渐恶寒，寒已发热，鼻唇先干，咽喉干痛，气逆干咳，肢懈身痛，渴不思饮，饮水即吐，烦闷不宁，胸胁胀疼，大腹满痛，便泄不爽，尿短赤热，舌苔粗如积粉，脉细涩者。

【解读】《医学集成》卷二有清燥养荣汤（生地、当归、白芍、知母、花粉、陈皮、甘草、朱砂、灯心），主治瘟疫下后，神昏谵语。吴又可《温疫论》卷一清燥养荣汤，别名清燥养营汤（知母、天花粉、当归身、白芍、陈皮、地黄汁、甘草），具有清热凉血解毒之功效，主治疫病解后阴枯血燥者。本清燥养营汤为俞氏经验方，载吴又可《温疫论》。喻嘉言说："治燥病者，补肾水阴寒之虚，而泻心火阳热之实，除肠中燥热之甚，济胃中津液之衰，使道路散而不结，津液生而不枯，气血利而不涩，则病日已矣。"

【释方】何秀山谓："吴氏谓数下后，两目加涩，舌肉枯干，津不到咽，口燥裂，缘其人阳脏多火，重亡津液而阴亏也。"故俞氏以鲜生地、生白芍、当归、甘草养营滋液，为主药；辅以知母、花粉生津润燥；佐以陈皮健脾，运气疏中，防清滋诸药碍胃滞气；使以梨汁，味甘而鲜，性凉质润，醒胃气以速增津液。诸药合用，具有滋营养液、润燥清气之功效。

【方歌】清燥养营归地芍，生甘知粉广陈皮，两瓢梨汁同为使，甘润生泽法最宜。

阿胶黄连汤（滋阴清火法）

【来源】俞氏经验方，从仲景方加味。

【组成】陈阿胶（烊冲）钱半（4.5g），生白芍二钱（6g），小川连（蜜炙）六分（1.8g），鲜生地二匙（20mL），淡黄芩一

钱（3g），鸡子黄（先煎代水）一枚。

【功效】滋阴清火。

【主治】邪传少阴，水为火烁。症见心烦不寐，肌肤枯燥，神气衰弱，咽干尿短，舌红尖绛，脉左细数，按之搏指，右反大而虚软者。

【解读】本阿胶黄连汤从仲景方加味，为滋阴清火之法，主治邪传少阴脏，外邪夹火而动，阴虚而水液不能上济者。少阴心主血，中含热气，故《内经》云：少阴之上，热气治之。凡外邪夹火而动者，总属血热，其症见心烦不寐，肌肤枯燥，神气衰弱，咽干溺短。

【释方】本阿胶黄连汤，方中以阿胶、生地滋肾水而凉心血，为主药；阿胶必须真陈，庶不碍胃；生地用鲜，庶不凝阴。但少阴只有热气，能温血而不致灼血，若夹肝胆之相火，激动心热，轻则咽干心烦，欲寐而不能寐，重则上攻咽喉而为咽痛，下奔小肠而便脓血。故辅以白芍配黄芩、川连，酸苦泄肝以泻火，而心热乃平；白芍合生地，酸甘化阴以滋血，而心阴可复。妙在佐鸡子黄，色赤入心，正中有孔，能通心气以滋心阴，具润泽血枯、分解血热之功。

【加减】①兼见口渴咽干者，加麦冬、玄参、石斛；咽痛，加桔梗、甘草。②心中烦热较甚，小便黄赤者，加竹叶、灯心、通草、甘草梢、淡豆豉、白茅根。③热灼真阴，血溢皮肤，牙龈或皮下紫斑者，可加女贞子、旱莲草、丹皮、玄参、生地、地榆、侧柏叶。④便血，加地榆炭、槐花炭。

【新用】

1. 陈士铎在《辨证录》中说："夜不寐者，乃心不交于肾也。心原属火，过于热则火炎于上而不能下交于肾。"去黄芩，加龙骨、牡蛎、炒枣仁、夜交藤、琥珀粉，治疗心肾不交之失眠症。

①合甘麦大枣汤、酸枣仁汤或百合地黄汤可治疗严重失眠，妇女精神抑郁症。③合归脾汤治经后烦躁。④合百合地黄汤治疗肝硬化昏迷阴虚内热者。

2. 阿胶黄连汤加味治疗慢性咽喉炎，方用黄芩、白芍、肉桂（量小、后下）、阿胶（烊冲）、热药液冲生鸡蛋一枚，口服。

3. 阿胶黄连汤加味治疗阳痿。方用黄连、白芍、石莲子、远志、茯苓、黄柏、桑螵蛸、五味子、柏子仁、阿胶、鸡子黄。心火亢盛者，加焦山栀；相火旺盛加龙胆草；肾阳不足加菟丝子、韭菜子；阳痿为主者，加锁阳、淫羊藿；早泄为主者，加龙骨、牡蛎、芡实。水煎取液，阿胶烊化稍凉后加入鸡子黄，搅匀温服；如伴有早泄者，加龙骨、牡蛎、刺猬皮、芡实。

4. 阿胶黄连汤加味：①加蒲公英、大黄炭、木蝴蝶治疗出血性胃炎。②加当归、旱莲草、女贞子、丹皮、知母、仙鹤草治疗原发性血小板减少性紫癜。③加白蒺藜、当归、酸枣仁、柏子仁治疗老年性皮肤瘙痒症。④加芦根、生地、知母、黄柏、炙黄芪、煅牡蛎治疗多汗证。

【方歌】阿胶黄连膏子芩，生地用鲜芍用生，先煎鸡子黄代水，清火滋阴独擅能。

阿胶鸡子黄汤（滋阴息风法）

【来源】《通俗伤寒论》，俞氏经验方。

【组成】陈阿胶（烊冲）二钱（6g），生白芍三钱（9g），石决明（杵）五钱（15g），双钩藤二钱（6g），生地黄四钱（12g），清炙草六分（1.8g），生牡蛎（杵）四钱（12g），络石藤三钱（9g），茯神（抱木神）四钱（12g），鸡子黄（先煎代水）二枚（2个）。

【功效】养血滋阴，柔肝息风。

【主治】筋脉拘急，邪热久羁，灼烁阴血。手足瘈疭，类似风动，或头目眩晕，舌绛苔少，脉细数者。水亏火亢，液涸动风，心烦不寐，肌肤枯燥，神气衰弱，咽干尿短，舌红尖绛之内虚暗风者。

【解读】阿胶鸡子黄汤同方名有二。据 1912 年《湿温时疫治疗法》第四章载，沈樾亭《验方传信》亦有一方名阿胶鸡子黄汤，其组成为：真阿胶钱半，左牡蛎五钱，大生地四钱，生白芍三钱，女贞子三钱，黄甘菊二钱，鸡子黄一枚，童便一盏。有滋阴液以镇肝阳之功能，主治急性时疫。本阿胶鸡子黄汤为俞根初创制，系为邪热久羁，热伤阴血，虚风内动之证而设。温热病后每见此证，血不养筋则筋脉拘挛，伸缩不能自如，故手足瘈疭。头目眩晕乃水不涵木，肝虚风动之象。治以滋阴养血息风，佐以潜阳通络。本方的主治病证载于《重订通俗伤寒论》第二章中，何秀山谓："血虚生风者，非真有风也……温热病末路多见此症"，当为热伤阴血，虚风内动之证，主要见于温病后期。肝为风木之脏，全赖肾水以涵之，血液以濡之。邪热久羁，消烁阴血，阴血不足，无以涵木，则虚风内起。阴血亏虚，不能荣筋，故筋脉拘挛，手足瘈疭；阴伤血少，清空失养，故头目眩晕；舌绛少苔，脉象细数，乃阴虚内热之征。

【释方】阿胶鸡子黄汤方中以阿胶、鸡子黄为君，取其血肉有情，液多质重，滋阴血而息肝风；臣以芍、草、茯神木，一则酸甘化阴以柔肝，一则以木制木而息风；然心血虚者，肝阳必亢，故佐以决明、牡蛎介类潜阳；筋挛者络亦不舒，故使以钩藤、络石通络舒筋也。诸药合用，具有滋阴养血、柔肝息风之功效。《本草纲目》卷五十中，李时珍云："阿胶和血滋阴，除风润燥"，疗"男女一切风病"。《温病条辨》卷三吴瑭云：鸡子黄"得巽木之精而能息肝风"。《重订通俗伤寒论》第二章中何廉臣

谓：阿胶、鸡子黄"二味血肉有情，质重味厚，大能育阴息风，增液润筋"。白芍、生地、甘草酸甘化阴，养血柔肝，缓急舒筋，用为臣药。钩藤甘凉，功擅平肝息风，乃治风要药。《要药分剂》卷二说：阴血虚者，阴不涵阳，肝阳偏亢，石决明、牡蛎均为介类，长于平肝潜阳；茯神木"入肝经，为平木之品……木平则风定"。风阳内扰，心神为之不宁，茯神木兼可安神宁心。四药共投，以增平肝潜阳、息风止痉之力，同为佐药。筋脉拘挛，则经络不舒，络石藤气味平和，功善走经脉、通肢节，故用以活络舒筋，为使药。《要药分剂》卷一曾云："络石之功，专于舒筋活络。凡患者筋脉拘挛，不易伸屈者，服之无不获效，屡试屡验，不可忽之也。"诸药相合，共奏滋阴养血、平肝潜阳、舒筋息风之效。全方标本兼顾，但重在治本，故原书将其归于"滋阴息风法"。

何廉臣对本阿胶鸡子黄汤运用心得颇深，他说：阿胶、鸡子黄二味血肉有情，质重味厚，大能育阴息风，增液润筋，故效验若斯。吴鞠通说鸡子黄为定风珠，立有大定风珠、小定风珠二方，允推卓识。观此一则，足见俞与赵所见略同，宜乎后先辉映也。

【注意事项】 阿胶鸡子黄汤以滋阴养血息风立法，凡热极动风或阴血虽亏而邪热尚盛之证，均不宜使用，以免敛邪为患。

【验案】

1. 肝风症

何廉臣（妇人杂病案）：阿胶、鸡子黄二味，昔吾老友赵君晴初多所发明，试述其说。族孙诗卿妇患肝风症，周身筋脉拘挛，神志不昏。此肝风不直上巅脑而横窜筋脉者。余用阿胶、鸡子黄、生地、制首乌、女贞子、白芍、甘草、麦冬、茯神、牡蛎、木瓜、钩藤、络石、天仙藤、丝瓜络等，出入为治。八剂

愈。患者自述病发时，身如入罗网，内外筋脉牵绊拘紧，痛苦异常，服药后辄觉渐松。迨后不时举发，觉面上肌肉蠕动，即手足筋脉抽紧，疼痛难伸。只用鸡子黄两枚，煎汤代水，溶入阿胶三钱，服下当即痛缓，筋脉放宽。不服他药，旋发旋轻，两月后竟不复发。

按：阿胶鸡子黄汤以滋阴养血息风立法，临证不拘外感、内伤，只要见有阴血不足，无以养筋之证候，便可投之。［徐荣斋．重订通俗伤寒论．杭州：新医书局，1956：97—98］

2. 乙脑后遗症

患儿男性 3 岁，10 天前因高热惊厥入院，作腰椎、骨髓穿刺等检查，确诊为乙型脑炎（极重型）。经西医抢救后基本脱险，神志清醒，项强消失，抽搐停止，但出现头摇不停、眼球震颤等症，连续使用镇痉剂以及对症处理 10 余日无效，后转中医治疗。诊时神志清晰，体温 37.6℃（腋下），间隔 4～5 分钟即摇头，眼球震颤 1 次，每次持续 1～2 分钟，口唇干燥，尿黄便干，舌红少津，脉细稍数。诊为阴血亏损，筋脉失养，虚风内动。治以滋阴养血，柔肝息风。用阿胶鸡子黄汤加味：阿胶（烊化）、石决明（先煎）、络石藤各 9g，牡蛎 20g（先煎）、炙龟板 5g（先煎）、茯神 5g，甘草 3g，鸡子黄 1 只。3 剂。另用羚羊角粉 0.9g，分 2 次开水冲服。药后体温至 37.2℃（腋下），舌红有津，头摇、眼球震颤减至 20 分钟一次，食振，大便不干。原方再服 5 剂后，头摇已止，但眼球震颤未平。去络石藤，加菊花、钩藤各 9g，再进 5 剂。服后能自行站立和移步，眼球震颤亦止，临床治愈。［谢兆申．阿胶鸡子黄汤治疗乙脑后遗症．四川中医，1986，(12)：20］

【方歌】汤号阿胶鸡子黄，炙甘地芍茯神襄，决明络石钩藤牡，滋液息风极妙方。

坎气潜龙汤（滋阴潜阳法）

【来源】《通俗伤寒论》，俞氏经验方。

【组成】净坎气（切寸）一条，青龙齿三钱（9g），珍珠母（杵）六钱（18g），生白芍三钱（9g），大生地四钱（12g），牡蛎（杵）六钱（18g），磁朱丸（包煎）四钱（12g），白薇三钱（9g），先用大地黄八钱（24g）切丝，用开水泡取清汁，代水煎药。

【功效】滋阴潜阳。

【主治】肝阴虚者，疟发间日，日暮时寒轻热重，发于申酉时者，每至寅卯时微汗而热退，身体枯瘦，头目晕眩，肢体酸痛，筋脉拘挛，腰痛尿涩，少腹胀满，舌紫而赤，甚或红如胭脂，脉弦之证；或热病，肾经阴虚，舌绛心悸，自汗虚烦，手足躁扰，时时欲厥，右脉细数者。

【解读】脐为人身巨大的孔穴及凹陷处，名坎者，即取《说卦》"坎，陷也"之意；炁通气，为人身生气之源，故名谓坎熏，或称坎气，俗称脐。脐者，灵胎之所寄，性命之本原，诸阴之所系也。张景岳在《大宝论》中云："不观人生之初，生由脐带。脐接丹田，是为气海，即命门也。所谓命门者，先天之生我者由此而受，后天之生我者由此而栽也。夫生之门，即死之户，所以人之盛衰安危，皆系于此者，以其为生气之原，而气强则强，气衰则病，此虽至阴之地，而实元阳之宅。"说明了脐带在生命形成与生存中的意义。

脐带亦称命蒂。李时珍曰："胎在母腹，脐连于胞，胞息随母。胎出母腹，脐带即剪，一点真元，属于命门丹田，脐干自落，如瓜脱蒂，故脐者人之命蒂也。以其当心肾之中，前直神厥，后直命门，故谓之脐。"总之，坎气为生气之原，所以用其治疗虚劳羸弱、气血不足之证。

坎气潜龙汤为滋阴潜阳之法。何秀山说：心主经脉，肝主络脉，而心包主络亦主脉，横通四布，既辅心经之行血，亦助肝络之摄血。若肝不摄血，心包之血又不四布，则手足厥寒，且不能横通于经脉，则血行于脉中者少，故脉细欲绝。由是推之，肝与心及心包同病，不独足厥阴肝专受其累也。

【释方】坎气潜龙汤，何秀山说：方中坎气、二地为君。坎气即初生儿脐带，一名命蒂，以其前通神阙，后通命门，最得先天之相气；二地质重味厚，填精益髓，滋养后天之真阴，庶几阴平阳秘，龙雷之火不致上升。况又臣以龙、牡、珠母滋潜龙雷，佐以磁、朱济心肾，阳得所附，火安其位矣。妙在使以芍、薇，一为敛肝和阴所必要，一为纳冲滋任之要药。君佐合度，臣使咸宜，此为补肾滋任、镇肝纳冲之良方。

【加减】如宿病寒疝，小腹痛甚，口吐白沫者，则加吴茱萸以止疝痛，生姜汁以止吐沫。

【新用】头晕目眩，耳鸣心悸，欲厥属肾阴亏损，冲气上逆的高血压病、眩晕症。

【方歌】坎气潜龙生地均，牡蛎龙齿珍珠母，生芍白薇磁朱丸，肾肝冲任能兼顾。

当归四逆汤（滋阴通脉法）

【来源】俞氏经验方，从仲景方加减。

【组成】全当归三钱（9g），桂枝尖六分（1.8g），北细辛（蜜炙）一钱（1g），鲜葱白（切寸）一枚，生白芍三钱（9g），清炙甘草二钱（6g），通草一钱（3g），陈绍酒（冲）一瓢（10mL）。

【功效】滋阴通脉。

【主治】经脉受寒，血涩不通而致腰、股、腿、足疼痛者。

寒中厥阴，初起即手足厥冷，上吐涎沫，下利清水，有生腥气，心下胀满，汤药入口即吐，手足指甲皆青，恶寒战栗，甚则自汗淋漓，筋惕肉瞤，面赤戴阳，郁冒昏沉，舌卷囊缩，舌苔青滑，或青紫而滑，或淡紫带青，色黯质滑，脉细欲绝之证。

【解读】手足冷，以指尖为甚，虽夏天亦阴冷异常，四肢逆冷，故方名"四逆"。《伤寒论》方以四逆命名者，有四逆汤、四逆散、当归四逆汤三方，主治与用药皆不同。清代医家周扬俊说："四逆汤全从回阳起见，四逆散全从和解表里起见，当归四逆汤全从养血通脉起见。"本当归四逆汤是以桂枝汤去生姜，倍大枣，加当归、细辛、通草，俞氏加鲜葱白、绍酒而成，以血虚寒凝为主要病机。四肢为诸阳之本，阳气不足，四末失其温养，所以手足厥寒。然后不见其他阳微阴盛证，却见脉细欲绝，是血虚而又经脉受寒，血脉不利之证候。

【释方】"四逆"是因寒邪外袭，脉因寒而收引，血因寒而凝泣，血液运行受阻，阳气不得敷布所致。本方中以苦辛甘温、养血和血的当归与芍药合用而补血虚；桂枝辛甘而温，温经散寒通脉，合当归以养血温通并举，与细辛合用而除内外之寒；甘草、大枣之甘，益气健脾，既助当归、芍药补血，又助桂枝、细辛通阳经脉。加苦寒之通草，通血脉而利关节；葱白、绍酒一取其速通经隧，一取其畅达络脉，使阴血充，客寒除，阳气振，经脉通，手足温而脉亦复。诸药合用，具有温经散寒、养血通脉之功效。何秀山释曰，心主经脉，肝主络脉，而心包主络亦主脉，横通四布，既辅心经之行血，亦助肝络之摄血。若肝不摄血，心包之血又不四布，则手足厥寒，且不能横通于经脉，则血行于脉中者少，故脉细欲绝。由是推之，肝与心及心包同病，不独足厥阴肝专受其累也。故以归、芍荣养血络为君；臣以桂、辛，辛通经脉，使经气通畅，络气自能四布；尤必佐以绛、通、葱、酒者，

一取其速通经隧，一取其畅达络脉；使以炙草，辛得甘助而发力愈速也。此为养血滋阴、活络通脉之良方。如宿病寒疝，小腹痛甚，口吐白沫者，则加吴茱萸以止疝痛，生姜汁以止吐沫，亦属仲景成法。

【应用】经脉受寒，血涩不通而致腰、股、腿、足疼痛者；寒中厥阴，初起即手足厥冷，上吐涎沫，下利清水有生腥气，心下胀满，汤药入口即吐，手足指甲皆青，恶寒战栗，甚则自汗淋漓，筋惕肉眴，面赤戴阳，郁冒昏沉，舌卷囊缩，舌苔青滑，或青紫而滑，或淡紫带青，色黯质滑，脉细欲绝之证；阴瘕疝气，睾丸掣痛，牵引少腹；经闭，痛经，冻疮，皲裂属血虚寒凝经脉者。

【新用】血虚寒凝所致的各种疼痛。雷诺病、大动脉炎、血栓闭塞性脉管炎、脑血栓形成、心力衰竭、肺心病合并心衰、陈旧性心肌梗死、红斑性肢痛、肢端静脉痉挛、冻疮、霉菌性肠炎、肝硬化腹水、胃痉挛、慢性肝炎、运动性癫痫、急性感染性多发性神经炎、肥大性脊柱炎、肩关节炎、风湿性关节炎、坐骨神经痛、前列腺增生、精索静脉曲张、慢性非特异性附睾炎、慢性盆腔炎、月经周期性水肿、慢性胃及十二指肠溃疡、新生儿皮脂硬化症等符合方证或病机者。

【方歌】当归四逆桂辛葱，生芍炙甘与绛通，煎成绍酒同冲服，通脉滋阴最有功。

复脉汤（滋阴复脉法）

【来源】俞氏经验方，从仲景方加减，一名炙甘草汤。

【组成】大生地黄一两（30g），真人参（另煎，冲）钱半（4.5g），炒枣仁二钱（6g），桂枝尖六分（1.8g），陈阿胶（烊冲）二钱（6g），大麦冬五钱（15g），清炙草三钱（9g），陈绍酒

（分冲）一瓢（20mL），生姜汁（冲）两滴，大红枣（对劈）三枚。

【功效】 益气复脉，滋阴补血。

【主治】 气弱血虚所致的心动悸、脉结代之证。症见心悸短气，心动悸，体羸气短，舌光色淡，脉结代或虚数的气虚血弱之证。

【解读】 复脉汤在《伤寒论》用于治"脉结代，心动悸"之证。"结脉，往来缓，时一止复来"；"代脉，动而中止，不能自还，因而复动"（《濒湖脉学》）。本方证是由阳虚不能宣通脉气，阴虚不能荣养心血所致。心烦不眠，舌光少津，亦由阴血不足所致。阴液不足，肺失润养，内燥伤及肺络，或阴虚生热，内蒸迫汗外泄，致虚劳干咳，痰中带血，自汗盗汗，咽干舌燥等证。

【释方】 俞根初之复脉汤，方中用炙甘草、人参、大枣益气以补心脾；生地、麦冬、阿胶、枣仁甘润滋阴，养心补血，润肺生津。仲景方用麻仁，俞氏代之以枣仁，养血定悸之功甚著；生姜、桂枝、绍酒性味辛温，具有通阳复脉之功，与益气滋阴药配伍，既温而不燥，又可使气血流通，脉道通利。共奏益气复脉、滋阴补血之功效。

何秀山对俞氏复脉汤的方解更为详尽，他说，《内经》谓诸血皆属于心，心主脉，脉者血府也。《难经》谓十二经中皆有动脉，独取寸口以决脏腑死生之法者，以脉之大会，手太阴之动脉也。人一呼脉行三寸，一吸脉行三寸，呼吸定息，脉行六寸，周于身。营卫行阳二十五度，行阴二十五度，为一周，复会于手太阴，五脏六腑之所终始，故法取于寸口（两手寸关尺六部言）。由是观之，脉之动虽属心，而迫之使动者则在肺。肺主气，气主呼吸，一呼一吸，谓之一患，以促心血之跃动而发脉。病而至于心动悸，心主脉而本能动，动而至于悸，乃心筑筑然跳，按其心

部动跃震手也，是为血虚；脉结代者，缓时一止为结，止有定数为代，脉行十余至一止，或七八至及五六至一止，皆有定数，是为血中之气虚。故重用胶、地、草、枣，大剂补血为君，尤必臣以参、麦之益气增液，以润经隧而复脉，和其气机以去其结代；然犹恐其脉未必复，结代未必去，又必佐以桂、酒之辛润行血，助参、麦益无形之气以扩充有形之血，使其捷行于脉道，庶几血液充而脉道利，以复其跃动之常，使以姜、枣调卫和营，俾营行脉中，以生血之源，卫行脉外，以导血之流。此为滋阴补血，益气复脉之第一良方。

【应用】气弱血虚所致的心动悸、脉结代之证。症见心悸短气，心动悸，体羸气短，舌光色淡，脉结代或虚数的气虚血弱之证；干咳无痰，或咯痰不多，痰中带血丝，形瘦气短，虚烦眠差，自汗或盗汗，咽干舌燥，大便难，或虚热时发，脉虚数之虚劳肺痿。

【注意事项】本复脉散用于气阴两伤之虚劳干咳等，是用其益气滋阴借以补肺，但对阴伤肺燥较显著者，方中生姜、桂枝、绍酒应考虑减少用量或不用，因为温药有耗灼阴液之弊。脾虚便溏者不宜使用。

【加减】①偏于心气不足者，重用炙甘草、人参；心阳偏虚者，易桂枝为肉桂，加附子以增强温心阳之力。②虚劳肺痿，阴伤肺燥较甚者，应酌减或不用生姜、桂枝、绍酒，以防温药耗阴伤液。③温热病后期，邪热久羁，阴液亏虚，症见身热面赤、口干舌燥、手足心热甚于手足背，脉虚大者，去益气温阳的参、枣、桂、姜，加养血敛阴的白芍，变阴阳气血并补之剂为滋阴养液之方，即为加减复脉汤（《温病条辨》）。具有滋阴养血、生津润燥之功效。④心悸失眠明显者，加柏子仁、五味子以增强养心安神定悸之力，症状重可加龙齿、珍珠母以重镇安神。⑤脉结代

者，可酌加丹参、苦参以活血通络。

【方歌】复脉参地麦阿胶，枣仁甘桂偕姜枣，一瓢绍酒药同冲，脉形结代用之效。

四物绛覆汤（滋阴濡络法）

【来源】《通俗伤寒论》，俞氏经验方。

【组成】生地黄（酒洗）四钱（12g），生白芍（酒炒）钱半（4.5g），新绛（降香）钱半（4.5g），广橘络钱半（4.5g），全当归（酒洗）二钱（6g），川芎（蜜炙）五分（1.5g），旋覆花（包煎）三钱（9g），青葱管三寸。

【功效】滋阴濡络。

【主治】内伤血郁，外感风寒，头痛身热，恶寒烦渴，胸脘腹痛，恶心吐酸，或两胁痛，或腹胀痛，或少腹痛，舌苔白滑，或黄白相兼，脉浮紧或沉弦的夹痛伤寒偏于热者。

【解读】四物绛覆汤取滋阴濡络之法，系为内伤血郁，外感风寒，夹痛伤寒偏于热者所设。何秀山说，《内经》云血主濡之。血虚则脉络郁涩，络涩则血郁化火，每致郁结伤中，脘胁串痛，甚则络松血溢，色多紫黯。

【释方】四物绛覆汤方中以生地、当归、白芍滋阴养血，为主药；辅以新绛、旋覆花、川芎辛润通络；佐以橘络，舒络中之气；使以葱管，通络中之瘀。此为轻清滋阴，辛润活络之良方。

【应用】用于内伤血郁，外感风寒，头痛身热，恶寒烦渴，胸脘腹痛，恶心吐酸，或两胁痛，或腹胀痛，或少腹痛，舌苔白滑，或黄白相兼，脉浮紧或沉弦的夹痛伤寒偏于热者；筋脉时痛时止，或愈或发，宿瘀结在孙络者，并调乳香定痛散（明乳香、净没药、生淮牛膝、川芎、白芷、赤芍、丹皮、生地、炙甘草为末）以活血络，络通瘀去。

【加减】①内伤夹痛，痛甚者，加桃仁、蜜炙延胡活血止痛。②内伤火者，加川楝子、丹皮苦辛泄热。

【方歌】四物地芍与归芎，绛覆合成橘络葱，方取滋阴兼活络，络中血瘀奏殊功。

新加酒沥汤（滋阴调气法）

【来源】俞氏经验，从张石顽酒沥汤加味。

【组成】细生地四钱（12g），白归身钱半（4.5g），广橘白八分（2.4g），苏薄荷三分（1g），生白芍三钱（9g），清炙草六分（1.8g），川柴胡（蜜炙）四分（1.2g），玫瑰花（冲）三朵，陈绍酒（分冲）三钱（9g），淡竹沥（与酒和匀同冲）两匙（20mL）。

【功效】滋阴养血，调气疏郁。

【主治】头痛身热，恶寒烦渴，胸胁串疼，腹有痛处不移，或少腹痛甚，手不可按，乍寒乍热，夜有谵语，甚至昏厥不省，少顷复苏，苏后或变如狂，剧则疼极发狂，舌色紫暗，扪之滑润，或深紫而赤，甚或青紫，脉弦涩。

【解读】新加酒沥汤取滋阴调气之法，以张石顽酒沥汤加味，主治内伤血郁，外感风寒所致的寒热，状似伤寒。朱丹溪谓：气血调和，则百病不生；气血抑郁，则百病蜂起。张路玉谓：气郁则液凝为痰，血郁则络瘀作痛。气血暴郁，血多虚而气多滞，必先调气，继则活络，最忌辛燥克削，重伤气血。俞根初从张石顽酒沥汤加味出新加酒沥汤滋阴调气，用于内伤血郁，外感风寒所致的寒热证。

【释方】遵"肝苦急，急食甘以缓之"之经旨，方中当归、生地、白芍、炙甘草养血柔肝，为主药；辅以橘白、柴胡、薄荷清芬疏气，因"肝喜散，急食辛以散之"；佐以竹沥、绍酒涤痰

行血，因"肝性刚，宜柔宜疏"；使以玫瑰花，红能活血，香能疏气。全方具有滋阴养血、调气疏郁之功效。

【方歌】新加酒沥地芍草，橘薄归柴玫瑰花，竹沥和匀绍酒服，滋阴调气法堪嘉。

补阴益气煎（滋阴补气法）

【来源】俞氏经验方，载景岳《新方八阵》。

【组成】潞党参（米炒）三钱（9g），淮山药（杵）三钱（9g），新会皮一钱（3g），升麻（蜜炙）三分（1g），大熟地（炒松）四钱（12g），白归身（醋炒）钱半（4.5g），清炙草五分（1.5g），鳖血柴胡五分（1.5g）。

【功效】滋阴，补气养血。

【主治】劳倦伤阴，精不化气，或阴虚内泛，以致外感不解，寒热痰疟，或防虚便洁不通之证者。

【解读】补阴益气煎取滋阴补气之法，方出《景岳全书》卷五十一。主治男子便血，妇人血崩，无论去血多少，但见声微气怯，面白神馁，心悸肢软者，系为气不摄血，血从下脱而设。

【释方】何秀山说：男子便血，妇人血崩，无论去血多少，但见声微气怯，面白神馁，心悸肢软者，气不摄血，血从下脱也。若用清凉止血方，必致气脱，故以甘平入脾、肺经之党参滋补阴气；甘微温入肝、肾经之熟地滋阴养血，补精益髓，为主药。何氏认为，惟党参甘平益气，究嫌力薄，膏粱体宜易吉林人参，补气之功为尤胜。景岳称为两仪，并说本为气血双补之通用方，故以甘平入脾、肺、肾经的怀山药益气养阴，补脾肺肾；甘辛温入肝、心、脾经的当归身经醋炒，尤得敛血之妙用。二药合用，滋脾阴而养肝血，为辅药。佐以辛甘微寒入肺、脾、大肠、胃经疏肝和解的升麻，升举阳气之柴胡、理气调中之橘皮，三药

合用，升清气而调胃气，柴胡用鳖血拌炒，虽升气而不致劫动肝阴，为佐药。使以甘草和药，缓肝急而和脾阴。此为滋阴养血，血脱益气之良方。

【加减】①阴虚有火者，加莹白童便，咸平止血以降阴火，尤有专功。自汗者，加黄芪、淮小麦，固表气以收汗，养心血以敛阴。②劳倦伤阴，精不化气，或阴虚内泛之证，如火浮于上者，去升麻；若无外邪者，去柴胡。

【方歌】补阴益气参归地，陈甘淮药合升柴，阴虚有火加童便，自汗芪皮小麦佳。

加味金匮肾气汤（滋阴纳阳法）

【来源】俞氏经验，从仲景方加减。

【组成】熟地黄六钱（18g），淮山药（杵）三钱（9g），丹皮（醋炒）钱半（4.5g），淡附片钱半（4.5g），山萸肉二钱（6g），浙茯苓三钱（9g），泽泻钱半（4.5g），紫猺桂（炼丸吞）五分二钱（1.5g），北五味子（杵）三钱（9g），莹白童便（分冲）一小杯。

【功效】滋补真阴，收纳元阳。

【主治】虚劳腰痛，小腹拘急，小便不利或小便反多，入夜尤甚，舌淡而胖，脉虚弱而尺部沉细。

【解读】加味金匮肾气汤方证为肾气虚弱，气化失司，水液代谢失常。方由仲景方加北五味、莹白童便而成，治伤寒夹阴误服升散，及温热多服清凉克伐，以致肾中虚阳上冒，而口鼻失血，气短息促，而其足必冷，小便必白，大便秘或溏、或泻，上虽假热，下显真寒。阳既上越，阴必下虚之证，治宜于滋阴之中暂假热药冷服以收纳之。故俞氏以六味地黄为主药，壮水之主，以制阳光，配以桂枝温通阳气，淡附片温阳补火，合用温肾助，

阳化气，为辅药，意在益火之源，以消阴翳。

【释方】加味金匮肾气汤方中重用酸温入肺、肾、心经之五味子敛肺滋肾，生津敛汗，涩精止泻，取酸收咸降，有固肾缩尿之妙，为佐药，引真阳以纳归命门。使以莹白童便，速降阴火以清敛血溢。方中补阳药量轻而滋阴药多量重，非峻补元阳，而是在微微生火，鼓舞肾气，正如柯琴所说："此肾气丸纳桂、附于滋阴剂中十倍之一，意不在补火，而在微微生火，即生肾气也。"诸药合用，具有滋补真阴、收纳元阳之功效。

【应用】用于肾气虚弱，气化失司，水液代谢失常，虚劳腰痛，小腹拘急，小便不利或反多，入夜尤甚，舌淡而胖，脉虚弱而尺部沉细；阳痿早泄，以及痰饮、水肿、消渴、脚气、妇女转胞（饮食如故，烦热不得卧，而反倚息者，此为转胞）。

【加减】①阳虚较重者，去泽泻、丹皮，适当加重桂枝、附子用量，或桂枝改用肉桂。②阳虚水气内停，小便不利，或水肿者，减地黄之用量，倍用附子、茯苓，以助温阳利水之力。③肾虚耳聋者，去附子，加磁石、菟丝子。肾不纳气喘咳者，加半夏、牛膝、枸杞子、补骨脂、黑芝麻、胡桃肉。

【新用】慢性支气管哮喘、前列腺肥大、膀胱炎、甲状腺功能低下、神经衰弱、肾上腺素皮质功能减退、席汉综合征、男性乳房发育症。妇女带下、更年期综合征等属肾阴阳两虚偏于阳虚者。

【验案】

1. 原发性甲状腺功能减退症

高某，男，46岁。5年前患慢性淋巴细胞性甲状腺炎，曾用激素和抗甲状腺药物治疗，3个月后出现畏寒怕冷，疲乏嗜睡，少气懒言，周身虚肿。用甲状腺片替代治疗，甲状腺片用量为160mg/d，诱发心绞痛频繁发作，伴多源性室内早搏。症见：畏

寒肢冷，肌肤蜡黄，乏力嗜睡，反应呆钝，心胸满闷，食少腹胀，皮肤粗糙如鳞甲，毛发脱落，舌紫苔白，脉沉微而结。T_3 0.37μmol/L，T_4 43.6μmol/L，TSH84μu/ml，胆固醇18.4μmol/L，甘油三酯 3.27μmol/L。心电图：广泛心肌缺血。西医诊断：甲减合并冠心病。中医辨证：脾肾阳虚，气虚血瘀。治宜补肾温阳，益气活血。方用加味金匮肾气汤加郁金、石菖蒲各10g，每日1剂。甲状腺片减为80mg/d，1个月后诸症缓解。随证加减，2日服用1剂，甲状腺片再减至30mg/d维持治疗，再治1个月，病情稳定，未再出现心绞痛和心律失常，T_3 1.42μmol/L，T_4 127.6μmol/L，TSH12μu/ml，胆固醇 6.4μmol/L，甘油三酯 1.52μmol/L，获显效。

按：甲减属中医学"虚劳"范畴，病机是元阳虚损，脏腑机能衰退，精血生化不足。以病势缠绵，诸虚不足，五脏交亏，辗转传变为特点，而以肾脏虚为主导环节。补肾温阳中药并不含有甲状腺激素，而是通过补肾温阳改善甲状腺本身的功能，提高基础新陈代谢率来调整阴阳平衡，补益精髓气血，促进和调节机体的内分泌功能，而起到改善临床症状的作用。现代医学采用甲状腺制剂终身替代疗法治疗甲减，每日维持剂量为甲状腺片90～180mg，部份甲减患者对甲状腺片耐受性较差，不少病例合并心脏损害，在应用甲状腺片时，可使心肌兴奋性增加，增加氧耗量，诱发心绞痛、心律失常，甚至发生心肌梗死和心衰。以加味金匮肾气汤为主配伍小剂量甲状腺片治疗甲减，把中医辨证论治和西医辨病论治有机地结起来，取长补短，标本兼治，故疗效满意。[周文献，朱志军.加味金匮肾气汤治疗原发性甲状腺功能减退症.光明中医，2001，16（4）：41—42]

2.老年性便秘

某男，71岁。2008年11月13日就诊。大便艰涩，排便困难

3 年余，一般 3～4 日排便一次，便质如常，但排出艰难，伴形寒肢冷，失眠多梦，面白神疲，舌淡苔白，脉细弱。此为阳虚鼓动无力所致，治以扶阳补肾通便。予加味金匮肾气汤治疗，处方：制附子 10g，肉桂 6g，山药 30g，熟地黄 30g，山茱萸 15g，茯苓 15g，丹皮 10g，泽泻 10g，肉苁蓉 20g，制首乌 20g，当归 10g，党参 30g，白术 20g，升麻 10g，枳壳 20g，槟榔 6g，甘草 6g。服药 10 日，患者大便 1 次/日，其他相关症状减轻。继续服用 10 日，诸症消失。巩固治疗 20 日，随访 1 年未复发。

按： 中医学认为阳气是人体生命活动的原动力，《素问·生气通天论》指出："阳气者，若天与日，失其所，则折寿而不彰。"随着年龄的增长，中老年之后会出现阳气不足的现象。《千金翼方》说："人年五十以上，阳气日衰，损与日衰。"直接指出阳气虚衰是中老年疾病发生的根本原因。阳气虚衰也是老年便秘发生的主要原因。《景岳全书·秘结》曰："凡下焦阳虚，则阳气不行，阳气不行，则不能化送，而阴凝于下"，指出老年人阳气虚衰，不能温阳化气，肠腑动气不足而成秘。老年便秘属"虚秘"，严重影响老年人的生活质量。其证见大便艰涩，排出困难，便质或干或不干，小便清长，面色无华，四肢不温，喜热畏寒，腹中冷痛，或腰脊酸冷，舌淡苔白，脉沉迟。采用加味金匮肾气汤治疗能扶阳固本，治病求因，所以疗效明显。[朱少军，李学玉，宋昕，等.加味金匮肾气汤治疗老年性便秘.中国老年学杂志，2011，31（5）：1905—1906]

【方歌】 加味肾气萸淮地，桂附泽苓五味丹，童便一杯和冲服，滋阴妙合纳阳堪。

救阳四逆汤（回阳破阴法）

【来源】 俞氏经验方，载仲景《伤寒论》。

【组成】附子（炮，去皮脐）三钱（9g），干姜（炮）三钱（9g），清炙草二钱（6g）。

【功效】破阴回阳。

【主治】阳气虚衰，阴寒内盛之证。少阴病初起，头痛身热，恶寒肢厥，战栗蜷卧，甚则吐泻腹痛，脉沉或伏，直中阴经的真寒症（阴证伤寒）；或兼面色青，囊缩舌短者的夹阴中寒。

【解读】俞根初宗仲景《伤寒论》之方，用本救阳四逆汤主治阳气虚衰、阴寒内盛之证。少阴病初起，不头痛身热，即恶寒肢厥，战栗蜷卧，甚则吐泻腹痛，脉沉或伏，俞氏称此名直中阴经真寒症，俗称阴证伤寒。若兼面色青，囊缩舌短者，此为夹阴中寒，证皆危险。

【释方】方中附子、干姜俱辛热，附子善走，回阳祛寒，干姜善守，温中散寒，二药合用，破阴救阳，为主药。佐以炙甘草甘温益气和中，辛得甘助，则有温补之功；甘与辛合，更擅取其调剂之长。此为破阴回阳，少阴中寒之主方。

【应用】用于少阴病虚寒证；霍乱吐利，阴阳暴脱证；阳虚之体复感外邪或伤寒误治伤阳，虽有身体疼痛等表证，而以里阳虚证为急者；阳虚不化，寒饮内停证等。症见神倦欲寐，恶寒蜷卧，腹中冷痛，口鼻气冷，口淡不渴，甚则四肢厥冷，二便失禁，舌质淡、苔白滑，脉沉迟细微者。

【加减】①呕吐涎沫，或有小腹痛，可加盐炒吴茱萸，取其温胃暖肝、下气止呕之功；无脉者，加猪胆汁，用为反佐，以防阳微阴盛而成阳脱之变；泄泻不止者，加升麻、黄芪益气升阳止泻，以防虚阳不能固阴而阴气下脱。呕吐不止者，可加姜汁以温胃止呕。②吐多者，加生姜汁两匙冲、公丁香末。③泻多者，加炒冬术、煨肉果。④舌短囊缩，小腹绞痛者，加盐水炒吴茱萸、酒炒木瓜。⑤阴盛格阳，阴急发燥，微渴面赤，欲坐于泥水井

中，脉来无力，或脉全无欲绝者，加人参、麦门冬、五味子、腊茶、陈皮。⑥阴症手足冷，脉沉细而咳嗽者，加五味子。

【新用】晕厥或晕厥先兆（发作性头晕伴恶心、面色苍白、出汗，视、听觉障碍等）的单纯性晕厥、十二指肠壅积症、放射性白细胞减少症等符合汤证或病机者。

【方歌】救阳四逆姜甘附，直中阴经用此先，肢厥脉形沉或伏，吐泻腹痛内真寒。

加减法：吐多姜汁丁香入，泻甚术同肉果添，小腹如绞疼难忍，吴萸盐炒木瓜兼。

桂枝加附子汤（回阳摄阴法轻剂）

【来源】俞氏经验方，载仲景《伤寒论》。

【组成】川桂枝二钱（6g），东白芍三钱（9g），煨干姜一钱（3g），附子（炮，去皮脐）三钱（9g），清炙草二钱（6g），大红枣（对劈）三枚。

【功效】回阳摄阴，调营护卫。

【主治】太阳病发汗太过，症见汗漏不止，恶风，小便难，四肢微急，难以屈伸，脉浮而虚者。

【解读】桂枝加附子汤即桂枝汤加制附子，为回阳摄阴之轻剂，方证兼见冷汗、皮肤湿冷，过汗；关节疼痛较剧，四肢拘挛者；寒疝，腹痛，体痛，手足冷等；一般兼有恶风寒较重，发热，不喜冷性饮食等症；舌质淡，脉浮大，或沉迟，或脉较微。桂枝汤调和营卫，解肌祛风，加辛热入心、肾、脾经的附子以温经扶阳，即所以止汗，止汗即所以救液。凡误服发汗药，发汗过当或温覆过当，致汗出过多者，不但伤其津液，且能损其阳气。阳虚则恶寒肢冷，汗漏不止，小便难，脉搏无力。津伤则四肢拘挛，难以屈伸。而本方不用人参，只用附子，是取阴生于阳、阳

回则津液自复之意，适用于表虚寒证。虚是指全身机能衰弱或面部的机能失调，或自汗、多汗，或大便溏泻、滑泻不禁、漏下不止等。寒证是体内阳气不足所致。桂枝加附子汤就是针对这种表虚寒证。

【释方】方中用"补气生津液"的大枣，"收阴气的白芍"及"养阴血"的甘草，再协以主"寒湿痿躄，拘挛膝痛，不能行步"的附子。诸药合用，"小便难，四肢微急，难以屈伸"的症状自能解除。何秀山认为："伤寒发汗过多，汗漏不止，恶风，小便难，四肢微急，此为亡阳之轻证。故方中以桂、附辛热回阳为君；臣以白芍之酸收摄阴，炙草之甘缓和阳；佐以煨姜，使以大枣，一为调卫以助阳，一为和营以维阴。此为回阳摄阴、调营护卫之良方。"

【应用】太阳病发汗太过，症见汗漏不止，恶风，小便难，四肢微急，难以屈伸，脉浮而虚者；素体阳虚，复感外邪出现的肢体疼痛、肌肤不仁、发热、手足欠温等症；溢乳、二便泄漏不止、妇女漏经、带下等体液因阳虚不能固摄而漏出者。

【加减】①产后营血虚损，汗出日夜不止，形体困怠者，加地黄。②妇女伤寒表虚自汗，脉沉迟，四肢急，太阳标少阴本病，经水适断，恐至血结者，加红花。

【新用】表虚漏汗、顽固性盗汗、怕冷症（白细胞减少症）、冷房病（空调病）、寒痹、寒湿痹痛、胸痹心痛、寒疝、血栓闭塞性脉管炎、风寒痹痛、阴冷症、崩漏带下、坐骨神经痛、植物神经功能紊乱、风心病、冠心病、血栓闭塞性脉管炎等符合方证或病机者。

【方歌】桂枝加附炙甘草，白芍煨姜与红枣，伤寒过汗欲亡阳，固卫和营为最要。

真武汤（回阳摄阴法重剂）

【来源】俞氏经验方，载仲景《伤寒论》。

【组成】炮附子四钱（12g），生白芍二钱（6g），浙茯苓三钱（9g），鲜生姜二钱（6g），生冬术二钱（6g）。

【功效】回阳摄阴，急救亡阳。

【主治】脾肾阳虚，水气内停。小便不利，四肢沉重疼痛，腹痛下利。或肢体浮肿，苔白不渴，脉沉者。

【解读】"真武汤"出于张仲景《伤寒论》。考宋人赵彦卫"祥符间，避圣祖讳，始改玄武为真武"之说，届张仲景时当为"玄武汤"。今所传《伤寒论》真武汤乃为宋本第 316 条之原文，已为真宗改玄为真。真武汤为温阳利水之剂，以治脾肾阳虚、水气内停等证。故赵羽皇在《名医方论》中说："真武一方为北方行水而设。"真武，北方之水神，"其德惟水"，取镇水之义，故以"真武"而名之。水之所制在脾，水之所主在肾。脾阳虚，则湿积而为水；肾阳虚，则聚水而从其类。水湿聚而不化，溢于肌肤，则四肢沉重疼痛，其则水肿；水湿下注，则腹泻便溏；水气上冲，则或咳而呕；聚而不行，则小便不利；清阳不升，则头眩短气；发汗后身瞤动者，殆为汗出过多，阴随阳伤，经脉失养之故。

【释方】本真武汤方中以辛大热之附子温肾壮阳，使水有所主，为主药。又以甘淡渗、健脾渗湿之茯苓利水邪；辛温的生姜既助附子温阳祛寒，又伍茯苓温散水气，二者为辅药。以苦甘温之白术健脾燥湿，以扶脾运化。其用白芍和里益阴，一者取其利小便，一者取其缓急止腹痛，为佐药。诸药合用，温中有散，利中有化，脾肾双补，阴水得制，具有温阳利水之功效。何秀山释曰：《内经》云阳气者，精则养神，柔则养筋。若外感证发汗过多，津液亏少，阳气偏虚，自汗不止，筋失所养而惕惕跳动，肉

失所养而蠕动，目眩心悸，振振欲擗地者，此为亡阳之重证。故以附、姜辛热回阳为君；臣以白术培中益气，茯苓通阳化气，以助附、姜峻补回阳之力；尤必佐白芍阴药以维系者，庶几阳附于阴而内返矣。此为回阳摄阴、急救亡阳之祖方。

【应用】脾肾阳虚，水气内停，小便不利，四肢沉重疼痛，腹痛下利，或肢体浮肿，苔白不渴，脉沉者；太阳病，发汗汗出不解，其人仍发热，心下悸，头眩，身𣊕动，振振欲擗地者；寒中少阴，初起恶寒厥冷，蜷卧不渴，心下胀满，小腹绞痛，下利澄澈清冷，水多便少，小便白或淡黄，甚则面赤烦躁，欲坐井中，身有微热，渴欲饮水，水入即吐，少饮即脘腹胀满，复不能饮，甚或咽痛气促，或郑声呃逆，舌苔淡白胖嫩，或苔虽灰黑，舌质嫩滑湿润，或由淡转黑，望之似有芒刺干裂之状，扪之则湿而滑，脉沉而特微，甚则沉微欲绝。

【加减】①水寒射肺而咳者，加干姜、细辛、五味子温肺化饮，敛肺止咳；②若小便不利者，去茯苓淡渗利水之力；③下利甚者，去阴柔之芍药，加干姜以助温中散寒；④水寒犯胃而呕吐者，加重生姜用量，以和胃降逆。

何秀山对本方做了加减，提出若少阴腹痛下利，内有水气者，宜重用茯苓，少则六钱，多则八钱或一两，以通肾阳而利水，白芍宜用酒炒，以免阴凝之弊；兼咳者，加干姜八分，五味子五分，同捣如泥，以散水寒而止饮咳；下利者，去白芍，加姜半夏三钱，生姜取汁一小匙冲；小便利者，去茯苓，以小便既利，不当更渗以竭津液也。此皆仲景治阴水症加减之成法，学者须知。同一真武汤，一治少阴误汗亡阳，一治少阴寒水洋溢，同而不同有如此，始可以用仲景之经方。

何廉臣在校勘中认为："真武汤加减得法用处甚多，如俞东扶于盛暑时，以此汤治寒霍乱症，吐泻腹疼，恶寒不渴，肢冷脉

微，取效甚速，一也；如王孟英治痰喘汗多，气逆脘疼，不食碍眠，肢冷便溏，面红汗冷，脉弦软无神，苔白不渴，乃寒痰上实，肾阳下虚也，以此汤加干姜、五味、人参、杏仁、川朴等品，一剂知，二剂已，二也。"叶天士用本方治疗脾肾阳虚水泛的咳嗽喘急伴腹满便溏，脾肾阳虚水气不利的水肿等。叶氏对肿胀用真武汤变化甚多，何氏说，善用此方者，首推叶天士先生。如治脾阳伤极，由误攻寒痞变成单腹胀，以此方加川朴；又治食伤脾阳，腹胀足肿，以此方去芍、姜，加草果仁、厚朴、广皮；又治浊阴窃据脾肾，跗肿腹满，以此方去芍、姜，加川朴、草蔻、泽泻；又肿胀由足入腹，食谷不能运，脉细软，以此方去芍，加厚朴、荜茇；又治脾肾虚寒，泻多腹满，小便不利，以此方去芍、姜，加人参、益智仁、菟丝子。

【新用】心源性水肿、心力衰竭、病态窦房结综合征、克山病、血栓闭塞性脉管炎、冠心病、高血压、低血压、慢性支气管炎、支气管哮喘、肺气肿、肺心病、风湿性心脏病、慢性肾炎、慢性肾盂肾炎、慢性肠炎、甲状腺功能低下、糖尿病、梅尼埃病、闭经、疝气、顽固性盗汗、坐骨神经痛、多发性神经炎、过敏性休克等多种病证符合上述方证或病机者。

1. 赵锡武老中医治疗慢性充血性心力衰竭，认为如患者有肺部感染、肺郁气、瘀血性肝肿大、高度水肿者，提示有肺气壅塞，不能宣降，以真武汤为主方，配合麻黄杏仁甘草石膏汤、越婢汤，以及鱼腥草、黄芩、前胡、陈皮、半夏等药；有重度水肿，甚则出现胸水或腹水者，选用五苓散、车前子、防己等；若患者出现发绀，舌质暗，或有瘀点、瘀斑者，用活血化瘀药，如血府逐瘀汤、膈下逐瘀汤等；出现心肺阴虚而见少气、干咳、虚烦而悸、舌红少津者，在真武汤的基础上加用生脉散、一贯煎之类的养阴药。

2. 岳美中用真武汤加减治疗阳气式微，肾关不开之尿毒症。亦有人用本方治疗脾肾衰败、湿浊痰瘀的慢性肾功能不全。杜雨茂用真武汤加减（附片、茯苓、白术、白芍、西洋参、泽泻、怀牛膝、黄连、苏叶、猪苓）治疗肾功能衰竭，取其温阳扶正、利水降浊之功。气虚甚者，加黄芪；血压偏高者，加桑寄生、草决明；有出血现象者，加田三七；阴虚者，加生地、女贞子；湿热明显者，加金钱草、紫花地丁。如尿素氮较高，并持续不降者，加用大黄、牡蛎、龙骨、赤芍、桂枝灌肠。

【方歌】真武术附与鲜姜，白芍茯苓共一方，温补尤宜兼敛涩，亡阳急救此为长。

加减法：腹痛水气苓加重，白芍还须酒炒良，兼咳干姜合五味，下利去芍入干姜。呕加半夏生姜汁，溺长不用茯苓襄，方虽同属少阴证，误汗寒水辨宜详。

通脉四逆汤（回阳通脉法）

【来源】俞氏经验方，载仲景《伤寒论》。

【组成】淡附子（炮，去皮脐）五钱（15g），干姜四钱（12g），清炙甘草二钱（6g），鲜葱白（杵汁，分冲）五枚。

【功效】回阳复脉。

【主治】少阴病，下利清谷，里寒外热，汗出，手足厥逆，脉微欲绝，身反不恶寒，其人色赤，或腹痛，或咽痛，或利止脉不出之证。

【解读】通脉四逆汤与四逆汤药全同，只是因为干姜、附子的用量较大，因而温阳驱寒的力更强。《医宗金鉴》说："以其能大壮元阳，主持中外，共招外热反之于内。"所以方名通脉四逆汤，以区别四逆汤。本通脉四逆汤俞氏加清炙草、鲜葱白，加重干姜、附子的用量，温阳驱寒之力更强，有回阳复脉之功。本方

证见呕吐，下利，手足厥冷更甚，不恶寒，面赤。脉微欲绝为阳气大衰，阴寒内盛，格阳于外。全方有破阴回阳、通达内外之功。

【释方】何秀山说："阳气即生气也，阴霾即死气也。是以阳被阴逼，不走即飞，但其间有结有散，结则尚可破散其阴以通阳，散则宜随阳之所在而返回。故脉沉或伏者，仅阴之结，但用四逆汤；脉微欲绝而面赤者，乃阴盛格阳也，故于四逆汤加葱白。由是推之，葱白之为用大矣。考葱之为物，寸根着土，即便森然，以其得生阳之气盛，故于死阴中得一线生阳，即可培植而生发，葱白形虽中空，具从阴达阳之性，而内含稠涎，外包紧束，能使阳仍不高于阴，所以病至下利清谷，里寒外热，手足厥逆，脉微欲绝，身反不恶寒，面赤色，一派阴霾用事，只有外热面赤、身不恶寒数症，可以知阳未尽灭。然阴盛于内，格阳于外，已经昭著，故必重用附、姜，尤赖得生阳气盛之葱白，培种微阳，庶几春回黍谷矣。此为回复残阳，急通脉道之主方。"此则见俞氏之用意所在。

【应用】少阴病，下利清谷，里寒外热，汗出，手足厥逆，脉微欲绝，身反不恶寒，其人色赤，或腹痛，或咽痛，或利止脉不出之证；霍乱病，吐利汗出，发热恶寒，四肢拘急，手足厥冷者；初病便无热恶寒，四肢厥冷，头痛而青，身如被杖，小腹绞痛，囊缩，口吐涎沫，或下利小便清白，脉沉迟微弱，寻之似有，按之全无，在经在脏的厥阴本经受寒之真阴证。

【注意事项】本通脉四逆汤纯用辛热之品，中病手足温热即止，不可久服。真热假寒者忌用。

【加减】何秀山说：咽痛者，加桔梗一钱，宣肺气以止痛；呕者，加生姜汁一小匙冲，宣逆气以和胃；呃逆者，加公丁香九支，柿蒂三十个，降气逆以止呃；大腹痛者，加紫猺桂五分，生

白芍三钱，温通脾络以止痛；小腹绞痛者，加盐水炒吴茱萸五分，小茴香四分，温运肝气以止疼；痛甚者，加蜜炙延胡钱半，明乳香六分，活血通络以止痛；利虽止而脉微不出者，加吉林大参钱半，提神益气以生脉。

【新用】休克、心力衰竭、急慢性肾功能衰竭、风湿性关节炎、急慢性胃肠炎等病证而符合方证或病机者。有报道：许世斋用通脉四逆汤加芍药或麦冬、知母治疗少阴格阳证之发热；傅世杰治1例患感冒发热二旬不愈者，消瘦羸弱，四肢厥冷，反复发热，面红口渴喜热饮，时而躁扰不宁，脉微，舌苔黑润，投以通脉四逆汤，重用附子达30g，服药1剂，诸症大减，后宗原方加减调治而愈；李文瑞用通脉四逆汤治疗尿毒症，症见面色发赤，身热不恶寒，时有神昏，嗜睡，恶心呕吐，尿少腹胀，下肢浮肿，四肢厥冷者；谭福天等用通脉四逆汤治疗血栓闭塞性脉管炎、血栓性脉静脉炎、雷诺病等周围血管疾病，疗效较好。

【方歌】通脉四逆附川姜，葱白还偕炙草襄，天地不通成否象，阴覆力扫即回阳。

加减法：咽痛桔梗宣肺气，呕加姜汁以和胃，呃逆丁香柿蒂加，腹痛白芍同猺桂。小腹绞痛不可言，小茴吴萸加之美，痛甚加蜜炙延胡，乳香六分诚可贵，倘如利止脉不出，吉林人参斯为最。

回阳急救汤（回阳生脉法）

【来源】俞氏经验方，载仲景《伤寒论》。

【组成】黑附子三钱（9g），紫猺桂五分（1.5g），别直参二钱（6g），原麦冬（辰砂染）三钱（9g），川姜二钱（6g），姜半夏一钱（3g），湖广术钱半（4.5g），北五味子三分（1g），炒广皮八分（2.5g），清炙草八分（2.5g），麝香（冲）三厘

（0.094）。

【功效】温阳祛寒，开窍回苏。

【主治】寒邪直中三阴，阴寒内盛，阳微欲脱的寒厥证。

【解读】回阳急救汤同名方有三。《伤寒六书》卷三，方（熟附子、干姜、肉桂、人参、白术、茯苓、陈皮、甘草、五味子、制半夏）具有回阳救急、益气生脉之功。主治寒邪直中三阴，真阳阳微证。症见恶寒蜷卧，四肢厥冷，吐泻腹痛，口不渴，神衰欲寐，或身寒战慄，或指甲口唇青紫，或口吐涎沫，舌淡苔白，脉沉迟无力，甚或无脉。《玉案》卷二方（附子、干姜、人参、甘草、肉桂、陈皮）主治寒初直中阴经，无热，恶寒，面惨，手足厥冷，唇紫舌卷，爪甲青黑，身重难以转侧，不渴，卧多蜷足，大便泄利，小便清白，脉沉细微。本回阳急救汤方证为寒邪直中三阴，阴寒内盛，阳微欲脱之危象的寒厥证。方以四逆汤回阳救逆，配以六君子汤健脾益气，气阳双补，再加麦冬、五味子、麝香而成。功能温阳祛寒，开窍回苏，有心肾兼治之意。

【释方】回阳急救汤方中熟附子虽不如生附子回阳之力峻，但有干姜，更有肉桂为辅，温壮元阳、祛寒破阳之功益显。六君子汤补益脾胃，固守中州，并能除阳虚水湿不化所生之痰饮。人参与五味子相伍，又有益气生脉之功。麝香之用，借其斩关夺门，通十二经血脉之力尤妙，与五味子之酸收相配，发中有收，使诸药迅速布达周身，厥回脉复而吐泻亦止，指甲口唇之青紫能消，而无虚阳散越之弊。何秀山对本证解为：少阴病下利脉微，甚则利不止，肢厥无脉，干呕心烦者，经方用白通加猪胆汁汤主之，然不及此方面面顾到，故俞氏每用之以奏功。揣其方义，虽仍以四逆汤加桂温补回阳为君，而以《千金》生脉散为臣者，以参能益气生脉，麦冬能续胃络脉绝，五味子能引阳归根也；佐以白术、二陈，健脾和胃，上止干呕，下止泻利；妙在使以些许麝

香，斩关直入，助参、附、姜、桂以速奏殊功，浅学者每畏其散气而不敢用，岂知麝香同冰片及诸香药用固属散气，同参、术、附、桂、麦、味等温补收敛药用，但显其助气之功，而无散气之弊矣。此为回阳固脱、益气生脉之第一良方。

何廉臣认为：此节庵老名医得心应手之方，凡治少阴中寒及夹阴伤寒，阳气津液并亏，暨温热病凉泻大过，克伐元阳，而阳虚神散者多效。妙在参、术、附、桂与麝香同用，世俗皆知麝香为散气通窍之药，而不知麝食各种香药，含英咀华，蕴酿香精而藏于丹田之间，故西医药物学中推为壮脑补神之要药，阅过香港曹锡畴《麝香辨》者皆深悉之。惜吾国医界尚多茫茫耳，陶、俞二家于西医学未曾进行之前，能深信麝香功用，配合于温补回阳之中，殊有卓识。

【应用】阴寒里盛，阳气衰微所致的四肢厥冷，恶寒蜷卧，腹痛吐泻，神衰欲寐，或身寒战栗，或指甲、口唇青紫，或吐涎沫，舌淡，苔白滑，脉沉微或沉。

【新用】心力衰竭、肾病综合征、急性胃肠炎或食物中毒等吐泻交作所致的休克（肢冷，指甲、口唇青紫，或吐涎沫，舌淡，苔白滑，脉沉微）等病证符合上述方证或病机者。

【方歌】回阳救急桂附姜，术参橘半味冬襄，八分炙草三厘麝，但得阳生脉渐张。

附姜白通汤（回阳通格法）

【来源】俞氏经验方，载喻嘉言《医门法律》。

【组成】川附子（炮，去皮脐）五钱（15g），干姜钱半（4.5g），葱白（取汁冲）五茎，猪胆（取汁冲）半枚。

【功效】温热回阳，通络。

【主治】猝中阴寒，厥逆呕吐，下利色青气冷，肌肤凛栗无

汗，脉微欲绝，甚则十指膶纹绉瘪，俗名瘪膶瘀之证。

【释方】附姜白通汤主为治猝中阴寒之证。何秀山说，实则为盛阴没阳之候，故方中以大剂附子、干姜回阳为君；臣以葱汁，得生阳之气独盛，以辛通脉道；反佐以一味胆汁者，恐阳药一饮即吐，格拒而不得入也。此为温热回阳、苦辛通格之良方，然必内外兼治，庶几能奏捷效。何氏列举喻嘉言外治两法。①用葱一大握，以带轻束，切去两头，留白二寸许。以一面熨热，安脐上，用熨斗盛炭火，熨葱白上面。取其热气从脐入腹，甚者连熨二三饼。②用艾灸关元气海各二三十壮。内外协攻，务在一时之内，令得阴散阳回，身温不冷，脉渐出者。次服附姜归桂汤以驱营分之寒。若病患畏胆汁太苦者，代以莹白童便亦可。

【应用】用于暴卒中寒，厥逆呕吐，泻利色青气冷，肌肤凛凛无汗，阴盛无阳之症；寒中少阴，初起恶寒厥冷，蜷卧不渴，心下胀满，少腹绞疼，下利澄澈清冷，水多粪少，小便白或淡黄，甚则面赤烦躁，欲坐井中，身有微热，渴欲饮水，入水即吐，少饮即脘腹胀满，复不能饮，甚或咽痛气促，或郑声呃逆，舌苔淡白胖嫩，或苔虽灰黑，舌质嫩滑湿润，或由淡白转黑，望之似有芒刺干裂状，扪之则湿而滑之重证者。

【方歌】附姜白通善通格，猪胆取汁偕葱白，片时阴散可回阳，猝中阴寒宜此法。

附姜归桂汤（回阳温营法）

【来源】俞氏经验方，载喻嘉言《医门法律》。

【组成】川附子（炮，去皮脐）二钱（6g），川姜（炮）一钱（3g），肉桂钱半（4.5g），当归二钱（6g），净白蜜（冲）两匙。

【功效】回阳暖血，温和营分。

【主治】寒中少阴之证，初起恶寒厥冷，蜷卧不渴，心下胀

满，少腹绞疼，下利澄澈清冷，水多粪少，小便白或淡黄，甚则面赤烦躁，欲坐井中，身有微热，渴欲饮水，入水即吐，少饮即脘腹胀满，复不能饮，甚或咽痛气促，或郑声呃逆，舌苔淡白胖嫩，或苔虽灰黑，舌质嫩滑湿润，或由淡白转黑，望之似有芒刺干裂状，扪之则湿而滑之稍缓证者。

【解读】本附姜归桂汤取回阳温营之法，方宗喻嘉言《医门法律》，方证为中寒暴病。卒暴中寒，其人腠理素虚，自汗淋漓，身冷手足厥逆，或外显假热躁烦。

【释方】何秀山说：中寒暴病，用附姜回阳后继用此方者，因附、姜专主回阳，而其所中之阴寒，必先伤营，故加归、桂驱营分之寒，庶几药病相当。冲以白蜜者，柔和阳药之刚烈也。此为回阳暖血、温和营分之良方。

【方歌】附姜归桂义何具，温营回阳法并施，但恐阳药多刚烈，白蜜冲和用得宜。

附姜归桂参甘汤（回阳兼补血气法）

【来源】俞氏经验方，载喻氏《医门法律》。

【组成】淡附片一钱（3g），当归钱半（4.5g），老东参一钱（3g），嫩闽姜六分（1.8g），干姜（炮）八分（2.5g），官桂六分（1.8g），清炙甘草钱半（4.5g），大红枣四枚。

【功效】回阳，双补血气。

【主治】寒中少阴，初起恶寒厥冷，蜷卧不渴，心下胀满，少腹绞疼，下利澄澈清冷，水多粪少，小便白或淡黄，甚则面赤烦躁，欲坐井中，身有微热，渴欲饮水，入水即吐，少饮即脘腹胀满，复不能饮，甚或咽痛气促，或郑声呃逆，舌苔淡白胖嫩，或苔虽灰黑，舌质嫩滑湿润，或由淡白转黑，望之似有芒刺干裂状，扪之则湿而滑的再缓之证者。

【解读】附姜归桂参甘汤取回阳兼补血气之法，方宗喻氏《医门法律》，主治阴寒渐衰，阳气将回，病势已有转机者。

【释方】何秀山说：阴寒渐衰，阳气将回，病势已有转机，故君以附、姜轻剂，温和阳气；即臣以归、桂暖血，参、草益气；佐以闽姜；使以大枣，调和营卫也。此为轻剂回阳，双补血气之良方。若阳已回，身温色活，手足不冷，吐利渐除者，本方附、姜、官桂可减其半，加蜜炙绵芪一钱，土炒於术一钱，酒炒白芍钱半，五味子十二粒，温和平补，俾不致有药偏之害。

【加减】阳回身温，手足不冷，吐利渐除者，附、姜、官桂可减其半，加蜜炙绵芪、土炒於术、酒炒白芍、五味子。

【方歌】附姜归桂参甘汤，闽姜红枣合同尝，回阳兼能补血气，病机已转服称良。

加减法：吐利渐除体亦温，本方姜附可减半，芪术芍味酌同加，温和平补无偏判。

正阳四逆汤（回阳攻毒法）

【来源】俞氏经验方，载陶氏《伤寒全生集》。

【组成】生附子（炮，去皮脐）三钱（9g），清炙甘草一钱（3g），麝香（冲）五厘（0.15g），川姜（炮，不可焦）三钱（9g），皂荚炭八分（2.4g），生姜汁（冲）两匙冲（10mL）。

【功效】回阳急救，直攻阴毒。

【主治】猝中阴毒，吐利腹疼，身如被杖，四肢厥逆，冷过肘膝，昏沉不省，心下硬满，面唇手指皆有黑色，舌卷囊缩，烦躁冷汗自出，戌时呻吟，六脉或沉伏，或沉微欲绝，阴寒毒气入深（泻利无脉的阴痧之急症）。

【解读】正阳四逆汤为回阳攻毒之法，方载陶氏《伤寒全生集》，系为猝中阴毒而设。症见吐利腹疼，身如被杖，四肢厥逆，

冷过肘膝，昏沉不省，心下硬满，面唇手指皆有黑色，舌卷囊缩，烦躁冷汗自出，戌时呻吟，六脉或沉伏，或沉微欲绝。

【释方】何秀山说：猝中阴毒，吐利腹疼，身如被杖，四肢厥逆，冷过肘膝，昏沉不省，心下硬满，面唇手指皆有黑色，舌卷囊缩，烦躁冷汗自出，或时呻吟，六脉或沉伏，或沉微欲绝，汤药每多不受，此皆阴寒毒瓦斯入深，乃最危最急之证，较中寒证尤笃。故方中用生附子以毒攻毒为君；臣以干姜回阳，皂荚、麝香速通经隧；佐以炙草和药；使以姜汁和胃，且姜汁、炙草二味更有和解附毒之功。调剂合法，此为回阳急救、直攻阴毒之良方。

【加减】猝中阴毒，吐利腹疼，身如被杖，四肢厥逆，冷过肘膝，昏沉不省，心下硬满，面唇手指皆有黑色，舌卷囊缩，烦躁冷汗自出，戌时呻吟，六脉或沉伏，或沉微欲绝，急需内外兼治。外治法，先以通关散（生半夏一钱，细辛五分）调黏，填入脐中；再以生姜薄片贴于脐上，放大艾火于姜片上，蒸二七壮，灸关元、气海二七壮，必将阴退阳复，手足温暖即止。或用喻昌熨脐法，亦能通阳气而利小便。

【方歌】正阳四逆附姜甘，附子用生取攻毒，皂炭生姜汁麝香，能通经隧功神速。

新加八味地黄汤（补阳镇冲法）

【来源】《通俗伤寒论》，俞氏经验方。

【组成】厚附子钱半（4.5g），大熟地黄（炒松）六钱（18g），山萸肉八分（2.4g），紫石英（杵）四钱（12g），紫猺桂五分（1.5g），淮山药（杵）三钱（9g），浙茯苓四钱（12g），泽泻钱半（4.5g）。先用铁落五钱（15g），镇元黑锡丹三钱（9g），用水六碗，煎成四碗，取清汤代水煎药。

【功效】温补肾阳，镇纳虚喘。

【主治】肾气亏虚，动则喘甚，腰痛足冷，小便不利之喘证。

【解读】新加八味地黄汤取补阳镇冲之法，为俞氏经验方。方证为肾气虚喘。主治动则喘甚，腰痛足冷，小便不利，肾水上泛为痰，嗽出如沫而味咸者。

【释方】方中八味地黄汤温补肾气为君，去丹皮者，恐其辛散肺气；臣以紫石英温纳冲气；妙在佐以铁落，合黑锡丹重镇冲逆，以纳气定喘，用之得当，奏效如神。此为温补肾阳、镇纳虚喘之良方。

【加减】①气虚自汗者，加蜜炙绵芪皮、五味子。②小便利者，去茯苓、泽泻，防其损津液。

【方歌】新加八味地黄汤，桂附黄淮苓泽紫，铁落锡丹代水煎，温补肾阳纳卫气，如见气虚自汗多，加炙芪皮与五味，小便通利去泽苓，防损津液寒肾气。

第六节　清凉剂

清法，亦称清热法。是通过清热、泻火、解毒、凉血等作用，以清除温热火毒之邪的治疗方法。属于"八法"中的清法，专为里热证而设。俞根初列清凉一节。

凡以清热药物为主组成，具有清热、泻火、解毒、凉血、滋阴透热等作用的方剂，称为清热（凉）剂。清热（凉）剂的立法治则，在《素问·至真要大论》中说"热者寒之""温者清之""治热以寒"。张景岳在《景岳全书·杂证谟》也说："凡治伤寒瘟疫，宜清利者非止一端，盖火实者宜清火。"又说"伤寒火盛者，治宜清解。"里热证多为外邪入里化热或五志过极化火所致，

一般见发热、口渴、心烦、苔黄、脉数等症。里热证包括温热证、火毒证、湿热证、暑热证、虚热证等，由于这类疾病的发病阶段、病位及病性有所不一，清法的治疗上有所不同，如清热泻火（清气分热）、清热凉血、清热解毒、清脏腑热、清虚热等。清热泻火清解气分之邪热，主治壮热面赤、烦躁、口渴、汗出、舌红苔黄、脉洪大的气分热盛白虎方证；见上述证候，尚未伤津，治以泻火解毒，予黄连解毒汤。清热凉血可清除营血分之热邪，用于邪初入营，尚未动血，病情较轻，见身热夜甚、心烦失眠、神昏谵语、舌质红绛、脉细数、斑疹隐隐的热入营分证，以清营汤治之。热入血分，病情较重，斑疹紫黑，并见吐、衄等动血症，舌质深绛，以凉血散瘀的犀角地黄汤治之。

张景岳说："寒方之制，为清火也，为除热也。夫火有阴阳，热分上下。据古方书，咸谓黄连清心，黄芩清肺，石斛、芍药清脾，龙胆清肝，黄柏清肾。今之用者，多守此法，是亦胶柱法也。大凡寒凉之物，皆能泻火，岂有凉此而不凉彼者？但当分其轻清重浊，性力微甚，用得其宜则善矣。夫轻清者，宜以清上，如黄芩、石斛、连翘、天花之属是也；重浊者，宜于清下，如栀子、黄柏、龙胆、滑石之属也；性力之厚者，能清大热，如石膏、黄连、芦荟、苦参、山豆根之属也；性力之缓者，能清微热，如地骨皮、玄参、贝母、石斛、童便之属也。以攻而用者，去实郁之热，如大黄、芒硝之属也；以利而用者，去癃闭之热，如木通、茵陈、猪苓、泽泻之属也。方书之分经用药者，意正在此……"张氏之论，俞氏更有发微，其立法用方别出心裁。如邪陷心包夹痰的玳瑁郁金汤；热陷包络神昏，非痰迷心窍的犀地清络饮；热陷心经，内蒸包络，血虚热盛的导赤清心汤；邪热传入厥阴，肝经热盛，热极动风的羚角钩藤汤等方剂，在临床使用中有异曲同工之妙。

玳瑁郁金汤（清宣包络痰火法）

【来源】《通俗伤寒论》，俞氏经验方。

【组成】生玳瑁（研碎）一钱（3g），生山栀三钱（9g），细木通一钱（3g），淡竹沥（冲）两瓢（20mL），广郁金（生打）二钱（6g），青连翘二钱（6g），粉丹皮二钱（6g），生姜汁（冲）两滴，鲜石菖蒲汁（冲）两小匙（6mL），紫金片（开水烊冲）三分（0.9g），先用野菰根二两（60g），鲜卷心竹叶一钱半（4.5g），灯心两小帚，约重六分（1.8g），用水六碗，煎成四碗，取清汤分作两次煎药。

【功效】开窍透络，涤痰清火。

【主治】邪热内陷包络，蒸液为痰，蒙闭心窍，神识昏蒙，妄言妄见，咯痰不爽，心烦躁扰，舌绛而干，脉弦细数之证。

【解读】玳瑁郁金汤取清宣包络痰火之法，系为邪陷心包夹痰而设。主治邪热内陷包络，蒸液为痰，蒙闭心窍，神识昏蒙，妄言妄见，咯痰不爽，心烦躁扰之证。邪热内陷包络，郁蒸津液而为痰，迷漫心孔，即堵其神明出入之窍，其人即妄言妄见，疑鬼疑神，神识昏蒙，咯痰不爽，俗名痰梗、痰蒙，多由痰浊内阻，蒙蔽清窍。由热病生痰，风动生痰，痰浊内蒙心包者，出现意识不清，昏迷、失聪；痰阻舌根，则失语，吞咽困难；痰火内扰心肝者，心肝火旺，故见狂躁不宁，嚎叫哭闹，此属无形之痰。痰随气逆，阻于气道，肺气不利，故见喉间痰鸣，舌苔厚腻，属有形之痰。舌苔黄或无苔，舌质红绛，为痰热阴伤之征。

【释方】何秀山说：邪热内陷包络，郁蒸津液而为痰，迷漫心孔，即堵其神明出入之窍，其人即妄言妄见，疑鬼疑神，神识昏蒙，咯痰不爽，俗名痰梗。故以介类通灵之玳瑁、幽香通窍之郁金为君，一则泄热解毒之功同于犀角，一则达郁凉心之力灵于黄连；臣以带心翘之辛凉，直达包络以通窍，丹皮之辛窜，善清

络热以散火，引以山栀、木通，使上焦之郁火屈曲下行，从下焦小便而泄；佐以姜、沥、石菖蒲汁，辛润流利，善涤络痰，使以紫金片芳香开窍，助全方诸药透灵；妙在野菰根，功同芦笋，而凉利之功捷于芦根，配入竹叶、灯心轻清透络，使内陷包络之邪热及迷漫心孔之痰火一举而肃清。此为开窍透络、涤痰清火之良方。何氏并说服一剂或二剂后，如神识狂乱不安，胸闷气急，壮热烦渴，此内陷包络之邪热欲达而不能遽达也，急用三汁宁络饮徐徐灌下令尽，良久渐觉寒战，继即睡熟，汗出津津而神清。若二时许不应，须再作一服，历试辄效。

　　三汁宁络饮乃开窍透络兼解火毒法，为何秀山经验方。组方：白颈活地龙四条，水洗净。入砂盆内研如水泥，滤取清汁，更用龙脑、西黄、辰砂各一分研匀。生姜汁半小匙，鲜薄荷汁二小匙，用井水半杯调三汁及脑、黄、辰砂三味。何氏说此方芳香开窍，辛润活络，灵验异常。如嫌西黄价昂。用九制胆星八分代之亦验。

【方歌】玳瑁都金汤栀翘，木通丹皮紫金片，竹沥菖蒲姜汁冲，煎汤灯竹菰根善。

犀地清络饮（清宣包络瘀热法）

【来源】《通俗伤寒论》，俞氏经验方。

【组成】犀角汁（冲）四匙（20mL），粉丹皮二钱（6g），青连翘（带心）钱半（4.5g），淡竹沥（和匀）二瓢（20mL），鲜生地八钱（24g），生赤芍钱半（4.5g），原桃仁（去皮）九粒，生姜汁（同冲）二滴，先用鲜茅根一两（30g），灯心（煎汤代水）五分（1.5g），鲜石菖蒲汁（冲）两匙。

【功效】轻清透络，通瘀泄热。

【主治】热陷包络神昏，非痰迷心窍，即瘀塞心孔之证。

【解读】犀地清络饮取清宣包络瘀热之法，主治热陷包络神昏，非痰迷心窍，即瘀塞心孔之证。必用轻清灵通之品，始能开窍而透络。

【释方】何秀山说，热陷包络神昏，非痰迷心窍，即瘀塞心孔，必用轻清灵通之品，始能开窍而透络。故以《千金》犀角地黄汤凉通络瘀，为主药；辅以带心翘透包络以清心，桃仁行心经以活血；但络瘀者必有黏涎，故又佐以生姜、淡竹沥、鲜石菖蒲三汁，辛润以涤痰涎，而石菖蒲更有开心孔之功；妙在使以鲜茅根交春透发，善能凉血以清热，灯心质轻味淡，更能清心以降火。此为轻清透络、通瘀泄热之良方。

【应用】温热病，热陷心包，神昏谵语者。

【方歌】犀地清络粉丹皮，连翘赤芍桃仁列，灯草茅根代水煎，冲用竹沥姜蒲汁。

犀羚三汁饮（清宣包络痰瘀法）

【来源】《通俗伤寒论》，俞氏经验方。

【组成】犀角尖一钱（3g），带心翘二钱（6g），东白薇三钱（9g），皂角刺三分（0.9g），羚角片钱半（4.5g），广郁金（杵）三钱（9g），天竺黄三钱（9g），粉丹皮钱半（4.5g），淡竹沥两瓢（40mL），鲜石蒲汁两匙（20mL），生藕汁两瓢（40mL），三汁和匀同冲。先用犀羚二角，鲜茅根 50 支去衣，灯心五分（1.5g），活水芦笋一两（30g），煎汤代水，临服调入至宝丹四丸，和匀化下。

【功效】开窍透络，豁痰通瘀。

【主治】邪陷包络，夹痰瘀互结清窍，症见痉厥并发，终日昏睡不醒，或错语呻吟，或独语如见鬼，目白多现红丝，舌虽纯红，兼罩黏涎，最为危急之重证。

【释方】何秀山释方曰：以犀、羚凉血息风，至宝芳香开窍为君；臣以带心翘宣包络之气郁，郁、丹通包络之血郁，白薇专治血厥，竺黄善开痰厥；尤必佐角刺、三汁轻宣辛窜，直达病所以消痰瘀；使以芦笋、茅根、灯心轻清透络，庶几痰活瘀散，而包络复其横通四布之常矣。此为开窍透络、豁痰通瘀之第一良方。何廉臣认为，临床应用中如至宝丹不应，局方紫雪及新定牛黄清心丸或吴氏安宫牛黄丸等，亦可随时应急。

【方歌】犀羚三汁竹菖藕，翘郁薇丹皂竹黄，灯草茅根芦笋等，犀羚二味共煎汤。

连翘栀豉汤（清宣心包气机法）

【来源】《通俗伤寒论》，俞氏经验方。

【组成】青连翘二钱（6g），淡香豉（炒香）三钱（9g），生枳壳八分（2.4g），苦桔梗八分（2.4g），焦山栀三钱（9g），辛夷（净仁）三分（1g），拌捣广郁金三钱（9g），广橘络一钱（3g），白蔻末四分（1.2g），分作二次冲。

【功效】清宣包络，疏畅气机。

【主治】外邪初陷于心胸之间，心包气郁，汗吐下后，轻则虚烦不眠，重则心恼，反复颠倒，胸脘苦闷，或心下结痛，起卧不安，舌苔滑之证。

【解读】连翘栀豉汤取宣心包气机之法，主治外邪初陷于心胸之间，正心包络之部分。一切外感症，汗吐下后，轻则虚烦不眠，重即心中懊恼，反复颠倒，心窝苦闷，或心下结痛，卧起不安，舌上苔滑者，皆心包气郁之见证。

【释方】何秀山释连翘栀豉汤曰：以清芬轻宣心包气分主药之连翘，及善清虚烦之山栀、豆豉为君；臣以夷仁拌捣郁金，专开心包气郁；佐以轻剂枳、桔，宣畅心包气闷，以达归于肺；使

以橘络疏包络之气，蔻末开心包之郁。此为清宣包络、疏畅气机之良方。

【方歌】连翘栀豉一方传，桔橘蔻仁生枳壳，辛夷净仁捣郁金，邪陷心胸功效卓。

五汁一枝煎（清润心包血液法）

【来源】《通俗伤寒论》，俞氏经验方。

【组成】鲜生地黄汁四大瓢（60mL），鲜茅根汁两大瓢（30mL），鲜生藕汁两大瓢（30mL），鲜淡竹沥两大瓢（30mL），鲜生姜汁二滴，紫苏旁枝（切寸）二钱（6g）。上药先将紫苏旁枝煎十余沸，取清汤盛盖碗中，和入五汁，重汤炖温服。

【功效】清润心包，濡血增液。

【主治】心包邪热郁蒸，心血亏虚，血虚生烦，躁扰不安，或愦愦无奈，心中不舒，间吐黏涎，呻吟错语，舌红苔少，脉细数者。

【解读】五汁一枝煎取清润心包血液之法，主治心包邪热虽已透清，而血虚生烦，愦愦无奈，心中不舒，间吐黏涎，呻吟错语之证。

【释方】何秀山释方曰：心包邪热开透肃清后，血液必枯，往往血虚生烦，愦愦无奈，心中不舒，间吐黏涎，呻吟错语。故方中以鲜生地、鲜茅根、鲜生藕汁三味清润心包血液，为君；臣以鲜生姜、鲜淡竹沥二汁，辛润流利，以涤络痰；妙在佐紫苏旁枝，轻清宣络，以复其旁通四本之常。此为清润心包、濡血增液之良方。

【方歌】五汁一枝生地藕，茅根竹沥与生姜，先将紫苏旁枝煮，并汁和匀润液良。

增减黄连泻心汤（清泄包络心经实火法）

【来源】俞氏经验方，从仲景方加减。

【组成】小川连八分（2.4g），青子芩钱半（4.5g），飞滑石六钱（18g），淡竹沥两瓢（30mL），枳实钱半（4.5g），制半夏钱半（4.5g），生苡仁五钱（15g），生姜汁（同冲）两滴，冬瓜子一两（30g），丝通草二钱（6g），灯心草（煎汤代水）五分（1.5g），鲜石菖蒲叶（搓熟生冲）钱半（4.5g）。

【功效】泻心通络，蠲痰泄湿。

【主治】肺胃痰火湿热，内蕴心经包络，致神昏谵语，心烦懊恼，舌苔黄腻之证。

【解读】增减黄连泻心汤系俞氏宗仲景方加减，为清泄包络心经实火之法，主治肺胃痰火湿热，内壅心经包络，见神昏谵语，心烦懊恼；或由于心血虚燥而出现舌苔黄腻或舌绛神昏之证。

【释方】增减黄连泻心汤方中以川连、淡子芩、枳实、半夏苦辛通降，以除痰火，为主药；滑石、苡仁、冬瓜子、通草凉淡泄湿，为臣；佐以生姜、淡竹沥，辛润涤痰；妙在使以菖蒲、灯心，芳淡利窍，通神明以降心火。诸药合用，为泻心通络、蠲痰泄湿之良方。

【方歌】增减泻心连芩夏，枳实滑石苡仁同，瓜仁通草灯心煮，竹沥菖蒲姜汁冲。

导赤清心汤（清降包络心经虚热法）

【来源】俞氏经验方，从导赤泻心汤加减。

【组成】鲜生地六钱（18g），辰茯神二钱（6g），细木通二钱（6g），原麦冬（辰砂染）一钱（3g），粉丹皮二钱（6g），益元散（包煎）三钱（9g），淡竹叶钱半（4.5g），莲子心（冲）三十支，

灯心草（辰砂染）一钱（3g），莹白童（冲）便一杯。

【功效】清降虚热，导火下行。

【主治】包络心经虚热，舌赤神昏，小便短涩赤热之证；或心营热盛，下移小肠，发热，日轻夜重，心烦不寐，口干，渴不欲饮，小便短者。

【解读】本导赤清心汤系清降包络心经虚热法，主治热陷心经，内蒸包络，血虚热盛。何秀山说：热陷心经，内蒸包络，舌赤神昏，小便短涩赤热，必使其热从小便而泄者，以心与小肠相表里也。但舌赤无苔，又无痰火，其为血虚热盛之证。

【释方】导赤清心汤以鲜地凉心血以泻心火，丹皮清络血以泄络热，为主药；然必使其热有去路，而包络心经之热乃能清降，故又以茯神、益元、木通、竹叶为辅，引其热从小便而泄；佐以麦冬、灯心，均用朱染者，一滋胃液以清养心阴，一通小便以直清神识；妙在使以童便、莲心咸苦达下，交济心肾以速降其热。是以小便清通者，包络心经之热悉从下降，神气即清矣。何氏认为，此为清降虚热、导火下行之良方。若服后二三时许，神识仍昏者，调入西黄一分以清神气，尤良。

【方歌】导赤清心丹地通，茯神莲枣益元散，竹叶灯心童便冲，心包虚热功能擅。

清肝达郁汤（清疏肝郁法）

【来源】俞氏经验方，从加味逍遥散加减。

【组成】焦山栀三钱（9g），生白芍钱半（4.5g），归须一钱（3g），川柴胡四分（2g），粉丹皮二钱（6g），清炙甘草六分（1.8g），广橘白一钱（3g），薄荷（冲）六分（1.8g），滁菊花钱半（4.5g），鲜青橘叶（剪碎）二钱（6g）。

【功效】清肝泄火，疏郁宣气。

【主治】肝郁不伸，胸满胁痛，腹满而痛，甚则欲泄不得泄，即泄亦不畅之证。

【解读】本清肝达郁汤系清疏肝郁之法，主治肝郁不伸，胸满胁痛之证。何秀山说：肝喜畅遂条达，达则无病，俗所谓肝气病者，皆先由肝郁不伸也。郁于胸胁，则胸满胁痛；郁于肠间，则腹满而痛，甚则欲泄不得泄，即泄亦不畅。用清肝达郁汤，清疏肝郁。

【释方】清肝达郁汤治肝郁不伸，胸满胁痛之证。何秀山说：本以丹溪逍遥散法，疏肝达郁为主药；然气都者多从热化，丹溪所谓"气有余便是火"，又以栀、丹、滁菊清泄肝火，为辅；佐以青橘叶清芬疏气，助柴胡、薄荷之达郁。此为清肝泄火、疏郁宣气之良方。何廉臣也对逍遥散法作了更好的运用，尤其在妇科疾病中加以阐述，现实录如下：逍遥散法养血疏肝，在妇科中尤为繁用。如此方去栀、丹，加制香附二钱，苏丹参三钱，调气活血，费伯雄推为调经之总方；经迟因于血气虚寒者，加鹿角胶三分，蛤粉拌炒松，猺桂心三分，以暖肝温经；因于血络凝滞者，加真新绛钱半，旋覆花三钱包煎，光桃仁九粒，以活络调经；经早因于血热者，加鲜生地四钱，丹皮二钱，霜桑叶二钱，以凉血清经；因于血热液亏者，加生地四钱，生玉竹三钱，辰砂染麦冬二钱，以养血增液，使血液充足而经自调；经闭因于络瘀者，加大黄䗪虫丸三钱，或吞服，或绢包同煎，轻者但用益母膏五钱冲，消瘀以通经闭；因于血枯者，加杞菊六味丸四钱，绢包煎，陈阿胶钱半，原方柴胡用鳖血拌炒，去薄荷，易玫瑰花二朵冲；惟妇女情欲不遂，左脉弦出寸口，经闭或经痛经乱者，加制香附二钱，泽兰三钱，鲜生地五钱，广郁金三钱杵，以和肝理脾，清心开都；或崩或漏，因恚怒伤肝而气盛者，加制香附三钱，醋炒青皮一钱，伐其气以平之；血热者，加鲜生地五钱，焦山栀三钱，

鲜茅根四十支，凉其血以清之；子宫痛极，手足不能伸舒，因于湿火下注者，加龙胆草八分，青子芩二钱，清麟丸三钱包煎，急泻湿火以肃清之，外用细生地三钱，当归二钱，生白芍钱半，川芎一钱，明乳香一钱，同捣成饼，纳入阴中以止痛；阴痒因于湿热生虫者，加龙胆草一钱，川楝子钱半，蛇床子钱半盐水炒，以杀其虫而止痒，外用桃仁、光杏仁各九粒，同雄精二分，研成膏，蘸雄鸡肝中，纳入阴中，虫入鸡肝中，引其虫以外出，阴痒即止；阴疮溃烂出水者，防有霉毒，加土茯苓四钱，炒黑丑二钱，杜牛膝五钱，生川柏八分，以清解霉毒，外用子宫棉塞入阴中，多用硼酸水洗涤子宫，以清其毒火；血风疮症，遍身起疼痛如丹毒状，或痒或痛，搔之成疮者，多由于风湿血燥，加鲜生地五钱，小川连八分，以凉血润燥，清疏风湿。

【加减】①暴怒气盛者，加制香附、青皮。②肠鸣飧泄者，加乌梅炭、白僵蚕。③疝气肿痛者，加小茴香、炒橘核、炒香荔枝核。④湿热食滞，腹中痛甚者，加越鞠丸。

【方歌】清肝达郁丹栀芍，橘草归柴苏薄荷，滁菊花同鲜橘叶，宜疏清泄法如何。

加减法：怒加制附小青皮，飧泄僵蚕乌梅炭，疝气橘核荔枝茴，腹痛越鞠丸同赞。丹皮栀子皆宜去，香附丹参二味标，经迟血气虚寒甚，可入桂心鹿角胶。血滞桃仁同绛覆，两方合用法堪操，经早多由血分热，凉血清经四字包。桑叶丹皮鲜生地，方中加入此为高，液亏玉竹偕冬地，血液既充经自调。经闭虻虫丸可取，轻者但服益母膏，血枯调肝兼养血，杞菊六味加阿胶。方内薄荷易玫瑰，柴胡还宜鳖血炒，费氏推此为总方，调经功不让逍遥。有女室寡师尼辈，平时情欲不能遂，经闭经痛经乱多，此方加味法诚美。香附泽兰地郁金，和肝理脾功称最，崩漏香附炒青皮，血热茅根山栀地。子宫痛极不能伸，龙胆草加膏芩暨，更用

三钱清麟丸，急泻湿火功神异。阴痒虫因湿热生，胆草蛇床金铃备，外治用药纳阴中，方后查明不可废。阴疮溃烂防霉毒，膝柏黑丑兼土茯，硼酸水常涤子宫，务清其火解其毒。更有一种血风疮，状如丹毒痛且痒，此由风湿血燥成，鲜地川连力可仗。

增减旋覆代赭汤（清降肝逆法）

【来源】俞氏经验方，从仲景方加减。

【组成】旋覆花（包煎）三钱（9g），吴茱萸一分（0.3g），拌炒川黄连六分（1.8g），制香附二钱（6g），代赭石（杵）三钱（9g），仙半夏钱半（4.5g），新会皮钱半（4.5g），沉香汁（冲）两匙（20mL），先用鲜刮淡竹茹四钱（12g），鲜枇杷叶一两（30g），去毛净剪去大筋，煎汤代水。

【功效】清肝降逆。

【主治】伤寒发汗，若吐若下，解后心下痞硬，噫气不除者。或痰涎壅甚，心下痞硬，呕吐不止，胁下胀痛，气逆不降者。

【解读】本增减旋覆代赭汤为清降肝逆法，主治肝热犯胃，痰阻气逆之证。

【释方】何秀山认为，肝性刚而善怒，轻则嗳气胸痞，重则呃逆胃胀，皆有肝气横逆也。故方中以旋覆花、代赭石重降气逆为君；臣以吴茱萸、川连、橘皮、半夏苦辛通降，清肝和胃，沉香、香附辛香流气，疏肝平逆；妙在佐以竹茹，使肝气中结者旁达；使以枇杷叶，使肝气上逆者清降。此为清肝降逆、佐金制木之良方。

【注意事项】本方中代赭石性寒沉降，有碍胃气，中焦虚寒者不可重用。

【加减】何秀山说，然惟初病在气，气盛而血尚不亏，脉弦苔腻者，始为相宜。呃逆甚者，加公丁香九支，柿蒂三十个，辛

通苦涩以止呃；痞胀甚者，加真川朴钱半，槟榔汁两匙冲，辛开重降以宽胀；因于食滞者，加莱菔子钱半，拌炒春砂仁八分，消食和气以导滞；因于便秘者，加苏子钱半，拌捣郁李净仁四钱，辛滑流气以通便。

【新用】消化系统疾病如胃神经官能症、胃扩张、慢性胃炎、胃及十二指肠溃疡、幽门不全性梗阻、膈肌痉挛、贲门痉挛、食道炎、食道癌、胃癌以及梅尼埃病、高血压病、神经性呃逆、癔症、急慢性支气管炎等病证符合上述方证或病机者。

【方歌】增减旋覆代赭汤，橘半萸连合二香，肝逆自应清降法，竹茹杷叶水煎尝。

加减法：呃逆丁香柿蒂加，痞胀川朴槟榔妙，食滞钱半莱菔子，八分砂仁同拌炒，便秘郁李宜四钱，苏子钱半拌且捣。

连茹绛覆汤（清通肝络法）

【来源】俞氏经验方，从仲景方加味。

【组成】川黄连（醋炒）六分（1.8g），真新绛钱半（4.5g），玫瑰瓣（拌炒）三朵，丝瓜络三钱（9g），淡竹茹三钱（9g），旋覆花（包煎）三钱（9g），青葱管一钱（3g），广郁金汁（冲）四匙（12mL）。

【功效】清通肝络，行血止疼。

【主治】筋脉拘挛，胸胁串疼，脉弦而涩者。

【解读】本连茹绛覆汤取清通肝络之法，系为肝络血郁不舒所致而设。肝病初虽在气，久必入络，症见筋脉拘挛、胸胁串疼、脉弦而涩者。

【释方】连茹绛覆汤治肝络血郁不舒化火之证。方中以川连、淡竹茹、新绛、旋覆花清通肝络，为主药；辅以玫瑰瓣拌炒瓜络，辛香酸泄以活络；佐以郁金活血疏郁；使以葱管宣气通络、

此为清通肝络、行血止疼之良方。

【加减】①火盛痛甚者，加蜜炙延胡钱、醋炒川楝子。②瘀结痛剧者，加桃仁、杜红花、紫金片。③肠燥便秘者，加元明粉。④血枯液结者，加鲜生地、当归、南沙参。

【方歌】连茹绛覆郁青葱，玫瑰瓣拌丝瓜络，清通肝络法精详，病久血郁用之确。

加减法：火盛痛甚延胡楝，瘀结紫金桃杏仁，肠燥元明净白蜜，液枯归地麦沙参。

龙胆泻肝汤（凉泻肝火法）

【来源】俞氏经验方，载《和剂局方》。

【组成】龙胆草一钱（3g），生山栀三钱（9g），鲜生地五钱（15g），川柴胡二钱（6g），青子芩钱半（4.5g），细木通八分（2.4g），生甘草梢钱半（4.5g），归须一钱（3g），车前子二钱（6g），泽泻钱半（4.5g）。

【功效】凉肝泻火。

【主治】肝胆实火上扰，头痛目赤，胁痛口苦，耳聋、耳肿；湿热下注的阴肿阴痒，筋痿阴汗，小便淋浊，妇女湿热带下等证。

【解读】本龙胆泻肝汤载《和剂局方》，为凉泻肝火之法，系为肝胆实火，肝经湿热循经上扰下注所致而设。肝火上扰则头巅耳目作痛，或听力失聪；旁及两胁则为痛且口苦；下注则循足厥阴肝经所络阴器而为肿痛、阴痒；湿热下注膀胱则为淋痛等证。

【释方】方中龙胆草大苦大寒，上泻肝胆实火，下清下焦湿热，为主药。黄芩、栀子苦寒泻火，助龙胆草为辅药。泽泻、木通、车前子清热利湿，使湿热从水道排除。肝主藏血，肝经有热，本易耗伤阴血，加用苦寒燥，再耗其阴，故用生地、当归滋

阴养血，以标本兼顾。方用柴胡引诸药入肝胆，甘草调和诸药。诸药合用，泻中有补，利中有滋，以使火降热清，湿浊分清，共奏泻肝胆实火、清下焦湿热之功。何秀山认为肝藏血而主筋，凡肝风上扰，症必头晕胀痛，耳鸣心悸，手足躁扰，甚则瘛疭，狂乱痉厥，与夫孕妇子痫、产后惊风，病皆危险。肝为风木之脏，内寄胆府相火，凡肝气有余，发生胆火者，症多口苦胁痛、耳聋耳肿、阴湿阴痒、溺血赤淋，甚则筋痿阴痛，故以纯苦泻肝、润燥、疏气、舒络、润达，引肝胆实火从小便而去。此为凉肝泻火、导赤救阴之良方。然惟肝胆实火炽盛，阴液未涸，脉弦数，舌紫赤，苔黄腻者，始为恰合。

【加减】①肝胆实火较盛者，去木通、车前子，加黄连；风火上旋所致的头痛、眩晕、目赤易怒，加夏枯草、钩藤、菊花。②肝经湿重热轻者，去黄芩、生地，加滑石、薏苡仁。③肝胆湿热蕴结者，加茵陈蒿、虎杖。④肝经火毒，阴部红肿热痛甚者，去柴胡，加连翘、黄连、大黄。

【新用】急性黄疸型肝炎、急性胆囊炎、急性乳腺炎、阳痿等属肝胆湿热蕴结者；顽固性偏头痛、头部湿疹、高血压、急性结膜炎、虹膜睫状体炎、外耳道疖肿、鼻炎等属肝胆实火上炎者；泌尿生殖系炎症、急性肾盂肾炎、急性膀胱炎、尿道炎、外阴炎、睾丸炎、腹股沟淋巴结炎、急性盆腔炎、白塞病等属肝经湿热下注者；带状疱疹等属肝经湿热火毒炽盛而符合上述方证或病机者。

【方歌】龙胆泻肝通泽柴，车前鲜地草归偕，栀芩一派清凉品，胆火肝邪力可排。

羚角钩藤汤（凉息肝风法）

【来源】《通俗伤寒论》，俞氏经验方。

【组成】羚角片（先煎）钱半（4.5g），霜桑叶二钱（6g），

京川贝（去心）四钱（12g），鲜生地黄五钱（15g），双钩藤（后入）三钱（9g），滁菊花三钱（9g），茯神木三钱（9g），生白芍三钱（9g），生甘草八分（2.4g），淡竹茹五钱（15g），鲜刮，与羚角先煎代水。

【功效】凉息肝风，增液舒筋。

【主治】肝经热盛，热极动风的高热不退，烦闷躁扰，手足抽搐，发痉厥，甚则神昏，舌质绛而干，或舌焦起刺，脉弦而数。肝风上翔，头晕胀痛，耳鸣心悸，手足躁扰，甚则瘛疭。孕妇子痫、产后惊风。

【解读】羚角钩藤汤为俞根初创制。原书未见主治记载，只有治法说"凉肝息风法"。就原书而言，俞根初虽名曰论伤寒，实则融通伤寒和温病学说，较为全面地论述了外感热病，不难推断，本方主治当为热盛动风之证。热盛动风的论述，最早见于《素问·至真要大论》："诸热瞀瘛，皆属于火"；"诸暴强直，皆属于风"。唐代《古今录验》的钩藤汤（钩藤、蚱蝉、蛇蜕皮、大黄、石膏、黄芩、竹沥、柴胡、升麻、甘草）和《必效方》的钩藤汤（钩藤、牛黄、龙齿、蚱蝉、蛇蜕皮、麦冬、人参、茯神、杏仁）已将平肝息风止痉药与清热、化痰、养阴、安神等品配伍，用于小儿壮热惊风，然而，从总体上看，有关外感热病热盛动风证治，明、清以前尚未形成完整的体系。究其原因，一是古代尤其是唐、宋以前的医家对动风病证多从外风立论；二是温病学作为一门独立的学科，崛起于明末清初之际，而对主要见于温病过程中的热盛动风证的研究，又是随着温病学的形成发展而逐步深化［李飞．方剂学．北京：人民卫生出版社，2002：1490—1492］。清代叶桂在《外感温热篇》提出温病痰火生风与湿热化风的病机症状："舌绛欲伸出口，而抵齿难骤伸者，痰阻舌根，有内风也"；《温热经纬》卷三记载："咬牙啮齿者，湿热

化风。"薛雪在《湿热病篇》中指出湿温化燥伤津，风火内动的
病理机转及治疗用药。《温热经纬》卷四有"湿热证数日后，汗
出热不除，或痉，忽头痛不止者，营液大亏，厥阴风火上升，宜
羚羊角、蔓荆子、钩藤、玄参、生地、女贞子等味"的记载，但
叶、薛二人均未出方。而俞根初羚角钩藤汤的问世，为热极动风
证的治疗提供了有效专方。

　　羚角钩藤汤主治热盛动风证，多出现于温病极期，按病变
阶段分有气、营、血分之别，然推其病所，总不离厥阴肝木。
动风本为筋脉之病变，筋束骨，联络关节、肌肉，主司运动，
具刚劲柔韧相兼之性，而筋又为肝所主，并赖肝血濡养。《素
问·痿论》说"肝主身之筋膜"；《素问·五脏生成论》说："肝
之合，筋也。"如温邪入侵，肝脏自病，或他脏病变累及于肝，
致阳盛而热，津亏而燥，筋脉失润，柔和之质尽失而刚强之性
太过，则内风由起。邪热蒸腾，故高热不退；热灼心营，神明
被扰，轻则烦闷躁扰，重则神志昏迷；邪热燔灼，津伤失濡，
筋急而挛，故手足抽搐，发为痉厥。正如《温热经纬》卷四所
说："热毒流于肝经……筋脉受其冲激，则抽惕若惊。""肝属
木，木动风摇，风自火出。"《医碥》卷三说："痉，强直也，谓
筋之收引而不舒纵也。其所以致此者有二：一曰寒……一曰热，
热甚则灼其血液干枯，干枯则短缩，观物之干者必缩可见也。"
可见邪热炽盛，阴液耗伤，舌绛而干或舌焦起刺，脉弦而数，
为肝经热盛之征。

　　【释方】羚角钩藤汤治邪热传入厥阴，肝经热盛，热极动风
所致之证。病势急暴，病情危重。风动于内，急宜平息，而欲息
风，又需拔其本，去其因，调其脏腑。故立法以凉肝息风、增液
舒筋为主，兼以化痰、安神之品以防热盛灼津生痰、扰乱闭窍之
变。方中羚羊角咸寒，入肝、心二经，善于平肝息风，又能清热

镇惊。"羚羊角：咸寒，入肝经，兼入肺、心两经。息风清热，镇肝之力胜于他药。《本草纲目》上说：'肝主木，开窍于目，其发病也目暗障翳，而羚羊角能平之；肝主风，在合为筋，其发病也小儿惊痫，妇人子痫，大人中风抽搐及筋脉挛急，历节掣痛，而羚角能舒之；魂者肝之神也，发病则惊骇不宁，狂越僻谬，而羚角能安之；血者肝之藏也，发病则瘀滞下注，疝痛毒痢，疮肿瘰疬，产后血气，而羚角能散之；相火奇于肝胆，在气为怒，病则烦懑气逆，噎塞不通，寒热及伤寒伏热，而羚角能降之。'综合种种功效，多以清镇为主。"［秦伯未．谦斋医学讲稿．上海：上海科学技术出版社，2009：117—118]。钩藤，甘微寒，入心、肝两经。清火定风。治肝热眩晕、惊搐。《本草纲目》卷十八记载："钩藤，手、足厥阴药也。足厥阴主风，手厥阴主火。惊痫、眩运，皆肝风相火之病，钩藤通心包于肝木，风静火息，则诸症自除。"《本草新编》亦记载："钩藤……入肝经，治寒热惊痫，手足瘈疭，胎风客忤，口眼抽搐。此物去风甚速，有风症者，必宜用之。"两药相合，则凉肝息风之力更强，共为君药。桑叶苦甘性寒，入肺、胃、大肠三经，疏风清热，本为外感表证药，亦能清肝胆郁热，明目，除头脑胀痛。菊花，甘苦而凉，善解肝经之热。《重庆堂随笔》谓其尚能"息内风"。《本草正义》卷五说："菊花……秉秋令肃降之气，故凡花皆主宣扬疏泄，独菊则摄纳下降，能平肝火，息内风，抑木气之横逆。"桑、菊同用，共助君药清热息风，皆为臣药。火旺生风，风助火势，风火相煽，耗阴劫液，故以鲜生地、生白芍、生甘草酸甘化阴，滋阴养液，柔肝舒筋。地黄取鲜品，芍、草俱生用，则寒凉之性较胜，切合热甚津伤之机。风火灼津，易于成痰，痰浊既成，又会助热生风，加重病情，故配竹茹、贝母清热化痰。用茯神木者，以风火内旋，心神不宁，而此药功专平肝宁心也。《要药分剂》卷二说：

"茯神本治心，而中抱之木又属肝，以木制木，木平则风定，风定则心宁，而厥自止也。"以上六味同为佐药。其中生甘草兼可调和诸药，又为使药。诸药配伍，侧重于凉肝息风，兼顾增液、化痰、宁神，法度严谨，主次分明，而针对风动痰生、神魂不宁的病机配伍祛痰、安神药以增强平肝息风之效，则尤为同类方剂所未备。

何秀山论曰：羚角钩藤汤方证为邪热传入厥阴，肝经热盛，热极动风所致之证。邪热内盛，则见高热不退；热扰心神，则烦闷躁扰，甚则神昏。热盛动风，风火相煽，故见手足抽搐，发为痉厥。肝经热盛则出现舌绛、脉弦数之证。方中羚羊角、钩藤凉肝息风，清热解痉为主药。以桑叶、菊花配用加强息风之效，故为辅药。风火相煽，易耗阴灼液，用白芍、生地养阴增液以柔肝舒筋，和羚羊角、钩藤凉肝息风药同用，有标本兼顾之义。邪热亢盛，每易灼津成痰，故用清热化痰的贝母、淡竹茹；热扰心神，又以平肝、宁心安神的茯神，俱为佐药。生甘草调和诸药为使，与白芍相配，又能酸甘化阴，舒筋缓急。诸药合用，共奏凉息肝风、增液舒筋之功。

【注意事项】羚角钩藤汤证本热病后期，热势已衰，阴液大亏，虚风内动者不宜。

【方歌】①邪热偏盛于气分而壮热烦渴者，加石膏、知母；邪热偏盛于营血而兼见斑疹吐衄者，重用生地，白芍易为赤芍，并加水牛角、丹皮。②风动较甚而抽搐频繁者，配用止痉散。③阴伤较重而唇焦咽干、舌焦起刺者，重用生地、白芍，加天冬、麦冬、玄参。④便闭者，用犀连承气汤急泻肝火以息风。⑤兼热邪内闭，神志昏迷者，加安宫牛黄丸、紫雪丹等清热开窍剂同用。⑥痰热内盛而喉间痰鸣者，加淡竹沥、天竺黄。

【新用】流行性乙型脑炎、流行性脑髓膜炎、病毒性脑炎、

休克型肺炎以及妊娠子痫等属肝经热盛，热极动风者；梅尼埃病、高血压病、急性脑血管病等属风阳上扰，痰热内闭者；风湿性脑膜炎、急性菌痢合并脑病、重症肺炎伴中毒性脑病、面肌痉挛、癔症等引起的抽搐或痉厥属热盛或阳亢动风者；内伤杂病肝阳化风，"肝风上翔……头晕胀痛，耳鸣心悸，手足躁扰，甚则瘛疭，孕妇子痫、产后惊风及肝阳重症等符合上述方证或病机者。

【验案】

1. 头痛（水不涵木，肝阳化火）

张某，男，65岁。症见：头晕目眩，头巅顶部时阵发性痛，耳鸣，心烦，夜寐多梦。大便干燥，尿色黄，苔黄舌红，脉弦滑稍数。中医诊断：头痛。辨证为水亏不能涵木，肝阳化风化火，风火相煽而上亢。治宜滋水涵木，平肝息风潜阳，予羚羊钩藤汤加减。药用：山羊角20g（先煎），钩藤15g（后下），女贞子15g，浙贝15g，菊花10g，姜竹茹9g，桑叶9g，生地15g，白芍12g，紫贝齿30g（先煎），生牡蛎30g（先煎），夜交藤24g，大黄6g。7剂。二诊：头痛大减，耳目稍清，夜寐仍多。肝风肝火已受挫，但阴精亏虚未复，以前方出入，重在滋阴养肝，辅以降火息风，药用：山羊角20g（先煎），钩藤20g（后下），女贞子15g，浙贝15g，菊花10g，姜竹茹9g，桑叶10g，生地15g，白芍12g，紫贝齿30g（先煎），生牡蛎30g（先煎），夜交藤24g，大黄6g。7剂。上药服后诸症渐愈。

按：肝肾虚损，真阴已亏，肾水难以涵木，致肝阳化风，肝火上亢。疾病以风乘火热，火助风威，风火交煽上冲，清窍闭塞，气血逆乱，五脏失和，最易使人昏仆卒中。本例患者肾水亏于下，肝风化火冲逆于上，故投以《通俗伤寒论》之羚羊钩藤汤加减，后以滋水养肝、清息风火而收功。

2. 眩晕（肝风内动）

郑某，男，73岁。有慢性肾炎及高血压史。因1个月前面部浮肿，经西药利水，浮肿已退，口服硝苯地平片，血压：170/100mmHg；心电图：房性早搏；脑血流图异常，提示脑动脉硬化。症见：头晕目眩，视物模糊，行走飘浮感，甚则跌仆，面红，左侧肢体麻木无力。少苔，舌质红，脉弦滑。西医诊断：高血压病。中医诊断：眩晕。辨证属肝风内动。治宜清热凉肝，平肝息风。方拟羚羊钩藤汤加减。药用：羚羊角粉3g（分冲），钩藤20g（后下），冬桑叶10g，菊花10g，生地20g，白芍12g，浙贝母15g，茯苓15g，淡子芩12g，络石藤20g，代赭石30g（先煎），生牡蛎30g（先煎）。7剂。

二诊：药后眩晕渐消，视物模糊有所改善，行走渐稳，肢体麻木无力症状减轻。血压：146/94mmHg。治宜上药增损。药用：羚羊角粉3g（分冲），钩藤20g（后下），冬桑叶10g，菊花10g，生地20g，白芍12g，茯苓15g，淡子芩12g，当归12g，络石藤20g，紫丹参15g，麦冬12g。7剂。

三诊：服后诸恙已瘥八九，血压波动在146～138/94～90mmHg，嘱注意情绪及饮食起居。上药再进7剂。

按：肝乃风木之脏，内寄相火，体阴用阳，其性刚，主动主升。若肝用过强，升动无制，久则气郁化火生风，皆使肝阳偏亢，内风上旋，正如《类证治裁》所云："风依于木，木郁则化风，如眩如晕。"本例症见头晕头胀而目眩，视物模糊，行走飘浮感，甚则跌仆，面红口苦，左侧肢体麻木无力，少苔，舌质红，脉弦滑，治取羚羊角粉、钩藤、桑叶、菊花清热凉肝，代赭石、生牡蛎平息肝风，清泄阳热。

【方歌】羚角钩藤桑菊襄，川贝地芍茯神木，水用茹甘羚角煎，肝风鼓荡功独推。

连梅安蛔汤（清肝安蛔法）

【来源】《通俗伤寒论》，俞氏经验方。

【组成】胡黄连一钱（3g），炒川椒六分（1.8g），白雷丸三钱（9g），乌梅肉一钱（3g），生川柏钱半（4.5g），尖槟榔（磨汁冲）一钱（3g）。

【功效】清肝安蛔，止痛定厥。

【主治】虫积腹痛，不欲饮食，食则吐蛔，甚则烦躁，面赤心烦，口燥舌赤，脉数身热者。

【解读】连梅安蛔汤为清肝安蛔之法，主治肝胃热盛者。症见肝火入胃，胃热如沸，饥不欲食，食则吐蛔，甚则蛔动不安，脘痛烦躁，昏乱欲死，此为蛔厥。俞根初宗《素问·至真要大论》所谓"热者寒之""温者清之""治热以寒"的立法依据制方。连梅安蛔汤驱虫力较强，清热作用也好，但无补益作用，对于虫积腹痛，伴见面赤、口渴等热象的实证较为适宜。

【释方】热者寒之，方中以胡连、黄柏、花椒、乌梅之苦辛酸法泻肝救胃，为主药；佐以雷丸、槟榔专治蛔厥，使蛔静伏而不敢蠕动，或竟使蛔从大便泻出。此为清肝安蛔、止痛定厥之良方。

【新用】胆道蛔虫病。

【方歌】连梅安蛔椒柏佐，尖槟榔与白雷丸，蛔虫动扰成昏厥，欲使蛔安首泄肝。

芩连二陈汤（清肝和胃法）

【来源】《通俗伤寒论》，俞氏经验方。

【组成】青子芩二钱（6g），仙半夏钱半（4.5g），淡竹茹二钱（6g），赤茯苓三钱（9g），小川连钱半（4.5g），新会皮钱半（4.5g），小枳实钱半（4.5g），碧玉散（包煎）三钱（9g），生姜汁一钱（3g），淡竹沥两瓢（20ml），和匀同冲。

【功效】清肝和胃，蠲痰泄饮。

【主治】寒热交作，头目眩晕，脘痞腹胀，时作呕吐，小便不利者。

【解读】芩连二陈汤为二陈类方，在二陈汤基础上加黄芩、黄连、新会皮、枳实、碧玉散、生姜汁、淡竹沥，乃清肝和胃法，主治湿热郁蒸、三焦气滞之证。若肝阳犯胃，症多火动涎升，或吐黏涎，或呕酸汁，或吐苦水，或饥不欲食，食即胃满不舒，甚则胀痛，或嘈杂心烦。

【释方】方中以淡黄芩、川连、橘皮、半夏苦降辛通，调和肝胃，为主药；辅以竹茹、枳实通络降气；佐以赤苓、碧玉，使胃中积聚之浊饮从小便而泄；使以生姜、淡竹沥二汁，辛润涤痰，以复其条畅之性。此为清肝和胃、蠲痰泄饮之良方。

【方歌】芩连二陈橘半茹，枳实赤苓碧玉散，姜汁还偕竹沥冲，清肝和胃攻堪断。

加味白头翁汤（清肝坚肠法）

【来源】《通俗伤寒论》，俞氏经验方。

【组成】白头翁三钱（9g），生川柏二钱（6g），青子芩二钱（6g），鲜贯仲五钱（15g），小川连（醋炒）钱半（4.5g），北秦皮（醋炒）钱半（4.5g），生白芍三钱（9g），鲜茉莉花（冲）十朵。

【功效】清肝坚肠，泄热止痢。

【主治】伤寒邪传厥阴，厥而兼呕，胸胁烦满，热利下重，继即便血，甚或便脓血，舌紫苔黄，脉寸浮数，尺弦数者。

【解读】加味白头翁汤为清肝坚肠之法，主治下痢脓血、黏液，赤多白少，腹痛，里急后重，肛门灼热，渴欲饮水，舌红苔黄，脉弦数，或脉滑数有力的厥阴热痢，赤痢居多，虽属小肠，而内关肝脏。方以仲景白头翁汤加青子芩、贯仲、生白芍、鲜茉

莉花而成，有清肝坚肠、泄热止痢之功。

【释方】厥阴热痢，赤痢居多，虽属小肠，而内关肝脏，故方以仲景白头翁汤疏肝达郁，纯苦坚肠，为主药。汪昂在《医方集解·泻火之剂》中说："此足阳明、少阴、厥阴药也。白头翁苦寒，能入阳明血分，而凉血止澼；秦皮苦寒性涩，能凉肝益肾而固下焦；黄连凉心清肝，黄柏泻火补水，并能燥湿止痢而厚肠，取其寒能胜热，苦能坚肾，涩能断下也。"黄芩、白芍酸苦泄肝为辅；佐以鲜贯仲洗涤肠中垢腻，使从大便而泄，乃取"痢者利也"之意；使以茉莉清芬疏气，助白头翁轻清升达之力。此为清肝坚肠，泄热止痢之良方。

【新用】细菌性痢疾、阿米巴痢疾、急性肠炎、慢性结肠炎、肠伤寒、泌尿系感染、肾盂肾炎、淋菌性尿道炎、肝硬化、阿米巴肝脓肿、慢性盆腔炎等符合方证或病机者。

【方歌】加味白头连柏芩，白芍秦皮管仲灵，鲜茉莉花加十朵，厥阴久痢法堪钦。

香连治中汤（清肝健脾法）

【来源】《通俗伤寒论》，俞氏经验方。

【组成】广木香钱半（4.5g），潞党参（米炒）二钱（6g），黑炮姜三分（1g），广陈皮（炒）一钱（3g），小川连（醋炒）六分（1.8g），生白术钱半（4.5g），清炙甘草二钱（6g），青皮六分（1.8g）。

【功效】清肝健脾，和中止泻。

【主治】肝阳下迫，脾阳亦衰，大便飧泄，肠鸣腹痛，欲泄而不得畅泄，即泄亦里气坠，脉左弦右弱者。

【解读】香连治中汤乃清肝健脾之法，系为肝旺脾虚之证而设。何秀山说：《内经》谓肝与大肠通。凡大便飧泄，肠鸣腹痛，欲泄

而不得畅泄，即泄亦里急气坠，脉左弦右弱者，多由肝气下逼而致。

【释方】脾阳每因泄而衰，故方中广木香、川连调气厚肠，为主药；辅以党参、白术、炮姜、甘草温运脾阳；佐以广皮调气和中；使以青皮泄肝宽肠。此为清肝健脾、和中止泻之良方。

【方歌】香连治中参术施，炮姜甘草广青皮，中阳久泻多衰弱，抑木还须并健脾。

龟柏地黄汤（清肝益肾法）

【来源】《通俗伤寒论》，俞氏经验方。

【组成】生龟板（杵）钱半（4.5g），生白芍三钱（9g），砂仁（拌捣）三分（1g），熟地黄五钱（15g），生川柏（醋炒）六分（1.8g），粉丹皮钱半（4.5g），山萸肉一钱（3g），淮山药（杵）三钱（9g），茯神三钱（9g），青盐陈皮钱半（4.5g）。

【功效】清肝益肾，潜阳育阴。

【主治】发斑伤寒之阴证发斑，见斑疹枯黑，头晕目眩，腰膝足冷，两颧发赤，涕泪干涸，甚至筋惕肉瞤，手足抽动，舌苔而少津者。阴虚阳亢，虚火上炎，见颧红骨蒸、梦遗滑精者。

【解读】龟柏地黄汤为俞氏之经验方。乃清肝益肾法，系为阴虚阳亢、虚火上炎之证而设。

【释方】肝阳有余者，必需介类以潜之，酸苦以泄之，故方中以龟板、醋柏介潜酸泄为主药；阳盛者阴必亏，肝阴不足者，必得肾水以滋之，辛凉以疏之，故辅以熟地、萸肉酸甘化阴，丹皮、芍药辛润疏肝，一则滋其络血之枯，使阳亢者渐伏，一则遂其条畅之性，使络郁者亦舒；但肝强者脾必弱，肾亏者心多虚，故又佐以山药培补脾阴，茯神交心肾；使以青盐陈皮咸降辛润，疏畅胃气以运药。此为清肝益肾、潜阳育阴之良方。

【新用】特发性血小板减少性紫癜是以出血及外周血小板减

少，骨髓巨核细胞数正常或增多并伴有成熟障碍为主要表现的常见的出血性疾病。蒋占平等以龟柏地黄汤为主治疗难治性特发性血小板减少性紫癜患者 26 例，取得较好疗效。26 例患者均为 2003 年 8 月～2005 年 12 月住院及门诊病例，符合中华血液学会全国血栓与止血学术会议标准，且经标准剂量肾上腺皮质激素、甲基强的松龙冲击疗法，长春新碱、环磷酰胺、大剂量丙种球蛋白治疗半年无效，或血小板计数持续小于 20×10^9/L。其中男 6 例，女 20 例；年龄16～61 岁，平均年龄 32.1 岁；病程 8 个月～30 年，平均 8.6 年。血小板计数 5×10^9/L～50×10^9/L，平均 20.8×10^9/L。治疗方法：所有患者均以龟板地黄汤为主进行中药治疗，药物：龟板 30g，黄柏 10g，生地 10g，熟地 10g，云茯苓 10g，泽泻 10g，丹皮 10g，白芍 10g，山药 10g，山萸肉 10g，旱莲草 10g，女贞子 10g，白茅根 30g，三七粉 3g，生甘草 20g。湿热者加茵陈 15g；蒲公英 30g；瘀血明显者加丹参 20g，鸡血藤 20g；出血者酌加仙鹤草 30g，侧柏炭 30g，乌贼骨 15g，茜草 15g，藕节 15g，发热者加金银花 30g，水牛角 10g，羚羊角粉 3g。水煎服，日 1 剂。疗程为半年至 1 年。治疗期间逐渐减撤激素和免疫制剂。根据第二届全国血液学学术会议拟定的特发性血小板减少性紫癜疗效标准评定。显效：血小板恢复正常，无出血症状，持续 3 个月以上。维持 2 年以上无复发者为基本治愈。良效：血小板升至 50×10^9/L 或较原水平上升 30×10^9/L 以上，无或基本无出血症状，持续 2 个月以上。进步：血小板有所上升，出血症状改善，持续 2 个月以上。无效：血小板数及出血症状无改善或恶化。治疗结果是，显效 2 例（占 7.6%），良效 8 例（占 30.8%），进步 12 例（占 46.6%），无效 4 例（占 15.4%），有效率 84.6%。血小板计数变化：治疗前为 $(20.82 \pm 443) \times 10^9$/L，治疗后为 $(70.98 \pm 3.22) \times 10^9$/L。

按：特发性血小板减少性紫癜与中医学的"肌衄"发斑""葡萄疫'相似，属于"血证"范畴。一般说来，早期多属血热实证，治当清热解毒，凉血止血。迁延过程中常见虚候，就脏腑而论，其气虚者多责之于脾，乃脾虚统摄无权而致；阴虚者多责之于肾，肾阴虚，虚火妄动迫血妄行。因为肾为先天之本，藏精而生髓，肾精为一身阴阳之根本，肾中精气之阳可以温脾生气以统血，肾中精气之阴可以滋润全身。若久病及肾，肾精亏虚，命门火衰，则火不生土，脾失统摄而出血。或肾精不足，肾阴亏虚，阴虚火旺，虚火灼伤脉络，亦可以导致出血。故难治性特发性血小板减少性紫癜的病机要点在肾虚，以滋阴补肾、凉血止血为主要治则的龟柏地黄汤加减治疗本病疗效较好。方中熟地、女贞子、旱莲草、山药、山萸肉滋阴填精，补耗损之阴；生地凉血以生新血；白芍敛血，止血妄行；丹皮既能凉血，又能散瘀；白茅根、黄柏清热凉血；三七粉活血止血，能化髓道之瘀；云茯苓、泽泻健脾利湿；龟板乃血肉有情之品，可填精益髓；生甘草既能清热，又能调和药性。诸药合用，共奏滋阴补肾、凉血止血之功。[蒋占平，孙平旺，王伟涛. 龟柏地黄汤加减治疗难治性特发性血小板减少性紫癜 26 例. 中医药临床杂志，2008，20（5）：485]

【方歌】龟柏地黄砂仁拌，萸淮丹芍茯陈皮，清肝益肾推良法，胃气如衰勿乱施。

桑丹泻白汤（清肝保肺法）

【来源】《通俗伤寒论》，俞氏经验方。

【组成】冬桑叶三钱（9g），生桑皮四钱（12g），淡竹茹二钱（6g），清炙甘草六分（1.8g），粉丹皮（醋炒）钱半（4.5g），地骨皮五钱（15g），川贝母（去心）三钱（9g），生粳米三钱（9g），金橘铺（切碎）一枚，大蜜枣（对劈）一枚。

【功效】清肝保肺，蠲痰调中。

【主治】肝火灼肺，咳则胁痛，不能转侧，甚则咯血，或痰中夹有血丝、血珠者。火郁生热，液郁为痰，治节不行，上壅为咳喘肿满者。

【解读】桑丹泻白汤应先从泻白散说，历代方书中与泻白散方同名者，一是《济生方》方，以桑白皮、地骨皮、炙甘草、桂枝、杏仁、半夏、瓜蒌仁、升麻、生姜组成，清热化痰，主治肺脏实热，心胸壅闷，咳嗽烦喘，大便不利者。二是《证治准绳》方，以桑白皮、地骨皮、炙甘草、贝母、紫菀、当归、桔梗、瓜蒌仁、生姜组成，清肺化痰，主治肺痈初期，尚未成脓者。三是《杂病源流犀烛》方，以桑白皮、地骨皮、甘草、粳米、人参、茯苓、知母、黄芩组成，清热泻肺，健脾补气，主治肺热咳嗽，晨起尤甚者。桑丹泻白汤为清肝保肺法，系俞氏经验方，由泻白散加冬桑叶、淡竹茹、丹皮、川贝、金橘铺、大蜜枣组成，主治肝火灼肺，咳则胁痛，不能转侧，甚则咳血，或痰中夹有血丝、血珠，名曰"木扣金鸣"者。

【释方】肺属金，肝属木，脾属土……金克木，木克土……肝木过旺将反克肺金，肺金受伤则咳（鸣），同时，肝木太旺也会乘脾土，导致脾土受伤……"知肝之病，当先实脾"，所以"土中泄木"。方中以桑叶、丹皮辛凉泄肝为主药；桑皮、地骨良泻肺中之伏火，竹茹、川贝涤肺中之黏痰，为辅药；佐以炙甘草、粳米温润甘淡，缓肝急以和胃气；使以金橘、大蜜枣微辛甘润，畅肺气以养肺液。此为清肝保肺、蠲痰调中之良方。

【注意事项】风寒所致咳嗽者忌用。

【方歌】桑丹泻白骨桑皮，贝母竹茹甘草米，金橘铺同蜜枣加，方即清肝兼保肺。

新加玉女煎（清肝镇冲法）

【来源】俞氏经验方，从景岳方加味。

【组成】生石膏（研）六钱（18g），紫石英（研）四钱（12g），淮牛膝钱半（4.5g），熟地黄（切丝）六钱（18g），灵磁石（研）四钱（12g），东白薇四钱（12g），石决明（杵）五钱（15g），麦冬（朱染）三钱（9g），知母二钱（6g），秋石（化水炒）一分（0.3g），青盐陈皮一钱（3g），先用熟地丝泡取清汤，先煎三石百余沸，代水煎药。

【功效】清肝镇冲。

【主治】肝夹胆火，化风上翔，冲气上而冲心，心中痛热，甚则为气咳、为呃逆、为晕厥，名冲咳、冲呃、冲厥之证。

【解读】新加玉女煎从景岳方加味，乃清肝镇冲之法，系为肝夹胆火，化风上翔，冲气上逆之证而设。冲为血室，上属阳明胃府，下隶厥阴肝脏，平人则胃府化汁变血，从肝络下输冲脉；若肝夹胆火化风上翔，则冲气上而冲心，心中痛热，甚则为气咳、为呃逆、为晕厥，故名冲咳、冲呃、冲厥，多是冲阳从中直上，成此亢逆之各证。故以清肝镇冲法取效。

【释方】冲咳、冲呃、冲厥三冲，多是冲阳从中直上，成亢逆之各证。新加玉女煎方中以三石、白薇镇逆纳冲，为主药；牛膝、决明降逆气而潜肝阳，麦冬、熟地养胃液以滋肾，为辅药；秋石水炒、知母咸苦达下，为佐；青盐陈皮辛润疏中，为使药。诸药合用，为清肝镇冲、育阴潜阳之良方。

【方歌】新加玉女地麦薇，知母膝决青盐皮，石膏枳实灵磁等，镇逆清肝效最奇。

滋任益阴煎（清肝滋任法）

【来源】俞氏经验方，从大补阴丸封髓丹配合。

【组成】炙龟板（杵）四钱（12g），砂仁（拌捣）三分（1g），熟地黄四钱（12g），猪脊髓（洗切）一条，生川柏（蜜炙）六分（1.8g），知母（盐水炒）二钱（6g），炙甘草六分（1.8g），白果（盐）十粒。

【功效】清肝滋任，封固精髓。

【主治】肝阳下逼任脉，男子遗精，妇女带多，以及胎漏小产等症。

【解读】滋任益阴煎从补阴丸封髓丹配合，乃清肝滋任之法，系为肝阳下逼任脉而设。任隶于肾，主精室，亦主胞胎，凡肝阳下逼任脉，男子遗精，妇女带多，以及胎漏小产等症，虽多属任阴不固，实由于冲阳不潜，俞氏方从大补阴丸封髓丹配合，以滋任益阴煎清肝滋任，封固精髓。

【释方】肝阳下逼任脉，男子遗精，妇女带多，以及胎漏小产等症，虽多属任阴不固，实由于冲阳不潜。滋任益阴煎以龟板滋潜肝阳，熟地滋养任阴，为君；臣以知、柏直清肝肾，治冲任之源以封髓；佐以脊髓、炙草填髓和中；使以白果，敛精止精带。此为清肝滋任、封固精髓之良方。

【方歌】滋任益阴柏草龟，知母白果加猪髓，砂仁拌捣熟地黄，大补阴丸合封髓。

新加白虎汤（清肝胃辛凉心肺法）

【来源】俞氏经验方，从仲景方加减。

【组成】苏薄荷（拌研）五分（1.5g），生石膏八钱（24g），鲜荷叶一角，包陈仓米三钱（9g），知母四钱（12g），益元散（包煎）三钱（9g），鲜竹叶六分（1.8g），嫩桑枝（切寸）一两（30g），先用活水芦笋二两（60g），灯心草五分（1.5g），同石膏粉先煎代水。

【功效】辛凉甘寒，清解表里三焦。

【主治】风温新感，膜原之伏邪欲出不能，寒热如疟，胸膈

痞满，心中懊恼，呕吐不食之燥热者。热汗烦渴，皮肤隐隐见疹，溺短赤热，甚则咳血昏狂之证。

【解读】胃为十二经之海，邪热传入胃经，外而肌腠，内而肝胆，上则心肺，下则小肠膀胱，无不受其蒸灼，是以热汗烦渴，皮肤隐隐见疹，溺短赤热，甚则咳血昏狂，但尚为散漫之浮热，未曾结实。邪既离表，不可再汗；邪未入腑，不可早下。故以白虎汤清肝胃、辛凉心肺。新加白虎汤乃清肝胃、辛凉心肺法，为俞氏经验方，从仲景加减。

【释方】何秀山说：邪热传入胃经，外而肌腠，内而肝胆，上则心肺，下则小肠膀胱，无不受其蒸灼，故出现热汗烦渴，皮肤隐疹，溺短赤热，甚则咳血昏狂之证。白虎汤辛凉泄热，甘寒救液为君，外紧肌腠，内清腑脏；臣以芦笋，化燥金之气，透痧而外泄，益元通燥金之郁，利小便而下泄；佐以竹叶、桑枝通气泄热，使以荷叶、陈米清热和胃；妙在石膏配薄荷拌研，既有分解热郁之功，又无凉遏冰伏之弊，较长沙原方尤为灵活。此为辛凉甘寒、清解表里三焦之良方。

【应用】风温新感从口鼻而内袭三焦，伏气多匿于膜原，或内舍于营。二证属于肺胃。风寒之表邪虽解，但膜原之伏邪欲出不能，见寒热如疟，胸膈痞满，心中懊恼，呕吐不食，此时其为燥热者；热汗烦渴，皮肤隐隐见疹，溺短赤热，甚则咳血昏狂之证。

【加减】①疹痧不得速透者，加蝉衣、皂角刺。②有癍者，加鲜西河柳叶、大青叶。③昏狂甚重者，加局方紫雪，药汤调服。④口燥渴甚者，加花粉、雪梨汁一杯冲，或西瓜汁。⑤有痰甚黏者，加淡竹沥、生姜汁一滴，和匀同冲。⑥血溢者，加鲜刮淡竹茹，鲜茅根去皮，清童便一杯冲。

【方歌】新加白虎薄知膏，陈米还须荷叶包，竹叶桑枝益元散，芦根灯草水煎熬。